給食における
システム展開と設備

編著：太田 和枝・照井眞紀子・三好 恵子

共著：上岡 章男・内田眞理子・神戸 絹代・楠見 五郎
　　　佐藤 愛香・田村 孝志・濵　知彦・平澤 マキ
　　　堀端　薫・松月 弘恵・矢山 陽介

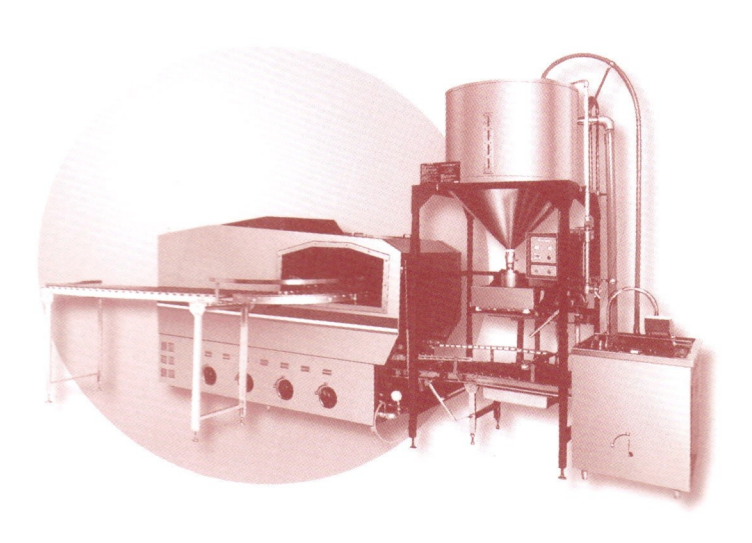

建帛社
KENPAKUSHA

発刊に寄せて

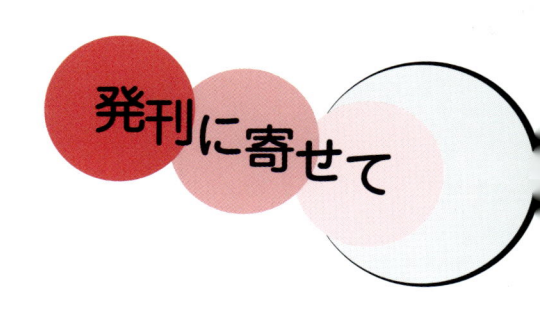

　給食施設（特定給食施設）は，商業飲食施設と異なり，「健康増進法」により定義づけがなされ，栄養管理の重要性，管理栄養士・栄養士の配置規定が示されている。また，給食施設には，学校，病院，事業所，福祉施設などがあり，それぞれ法的な根拠があり，目的，対象，給食条件も異なり，おのおの特性がある。運営システム，施設・設備は異なる。いずれも，喫食対象者の健康・栄養管理を目標として，品質管理された食事を提供することが必要である。

　しかし，昨今，食の安全・安心はもとより経費節減，環境汚染などへの対応から，給食を取り巻く環境も変化し経営も厳しさを増してきた。これらを両立させながら多くの課題を解決するために，効率的な運営が要求されている。

　給食の施設・設備は，給食運営のベースとなるもので，施設・設備の適否・良否が，運営のあり方や効率性，採算性などへ及ぼす影響は避けられない。

　施設・設備の計画に際し，従来はハード（建物や設備）が先行し，ハードにあわせてソフト（システム，運営方法）を計画してきたが，現在ではソフトを優先し，システムや運営方法を十分検討し，それに併せて設備計画を立てることが当然とされている。

　したがって，給食運営の管理を任される管理栄養士・栄養士にとって，施設・設備に関しての知識や展開方法を熟知し，日常の維持管理に限らず，新築・改造・機器購入に関しても，計画当初から参加することが必要である。環境変化とあいまってシステムや機器は年々向上し変化している。システムの動向や展開方法，設備機器の知識や活用方法などを，常に学んでおくことが大切である。

　本書は，前半にシステムの動向および展開方法，施設・設備の基礎的知識，主要機器・付随設備の最新情報を，後半に学校，病院，事業所，福祉施設など各種給食施設の特性および計画事例を紹介した。ベージックで，しかも新しいシステムの導入とその展開，および最新設備については，即活用できるよう，ゾーニング，レイアウト，使用機器など具体例を示した。

　「栄養士法」の改正，「健康増進法」の制定施行をはじめとし，給食施設に関する法令が大きく変化し，管理栄養士養成施設の教科名も「給食管理」から「給食経営管理論」となった。その教科目標には「給食運営や関連の資源（食品流通や食品開発の状況，給食にかかわる組織や経費等）を総合的に判断し，栄養面，安全面，経済面全般のマネジメントを行う能力を養う。マーケティングの原理や応用を理解するとともに，組織管理などのマネジメントの基本的な考え方や方法を習得する」が示された。給食経営における管理栄養士の業務は多岐にわたりその任務はますます重責となる。なかでも，改築，新規，機器導入など施設・設備計画の機会は多いことが考えられる。

　給食経営管理論の副読本として，また給食現場でのシステム化や施設・設備計画にも大いに役立てていただき，給食経営の立場から管理栄養士・栄養士の役割を十分発揮し，今後の活躍に資することを期待したい。

2008年8月　編者一同

もくじ

第1章　給食システムの概要 （太田和枝・三好恵子）

1　給食システムの概要 …………………………………………………………1
1．給食経営の現状と課題 …………………………………………1
2．給食運営上の問題点と対応 ……………………………………1
3．システム導入の動向 ……………………………………………2
4．システム構築時の留意点 ………………………………………3

2　大量調理の特徴と品質管理 …………………………………………………4
1．給食における大量調理 …………………………………………4
2．大量調理の特徴と標準化 ………………………………………4
3．レシピ（作業指示書）の指示事項（事例） …………………4
4．調理作業工程表の適正化（事例） ……………………………7
5．大量調理の水分変動の特徴と水分調整 ………………………7
6．大量調理の加熱調理 ……………………………………………7
7．でき上がった料理の適温管理（温料理・冷料理） …………10

3　コンピュータシステム ………………………………………………………11
1．栄養管理・給食管理システム …………………………………11
2．衛生管理システム ………………………………………………13
3．エネルギー管理システム ………………………………………13
4．コンピュータシステム計画の展開と導入例 …………………14

第2章　給食施設・設備の基礎知識

1　給食施設・設備の概要 （太田和枝・照井眞紀子） ……………………15
1．給食施設・設備の意義と目的 …………………………………15
2．給食施設・設備の分類と範囲 …………………………………16
3．給食施設・設備の条件 …………………………………………16
4．給食施設の面積と形態 …………………………………………17
5．管理の範囲と対象 ………………………………………………19
6．給食施設・設備の動向 …………………………………………20

2　給食施設・設備の関連法規・規則 （太田和枝・堀端　薫） ……………21
1．施設・設備の関連法規 …………………………………………21
2．関連官庁と許認可 ………………………………………………21

3　給食の施設・設備計画の進め方 （太田和枝・照井眞紀子） ……………23
1．施　設　計　画 …………………………………………………23

2．危機管理と施設・設備 ··· 29
　　3．施設・設備の衛生化 ·· 35
　　4．食環境と設備 ··· 36
4　日常の管理（太田和枝・照井眞紀子）··· 37
　　1．施設・設備・機器の衛生管理 ·· 37

第3章　業務用機器の分類と機能　(上岡章男)

1　下調理機器 ··· 43
　　1．野菜洗浄機類 ··· 43
　　2．切さい機類 ·· 44
　　3．攪拌・混合機 ··· 45
2　加熱調理機器 ··· 46
　　1．加熱機器の基礎知識 ··· 46
　　2．レンジ類 ·· 46
　　3．煮　炊　釜 ·· 49
　　4．焼き物器類 ·· 50
　　5．揚げ物機器 ·· 55
　　6．電子レンジ（マイクロ波加熱機器）·· 57
　　7．蒸　し　器 ·· 58
　　8．炊飯機器 ·· 59
3　冷　機　器 ··· 61
　　1．冷凍原理 ·· 61
　　2．冷蔵庫と冷凍庫 ·· 62
　　3．恒温高湿庫 ·· 62
　　4．製　氷　機 ·· 62
　　5．ブラストチラー（急速冷却機）··· 63
　　6．真空冷却機 ·· 63
4　食器洗浄機 ··· 64
　　1．食器洗浄機の原理 ·· 64
　　2．形態別分類 ·· 65
5　消毒機器 ·· 67
　　1．食器消毒保管庫 ·· 67
　　2．殺　菌　庫 ·· 67
　　3．煮沸消毒器 ·· 67
6　サービス機器 ··· 68
　　1．保温機器 ·· 68
　　2．温　蔵　庫 ·· 68

3．ディスペンサカート類 …………………………………………………………69
　　　4．配　膳　車 ………………………………………………………………………69
　　　5．そ　の　他 ………………………………………………………………………71
　7　共用機器（板金製厨房機器類） …………………………………………………72
　　　1．台 …………………………………………………………………………………72
　　　2．シンク類 …………………………………………………………………………73
　　　3．戸　　　棚 ………………………………………………………………………74
　　　4．吊　戸　棚 ………………………………………………………………………74
　　　5．棚　　　類 ………………………………………………………………………74
　8　そ　の　他 …………………………………………………………………………75
　　　1．厨芥処理機 ………………………………………………………………………75
　　　2．清掃機器 …………………………………………………………………………76
　　　3．衛生管理機器 ……………………………………………………………………76

第4章　関連設備の実際と動向 （矢山陽介）

　1　電気・ガス・蒸気設備 ………………………………………………………………79
　　　1．電気設備 …………………………………………………………………………80
　　　2．ガス設備 …………………………………………………………………………82
　　　3．蒸気設備 …………………………………………………………………………84
　2　給水・給湯・排水設備 ………………………………………………………………86
　　　1．給水設備 …………………………………………………………………………86
　　　2．給湯設備 …………………………………………………………………………88
　　　3．排水設備 …………………………………………………………………………89
　　　4．衛生器具設備 ……………………………………………………………………91
　3　空調・換気設備 ………………………………………………………………………91
　　　1．厨房の空調設備 …………………………………………………………………91
　　　2．厨房の換気設備 …………………………………………………………………93
　4　その他の関連設備 ……………………………………………………………………96

第5章　ゾーニング計画とレイアウト （濱　知彦）

　1　ゾーニング・レイアウトを行う際の基本姿勢 ……………………………………99
　　　1．施設を計画する際の仕組み ……………………………………………………99
　　　2．ゾーニング計画の進め方 ………………………………………………………100
　　　3．レイアウト計画のポイント ……………………………………………………101
　　　4．計画上の注意点 …………………………………………………………………101
　2　施設の必要機能 ………………………………………………………………………103
　　　1．作業のフローチャート …………………………………………………………103

2．エリアの設定 ··· 103
　　3．必要面積の算出方法 ··· 104
 3　図面の見方 ··· 105
　　1．図面に使われる記号 ··· 105
 4　ゾーンと衛生管理 ·· 107
　　1．ゾーニング計画と衛生管理 ··· 107

第6章　内装設備の動向と実際　（濱　知彦）

 1　厨房の内装 ··· 111
　　1．床 ··· 111
　　2．壁 ··· 112
　　3．天　　井 ·· 113
 2　食堂（ダイニング）の内装 ·· 114
　　1．床 ··· 114
　　2．壁 ··· 115
　　3．天　　井 ·· 116
 3　ドライシステム（キープドライオペレーションシステム） ····· 116
 4　給食施設に必要な什器・備品 ··· 118
　　1．食　　堂 ·· 119
　　2．事務室および関連施設 ·· 121
 5　照　　明 ··· 122
　　1．厨房内の照明 ·· 122
　　2．食堂の照明 ·· 124
　　3．その他の照明設備上の注意点 ····································· 124
 6　精算システム ·· 125
　　1．種　　類 ·· 125
　　2．必要な設備（インフラ） ··· 125
 7　予備コンセントについて ··· 126
 8　バリアフリー施設 ·· 126
　　1．バリアフリー導入時のポイント ·································· 127

第7章　給食における食具・備品類

 1　食器・食具の分類と選定上のポイント（堀端　薫） ············· 129
　　1．材　　質 ·· 129
　　2．種類と形態 ·· 131
　　3．利用動向 ·· 132
　　4．選定条件 ·· 132

5．選定事例 ··· 137
  2　小器具類（堀端　薫）··· 139
　　　1．種類と形態 ··· 139
　　　2．選定条件 ·· 139
　　　3．小器具類のリスト ··· 139
  3　備　　　品（平澤マキ）··· 141
　　　1．選定条件 ·· 141
  4　作業のためのユニフォーム（照井眞紀子）······························· 143

第8章　機器・設備の維持管理（照井眞紀子）

  1　機器の上手な扱い方 ··· 145
　　　1．取扱説明書および設置工事説明書 ··· 145
　　　2．機器取り扱いマニュアル ··· 146
　　　3．従業員への教育・訓練 ··· 147
  2　機器の維持管理 ··· 148
　　　1．材質別による維持管理 ··· 148
　　　2．厨房機器の維持管理 ··· 149
　　　3．関連設備の維持管理 ··· 152
　　　4．機器の点検 ··· 153
　　　5．機器の手入れ ··· 154
  3　機器・設備の耐用年数 ··· 156
  4　機器の耐久性およびメンテナンス性 ·· 156
　　　1．メンテナンスのための予算 ··· 156
　　　2．メンテナンス契約（保守契約）··· 159
　　　3．メンテナンス契約の実際とメンテナンス発生時の対応 ············ 159

第9章　オペレーションシステムと施設・設備の展開（楠見五郎）

  1　給食のオペレーションシステム ·· 161
　　　1．コンベンショナルシステムのオペレーション（従来方式）······ 162
　　　2．セントラルキッチンシステムのオペレーション ······················· 162
　　　3．新調理システムのオペレーション ··· 162
  2　システム計画の展開と導入例 ··· 165
　　　1．病　　　院 ··· 166
　　　2．高齢者施設 ··· 168
　　　3．院外調理システム ··· 169
　　　4．従業員食堂 ··· 170
　　　5．弁当・惣菜配食サービス ··· 172

第10章　各種集団給食の特性と施設・設備

1. 学校給食の特性と施設・設備（松月弘恵）……………………………………173
    1. 特　　性……………………………………………………………………173
    2. 動　　向……………………………………………………………………173
    3. システム……………………………………………………………………173
    4. ポイント……………………………………………………………………174
    5. 事例施設　単独調理場方式　T市立A小学校（電化厨房）……………175
    6. 事例施設　共同調理場方式　N学校給食センター（電化厨房）………177
2. 病院給食の特性と施設・設備（田村孝志）……………………………………179
    1. 特　　性……………………………………………………………………179
    2. ポイント……………………………………………………………………180
    3. 事例施設　600床の実例：岐阜大学医学部附属病院……………………184
3. 保育所給食の特性と施設・設備（内田眞理子）………………………………193
    1. 特性・動向…………………………………………………………………193
    2. ポイント……………………………………………………………………195
    3. 事例施設　なかの保育園・きんろう保育園……………………………197
4. 事業所給食の特性と施設・設備（佐藤愛香）…………………………………200
    1. 特　　性……………………………………………………………………200
    2. ポイント……………………………………………………………………201
    3. 事 例 施 設…………………………………………………………………202
5. 高齢者福祉施設給食の特性と施設・設備（神戸絹代）………………………207
    1. 特性・動向…………………………………………………………………207
    2. ポイント……………………………………………………………………208
    3. 事例施設　ライフヒルズ舞岡苑・サンクリエ本郷・ソフィアとつか…209
6. **実習室・学生食堂・テストキッチン**（三好恵子・平澤マキ）………………217
    1. 特　　性……………………………………………………………………217
    2. 給食実習室と関連施設……………………………………………………218
    3. 事例施設　女子栄養大学・東京栄養食糧専門学校………………………219

参 考 文 献……………………………………………………………………………226
関 連 法 規……………………………………………………………………………227
索　　　引……………………………………………………………………………234

第1章 給食システムの概要

1　給食システムの概要

1．給食経営の現状と課題

　給食は一般の飲食店と異なり，「健康増進法」により特定給食施設の定義づけがなされ，栄養管理の重要性が示されている。また，病院・学校・事業所・福祉施設などそれぞれ法的根拠があり，目的も給食条件も異なり，それぞれ給食経営上に特性がある。いずれも，喫食対象者の健康・栄養管理を目標として，品質管理された食事を提供することが必要であり，顧客満足度をどのように向上させていくかが課題となっている。

　一方，給食経営上は，医療費や福祉費の削減，物価上昇などへの対応に加え，環境汚染防止対策，危機管理対策なども急務とされ，効率化や新システムの開発が重要視されている。

2．給食運営上の問題点と対応

　給食運営は，従来，労働集約型作業（人手を要する作業）といわれ，他産業に比べて労働生産性が低いことが問題であった。
　労働生産性が低い要因として，次のことがあげられている。
① 生産（調理）と消費（喫食サービス）の同時発生により仕事が煩雑になりやすいこと
② 選択性の導入，個別対応など，ニーズやウォンツの多様化により多品種少量生産であること
③ 連続作業と断続作業の混在により作業が煩雑であること
④ 需要の時間的偏在により，労働力の確保が質・量ともに困難であること
⑤ 食材の安定調達が困難であり計画的生産がしにくいこと

　これらの問題点を効率化し，解決するための手段として，省力（人）化，機械化，標準化（マニュアル化），アウトソーシング（分業化・委託化），OA（オフィスオートメーション）化などが進められてきた。

関連用語

効率化	最小の投資で最大の効果をあげること。
標準化	物や作業方法に標準を決め，だれが行っても同じ物ができること。
平準化	でこぼこやむらがないようにすること。
省力化	人的な力を省く。人手や人件費を減らし生産性の向上を図ること。
システム化	システムは工学関係の技術用語として使われていたが，近年ではコンピュータ用語をはじめとして，「組織・体系・系統・学説・制度・方式・方法」などと訳され広範に使用されている。 本来，システムとは「ある目標を効果的に達成するために，人・物・設備を組織的に組み合わせること」と定義されている。
トータルシステム	運営全体にかかわるシステムのこと。
サブシステム	トータルシステムを補助するシステム（セクション別・作業別・目的別などのシステム）のこと。

3．システム導入の動向

現在，給食運営上，注目されている主要なシステムについて概説する。

（1）オペレーション上のシステム化

生産（調理）と消費（喫食サービス）を分離する方法として，以下があげられる。
① 場での分離方法：セントラルキッチンシステム（第9章, p.162参照），院外調理システム（第9章, p.169参照），カミサリーシステム
② 時間での分離方法：レディフードシステム（あらかじめ準備しておく方法）
　● クックチルシステム：調理➡冷却➡冷蔵保存➡再加熱
　● クックフリーズシステム：調理➡冷却➡冷凍保存➡再加熱
　● 真空調理システム：下調理➡真空包装➡低温調理➡冷却➡冷蔵保存➡再加熱
③ コンビニエンスシステム：外部委託による分離
④ 簡便なシステム，キッチンレスシステムとして，加工食品，レシピ発注，下調理済み食品など，調理の一部または全部を外部に委託する方法

いずれも，温度管理・時間管理・品質管理が重要であり，メニュー・レシピ・配送・供食・再加熱などがポイントとなる。

（2）衛生安全管理システム：HACCPシステム・ドライシステムなど

① 食器・器具洗浄システム
② 厨芥・汚水・空き缶・ビン処理のシステム化
③ 厚生施設の改善
④ 機器・設備の機械化：材質の向上・新素材の利用
⑤ 労働環境の整備
⑥ 害虫類の侵入防止
⑦ 集中温度管理システム

（3）その他のシステム

メニュー選択システム，サービスシステム，オーダリングシステム，POSシステム（第6章，p.125），温度管理システム，適温供食システム，リヒーティングシステム（再加熱）

4. システム構築時の留意点

システム化導入は，食事の品質管理・衛生管理・運営の効率化などが目的であり，トータル的な効果が得られなければならない。そのために，補助するサブシステムを効率的に組み合わせることが必要となる。

また，システムを構築し設備を施工し，使用開始後に品質管理上，作業上など，種々の問題が生じているケースが多い。また，採算性が合わないケースもあり，計画時の不備が指摘されている。システム構築時のポイントとして次の点に留意する。

① コンセプトの明確化：目的・栄養計画・食事計画・メニュー計画・作業工程計画（人力・時間・方法など）を検討する 　＊個別対応など多様化するニーズへの対応を考慮
② 目標の共有化：関係者の意識統一が必要である
③ 採算性（経営計画）を考慮し，十分検討したうえで計画する 　●ランニングコスト（人件費・経費）の削減 　●イニシャルコスト（先行投資）：システムや使用条件を重視する
④ 情報収集：システムおよび設備機器類の情報を入手し，分析する 　●展示会・ショールーム・関連資料・導入施設の見学など 　●給食施設以外のサービスシステムや設備計画など 　●多機能加熱機器の開発，機器類の自動化システム 　●作業動線の短縮化（ゾーニング・レイアウト） 　●搬送作業の軽減化・喫食対象者動線の短縮化・混雑緩和
⑤ 既存の給食施設を分析し導入による効果を予測する 　●問題点を分析し，改善計画を立てる
⑥ 関心や問題意識をもって接することが大切である
⑦ 省資源・省エネルギー・危機管理・環境汚染対策などの検討 　●HACCPシステム・ISO・バリアフリーの導入　●電化厨房システム

2　大量調理の特徴と品質管理

1．給食における大量調理

　特定給食施設の目的である栄養管理を確実に実施するためには，品質管理に基づいた食事の提供が不可欠である。しかし特定給食施設では，大量調理であることに加えて特定の喫食対象者に継続的に食事を提供するため，提供する料理が日々異なることが品質管理をより難しくしている。多人数への食事サービスを限られた時間内で調理・提供するためには，作業の合理化が必至であるため，大量調理の品質管理は，設備機器の機能を最大限に活用することが前提条件となってくる。さらに，経営の効率化，生産性の向上を目的とした施設・設備の改善や新たな調理システム，調理加工済み食品の導入により，従来の大量調理の科学に加え，多様な食品の調理特性に対応することや，生産性・再現性を重視した設備機器の活用技術が必要になってきた。

　特定給食施設における大量調理の品質管理は，それぞれの給食施設の品質基準を目標として，給食のシステムの構築，品質のコントロールしやすい設備・機器の設置に加え，設備機器の機能を踏まえた調理工程の管理が重要となる。

2．大量調理の特徴と標準化

　大量調理の特徴は，処理する食品の量が多いため，①処理時間が長時間になる，②加熱調理では温度上昇が緩慢になる，③温度分布が不均一になることによる加熱むらが起こりやすい，④重し効果のために煮崩れが起こりやすい，⑤余熱が大きい，⑥蒸発量は多いが，蒸発率は少量調理に比べて少ないなど，少量調理と異なる現象が起こる。以上の現象は，仕込み量によって異なる。

　さらに，作業量が多いため機器を活用することや，複数の調理担当者による分業が避けられないため，大量調理の標準化は，施設ごとの機器特性，調理操作ごとの食品の特性を調理科学的に踏まえ，調理法別に調理操作を標準化することが必要になってくる（表1-1）。そのためには，レシピ（作業指示書）および作業工程表，機器別の使用マニュアルおよびチェックシステムが必要となる。

3．レシピ（作業指示書）の指示事項（事例）

　料理を目標とする品質基準に仕上げるためには，献立表として料理名・使用食品・使用量のほかに，調味料・香辛料・だしや水の量・調理の方法・要点などの情報が必要になる。これらの情報を書き込んだものをレシピ（作業指示書）と呼ぶ。調理の方法・要点には，使用機器・1回の調理量・温度・時間などのほかに，衛生的安全性を確保するためのCCP（Critical Control Points：重要管理点，p.13参照）の記載が必要である（表1-2）。

● 表 1-1　大量調理の操作別標準化

調理操作		調理法別大量調理の特徴	標準化のための制御項目
全般		処理時間の延長，大量の食品による重量の加重，機器使用，機器の能力差，複数の調理員による分業化	機器の能力に応じた1回の処理量，加熱温度，加熱時間，重量変化
下処理	洗浄・消毒	洗浄時間の延長，吸水，付着水が増加	洗浄前の下処理法，消毒方法，水切り時間
	皮むき	処理方法の違いによる廃棄率のばらつきがみられる	処理方法，機械投入量，処理時間
	切さい	形状がばらつきやすい	形状，大きさ
	下味	調味時間に差が出やすい	切り方，調味濃度，調味順序，調味時間，しぼり加減
加熱調理	全般	火力が弱い，温度上昇が緩慢・蒸発率が低い	釜の熱容量に応じた加熱量，加水量，加熱温度，加熱時間
	ゆでる	材料投入後の温度降下が大きく，ゆで時間が延長しやすい	釜の能力による投入割合・所定温度からの加熱時間
	煮る	煮汁の蒸発率が低い 煮汁量の不足による加熱むら，調味の不均一 重し効果，余熱による過加熱で煮崩れしやすい	加熱量，煮汁の割合，調味濃度とタイミング，火力の調節，攪拌のタイミング，余熱利用
	焼く	機器の能力による温度のむら，温度上昇の差がある	機器の能力に応じた加熱方式・設定温度，加熱時間
	揚げる	材料投入後の温度降下が大きく，揚げ時間が延長しやすい 揚げ時間が違うと重量変化，吸油率が異なる	揚げ物の種類に応じた適正温度，油の量に対する投入割合
	炒める	火力不足による炒め時間の延長，放水量が増加しやすい	火力に応じた投入量，温度と時間
	炊飯	沸騰までの所要時間が延長しやすい 蒸発量が機器・調理量により異なる	洗米時間，加水量，浸水時間，沸騰時間（10〜15分），98℃20分の確保（余熱利用を含める）
	汁	だし調製方法と加熱時間による蒸発率のばらつきが大きい 調理中・保温中に吸塩・蒸発が同時にみられる	だしの調製条件（火力・加熱時間），具と汁の割合，調味濃度と調味のタイミング，保湿時間
調味		食材の切り方，煮熟の程度，重量変化率，水分の蒸発率，付着水量，調味後の経過時間が異なり，調味濃度が変化する	調理操作，調味濃度，調味時間
保湿		保温時間延長による重量減少，品質劣化が大きくなる 保温機器の能力による保温能力，品質の変化が異なる	料理ごとの設定温度に対する保温時間

（原表）三好恵子

●表 1-2 レシピ（作業指示書）の例　女子栄養大学給食システム研究室

料理名	食品名	1人分 純使用量(g)	廃棄率(%)	使用量(g)	価格(円)	(200)人分 純使用量(kg)	使用量(kg)	調味(%)	下処理	作業場所	調理方法の指示
豚肉生姜焼き	豚ロース（切り身）	70		70	110.3	14	14		筋切りをする	主	①調味料を50人分ずつ計量する。
	生姜（汁）	2	45	3.1	4.6	400(g)	620(g)		すりおろし、しぼる	魚肉	②合わせた調味液に生姜汁を加え、筋切りした豚肉を30分浸す（冷蔵庫）。
	醤油	4.2		4.2	1.2	840(g)	840(g)	肉の1%塩分		主	③エナメルパンにクッキングシートをしいて肉を並べ、肉の上からはけで白絞油を塗る。
	酒	3		3	1.8	600(g)	600(g)		50食ずつ計量し、合わせる	主	④スチームコンベクションオーブン・コンビモードを220℃に予熱する。
	みりん	2		2	1.5	400(g)	400(g)			主	⑤スチームコンベクションオーブンで6〜8分焼く（1天板に肉40枚×5回）。
	大豆白絞油	0.4		0.4	0.1	80(g)	80(g)			主	⑥焼き上がった肉はホットパンに移しふたをし、温蔵庫（設定温度85℃）で保温する。
										盛	⑦供食時にホットパンから和皿に盛りつける。
ししとう素揚げ	ししとう	8	5	8.4	17.5	1.6	1.7		へたを取りフォークで穴をあける	下	①ししとうは長いへたを短く切り、洗浄し、水気を切り、フォークで穴を開ける。
	大豆白絞油（吸油）	1		1	0.2	200(g)	200(g)			下	②50本ずつ分けておく。
										主	③中華鍋で160℃、約1分揚げる（ガスレンジ使用）。
										盛	④キッチンペーパーにとり、油を切ってから、1人2本ずつ盛りつける。
かぶ甘酢漬け	かぶ	40	50	80	34	8	16		消毒、皮むき後縦半分、繊維に沿って2mmの厚さに切る	生	①かぶは洗浄、消毒し、50人分（重量で4等分）に分ける。
	食塩	0.4		0.4	0.04	80(g)	80(g)			生	②かぶは切った後バットに入れ、塩で下味をし、ふたをして30分冷蔵庫に入れておく。
	酢	2.8		2.8	0.6	560(g)	560(g)	かぶの7%		生	③調味料を4つのバットに分けて合わせ、輪切りのたかの爪を加える。
	砂糖	2.8		2.8	0.6	560(g)	560(g)	かぶの7%	50食ずつ計量し、合わせる	生	④かぶを80%重量に絞り、合わせた調味料に漬け、冷蔵庫で30分漬け込む。
	食塩	0.2		0.2	0.0	40(g)	40(g)	かぶの0.5%		盛	⑤漬け込んだかぶを軽く絞り、アルミカップに盛り付け、冷蔵庫で保管しながら、盛りつける。
	たかの爪（輪切り）	0.02		0.02		4(g)	4(g)				
さつまいもレモン煮	さつまいも	60	20	75	39.4	12	15		1人3切れを目安に、1cmの輪切りまたは半月切りに切る	下	①レモンの絞り汁は4つに分ける。
	レモン（汁）	1	65	2.9	2.5	200(g)	580(g)		洗浄後半分に切り絞る	下	②切ったさつまいもは水に浸す。
	砂糖	4.8		4.8	0.9	960(g)	960(g)	さつまいもの8%糖分		主	③さつまいもを50人分ずつ重量を量り4つのソトワールに分け、水を加え、火にかける（ローレンジ使用）
	食塩	0.12		0.12		24(g)	24(g)	さつまいもの0.2%塩分		主	④煮立ったら中火にして、砂糖を加え、ふたをして10分煮る。
	水	50		50		10	10			主	⑤塩・レモン汁を加えて様子を見ながらさらに10分煮る。竹串で簡単に通るくらいの硬さだったら火を止める。
										盛	⑥1人3切れずつ盛り付けて、25ccレードルで1杯くらいの煮汁をかける。
野菜椀	水	140	蒸発率20%	175		28	35			主	①回転釜に水を量り入れ、昆布を30分浸水させる。
	かつおぶし	1.4		1.4	1.5	280(g)	280(g)	水の1%	計量してだし袋に入れる	主	②30分かけて沸騰するよう火力を調節する。
	昆布	0.7		0.7	1.9	140(g)	140(g)	水の0.5%		主	③沸騰直前に昆布を取り出し、かつお節を投入する。あくをとりながら加熱し、1分後かつお節を取り出す。
	大根	20	20	25	3.9	4	5		皮をむき5mm厚さのいちょう切り	主	④だしを加熱し、ごぼうを入れ、ごぼうの再沸騰後に、大根、にんじん、しいたけを入れる。柔らかくなったら（約20分）調味料を入れる。
	ごぼう	10	15	11.8	5.0	2	2.4		皮をそぎ2mm厚さ3cm長さの斜め薄切り	生	⑤みつばは洗浄・消毒し、2〜3cmに切る。
	生しいたけ	8	20	10	21.6	1.6	2		軸を取り2mmの薄切り	盛	⑥椀に注ぎ入れ、みつばを入れ盛る。
	にんじん	5	15	5.9	1.4	1	1.2			盛	⑦ホテルパンに量り入れウォーマーで保温しながら盛りつける。
	みつば	3	30	4.3	7.2	600(g)	860(g)		洗浄消毒し、3cmに切る		
	食塩	0.6		0.6	0.1	120(g)	120(g)	できあがり(180g)の0.6%塩分			
	しょうゆ	2.3		2.3	0.6	460(g)	460(g)				
飯	精白米	80		80	37.2	16	16		1釜毎3分間洗米	主	①米を3つに分け、1時間吸水させる。
	水	108		108		21.6	21.6	1.35倍		主	②炊飯スイッチを押す。
										主	③炊き上がったら計量、撹拌し、ライスウォーマー移しておき、供食直前に盛りつける。
果物	リンゴ	60	20	75	40.0	12	15		洗浄消毒する	生	①1/8のくし形に切り皮をむく。
	水	120		120		24	24			生	②塩水にくぐらせ水切りをし、盛りつける。
	食塩	0.36		0.36		72(g)	72(g)	水の0.3%		生	③冷蔵庫に保管し提供する。

4群点数		栄養量と価格			料理別使用食器			CCP（重要管理点）
					料理名	盛りつけ予定重量	使用食器	・食材料、作業内容別作業場所の区分け（下：野菜下処理室、魚肉：魚肉下処理室、主：主調理室、生：サラダコーナー、盛：盛りつけコーナー）
1群	0	エネルギー	661	(kcal)	豚肉生姜焼き ししとう素揚げ	60g	和皿	・食材料種類別、適温保管
2群	2.3	たんぱく質	20.7	(g)				・食材料の種類別設備、器具の使い分けの徹底
3群	1.7	脂質	15.9	(g)	かぶ甘酢漬け さつまいもレモン煮	35g 65g	(アルミカップ) 小鉢（浅）	・作業開始前・後手洗いの徹底
4群	4.3	塩分	2.3	(g)	野菜椀 飯	180g 175g	汁椀 飯碗	・加熱調理の加熱温度の確認（芯温計測・記録：75℃〜、1分〜） ・生食調理の消毒の徹底（次亜塩素酸Na200mg/ℓ、5分） ・調理後の料理の温度管理（65℃以上、10℃以下）
計	8.3	価格	335	(円)	果物	60(g)	ベリー皿	

第1章　給食システムの概要

4．調理作業工程表の適正化（事例）

　給食の調理作業は，食品の種類や処理工程により衛生管理上の区分けがされている。調理作業は調理担当者の分業で進められることから，所定の時刻に料理を仕上げるために，一つの調理工程をどこでだれがどのような機器を使用していつまでに行うかを計画しなければならない。調理作業工程表では，料理ごとに時刻を追ってこれらの内容を記述する。調理作業工程表を組むにあたって，施設・設備の能力，調理担当者の能力に負うところが大きい（表1-3）。

5．大量調理の水分変動の特徴と水分調整

（1）付着水量

　大量調理では，原材料の洗浄の時間が長い，水切りが十分に行えないことにより，吸水，付着水量が多くなりがちである。付着水量が多いと，加熱調理の放水量が多くなる，食材料の見かけの重量が多くなるなど，加熱条件や，調味濃度の標準化が難しくなる。洗浄・水切り操作を標準化し，吸水量，付着水量を制御する必要がある。

（2）蒸発量

　大量調理における蒸発量は絶対量としては多いが，蒸発率は低い。蒸発は料理のでき上がり品質に影響する。汁，煮込み料理では，予定のでき上がり重量に仕上げることが，うまみの濃度や調味濃度に影響するので，でき上がり重量を品質基準とすることが必要となり，蒸発量の予測が重要になる。

　汁物調理では，だし汁調製による蒸発と具材の加熱中の蒸発を分けて考える。だし汁調製中の蒸発は，調製方法（煮干し・昆布・削り節・鶏ガラ・風味調味料など）により異なり，加熱による水分の蒸発のほかにだし材料への吸水により重量が減少する。これらは厳密な蒸発とは異なるが，だし汁の調製条件を標準化し，運用上の蒸発量として把握する必要がある。さらに，汁物，煮込み料理において，具材を加熱する際の蒸発量は，ふたをしないで軽い沸騰状態を続けた場合，加熱機器によって単位時間あたりほぼ一定であることから，加熱時間が決まれば全体の蒸発量を予測できる。

6．大量調理の加熱調理

　加熱調理における食品の温度上昇は，料理の品質に影響する。大量調理の機器の能力と料理の適切な加熱条件とが等しいわけではない。代表的加熱機器である回転釜は，煮物，ゆで物，炒め物，揚げ物など多種の料理に用いられ，一度に大量の食材料の加熱調理ができる。しかし，処理量が多くなると，温度上昇は緩慢になり，少量調理と異なる品質変化が起こる。大量調理の加熱料理は，回転釜に限らず，料理として適切な温度上昇が得られる処理量や機器の設定条件の制御が重要である。また，温度上昇速度に対応した加熱時間の設定が必要である。

● 表 1-3　調理作業工程表の例　女子栄養大学給食システム研究室

	料理名	作業時間						喫食時間	
		作業開始時刻 9:30	10:00	10:30	11:00	11:30	12:00	12:30	13:00
料理別調理工程	豚肉生姜焼き	生姜の洗浄・すりおろす	調味料計量	筋切り	漬け込む	並べる	焼く	保温・盛りつけ	
		下処理室	主調理室	魚肉下処理室			主調理室（スチコン）（温蔵庫）	主調理室（盛りつけ台）サービスカウンター	
	ししとう素揚げ	洗浄・穴あけ	冷蔵		油準備（中華なべ）	揚げる	盛りつけ		
		下処理室	ストックヤード（冷蔵庫）		主調理室（ガスコンロ）		主調理室（盛りつけ台）サービスカウンター		
	かぶ甘酢漬け	下処理室・洗浄	消毒	切る	下味つけ	漬ける	盛りつけ	冷蔵・サービス	
		下処理室	サラダコーナー				主調理室（盛りつけ台）	サービスカウンター（冷蔵庫）	
	さつまいもレモン煮	下処理・洗浄・切る		調味料計量	煮る（ソトワール）	盛りつけ	保温・サービス		
		下処理室		主調理室	主調理室（ローレンジ）	主調理室（盛りつけ台）	サービスカウンター（温蔵庫）		
	野菜椀	冷蔵	下処理・洗浄・切る	だしとり・調味料計量	煮る	調味	保温	保温・盛りつけ	
		ストックヤード（冷蔵庫）	下処理室	主調理室（回転釜1）			サービスカウンター（ウォーマー）		
	果物（りんご）	冷蔵	下洗い	消毒	切る・盛りつけ		冷蔵・サービス		
		ストックヤード（冷蔵庫）	下処理室	サラダコーナー			サービスカウンター（冷蔵庫）		
	飯	洗米・加水	浸水		炊飯		計量	保温・盛りつけ	
		下処理室	炊飯コーナー（炊飯器）					サービスカウンター（保温ジャー）	
加熱機器	機器名								
	スチコン						予熱	豚肉焼く	
	ガスコンロ				油予熱	ししとう揚げる			
	ローレンジ				さつまいも煮る				
	回転釜				野菜椀				

	調理員	9:30	10:00	10:30	11:00	11:30	12:00	12:30	13:00
調理員の作業分担	1	生姜の洗浄・すりおろす	準備	筋切り	漬け込む	並べる	焼く	豚肉盛りつけ	
	2	ししとう下処理	調味料計量	野菜椀下処理	油準備	ししとう	準備	豚肉・ししとう盛りつけ	
	3	かぶの甘酢漬け下処理・消毒・切る			かぶ下味つけ	漬ける	かぶ盛りつけ		
	4				野菜椀だしとる・調味料計量	りんご切る・盛りつけ	りんご盛りつけ		
	5	さつまいものレモン煮下処理	野菜椀下処理	野菜椀下処理		盛りつけ	野菜椀盛りつけ		
	6			レモン煮調味料計量	煮る（ソトワール）	盛りつけ	さつまいも盛りつけ		
	7	洗米・加水	りんご洗浄・消毒・切る・盛りつけ				ご飯計量	りんご・ご飯盛りつけ	
		9:30	10:00	10:30	11:00	11:30	12:00	12:30	13:00

（1）ゆで調理

　ゆで操作は，材料を沸騰水中で必要な煮熟状態まで加熱する調理法である。大量調理では温度上昇が少量調理に比べ緩慢であるために，材料投入後の温度降下が大きく加熱時間は長くなりやすい（図1-1）。

　加熱時間が長くなると色，食味の低下ばかりでなく溶出成分も多くなる。温度上昇速度は，釜，熱源，水量によって異なる。したがって，釜の能力に応じた適正水量を決め，水量に対する投入割合を標準化し，ゆで時間を適正範囲内に調整する。

　ゆで物以外の加熱調理においても，機器の加熱特性に対応し調理条件を制御することが大量調理の重要な課題である。

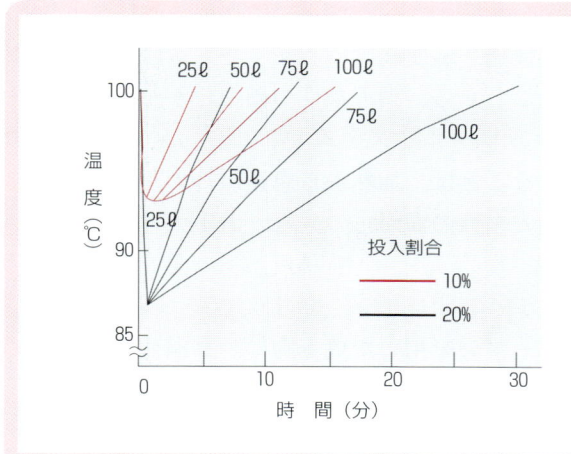

ガス回転釜150ℓ容量（天然ガス31.9ℓ/分）
最低温度は，投入量10%で92℃，20%では86℃。100℃の水に20℃の水を混和した場合の計算値とほぼ一致する。投入割合が高くなると水量の増加分だけ温度上昇速度が小さくなるが，同水量の水から沸騰までの温度上昇速度と一致する。

●図1-1　水（20℃）投入後の再沸騰までの温度上昇曲線
　　　　沸騰水20，50，75，100ℓに，それぞれの水量に対して10および20%の水投入後の再沸騰までの温度上昇曲線

出典）殿塚婦美子編著：改訂新版　大量調理―品質管理と調理の実際，学建書院，p.29（2007）

（2）炊飯の品質管理

　大量調理では，炊飯は自動で行われるのが一般的であるが，炊飯の原理を踏まえた品質管理が必要である。

洗　米	精白米を使用する場合，1釜単位で洗米を行うようにする。洗米機の使用は，砕け米を避けるため洗米時間を一定にする。無洗米，胚芽精米を用いる場合は，洗米は不要となる。
品質基準	喫食対象者によって好みが異なるが，飯の標準の炊き上がり重量は米の2.0～2.3倍である。
加水量	釜ごとの炊飯量および水温を蒸発量の関係を把握したうえで，米に対する加水量を標準化する。

浸　水	大量調理の場合沸騰までの所要時間が長いため，浸水はなくてもよいともいわれるが，浸水した飯のほうが時間経過による変化が少なく，1時間程度の浸水が必要である。
加　熱	米が飯になるためには，米のでんぷんが糊化するための十分な水と98℃，20分の加熱が必要である。必要な加熱条件を自動で制御する自動炊飯器を使用することが一般的であるが，手動の場合，沸騰までは10〜15分とし，1.2分は中火で沸騰継続する，火を弱め15分加熱を続ける。消火後は余熱を利用し5〜10分蒸らしを行う。

（3）スチームコンベクションオーブンの活用

　スチームコンベクションオーブン（第3章，pp.53〜54参照）は，焼き物，蒸し物の使用を主とした加熱機器であるが，加湿機能，温度制御のしやすさ，数段階の調理条件を入力できるプログラム調理ができることから，調理条件の標準化がしやすく，多様な料理への活用へと広がっている。クックチルシステム（第9章，p.163参照）において，調理と冷却をホテルパン単位で行うことは，加熱から急速冷却の調理工程に速やかに移行できるため，作業性，衛生的安全性の面からのメリットが大きい。

1）焼き物

　大量調理の焼き物用機器は，コンベクションオーブン，グリラ，ティルティングパン，ジェットオーブンなど多種ある。オーブンを用いた焼き物は，高温の蒸し焼きであるため，重量減少が大きく固くなりやすい。スチームコンベクションオーブンは，強制対流により熱伝達率が高く，温度むらも小さい。また，加湿機能があるため重量減少が少ない傾向にある。スチームコンベクションオーブンに限らず，オーブンを用いた焼き物は，機器の能力である設定温度と加熱能力の関係を把握し，料理ごとの加熱設定温度と加熱時間，1回の投入量の制御を行う。

2）煮　物

　煮崩れがほとんどないが蒸発量が少ないため味の濃縮もないのが特徴である。ホテルパンで加熱をするため煮汁の量を多くしないと調味料の拡散が不均一になる。昇温速度や，1回で調理できる量は回転釜とは異なる。設定条件によって温度上昇が異なり，煮熟に必要な温度が得られない場合もある。使用する機器の種類・性能により，調理量・設定温度・加熱時間などを標準化することが必要である。

7．でき上がった料理の適温管理（温料理・冷料理）

　適温供食のためには，供食時間を目標に料理の仕上がり時間を設定することが重要であり，温菜に関しては保温機器の活用が欠かせない。温蔵庫（配膳車）・ウォーマテーブル（第3章，p.68）など料理の形態・供食方法により適切な機器を選定する。
　汁物を60℃付近の適温で喫食するためには，供食温度80℃程度の保温を欠くことができない。そのためには，90℃程度の湯せんでの保温が効果的である。保温中の品

質変化としては，汁の濃縮（具へ塩分が移行して薄くなる）がある。保温中ふたの開放時間を最少にし，保温時間の限界を設定，調味方法を考慮する。

温蔵庫による温菜の保温の設定温度は80℃程度である。保温は，温度降下を抑える目的で使用するもので，冷めた料理を加温するものではない。また，保温により適温で保管できても時間経過による品質劣化は避けられない。保温による品質変化は料理により異なるので，料理ごとの保管時間の限界を設定する。

冷料理の温度管理は，冷却方法，でき上がり時刻を合わせて管理する。でき上がった料理は，専用の冷蔵保管庫により行う。供食方法のほか，保管容器が食器かバットかで保冷機器の形状と必要なスペースは異なる。

3　コンピュータシステム

給食施設においてコンピュータおよび周辺機器の活用は，事務処理を行うための標準的環境となっている。給食の栄養管理は事務処理を伴う業務が多く，給食の運営管理・経営管理と関連づけながらの的確な情報処理が必要となっている。

さらに，情報伝達機能の発達により，ネットワークシステムを活用したコンピュータシステムの開発と進化が加速度を増している。さまざまな部署間での情報の共有化と迅速な処理が可能になったことにより，コンピュータ活用の幅は広がり，膨大な情報の処理・分析をより詳細かつ正確に行う従来の活用方法ばかりでなく，給食運営管理業務の質的向上が期待できるようになった。

以下に栄養管理・給食管理システムと衛生管理システムの例を示す。

1．栄養管理・給食管理システム

給食施設では，入院時食事療養制度に従って食事が提供される。食事の提供から請求業務，報告書の作成までと，栄養管理・給食管理業務に伴う情報量，事務量は膨大である。

個人対応が基本である病院給食では，個人対応の多品種の食事を提供しなければならない複雑さに加え，食事の種類が変更になることや入退院により，食種ごとの食数が日々変動する。さらに治療を目的とした病院では，患者に対して間違った内容の治療食を提供することは許されない。患者の情報と給食を提供するための情報は，正確かつ速やかに病院内に伝達されなければならない。給食業務のコンピュータ化の必要度の高さから，病院給食は栄養管理，給食管理業務のコンピュータによるシステム化がもっとも進められている給食施設といえよう。

病院におけるコンピュータシステムの概要の一例を示した（図1-2）。患者情報として，身長・体重・生活活動強度・基礎代謝・食事箋・制限指示・喫食状況・検査項目・検査値の履歴などが，栄養管理・献立管理のために必要である。給食部門内の業務としては，栄養管理・献立管理・食数管理・食材管理・衛生管理・作業管理・人事

管理・危機管理・栄養指導・栄養ケアマネジメントなどがあり，それらの業務に伴い情報の管理，事務管理業務が発生する。

●図 1-2 栄養管理・給食管理システムの概要例

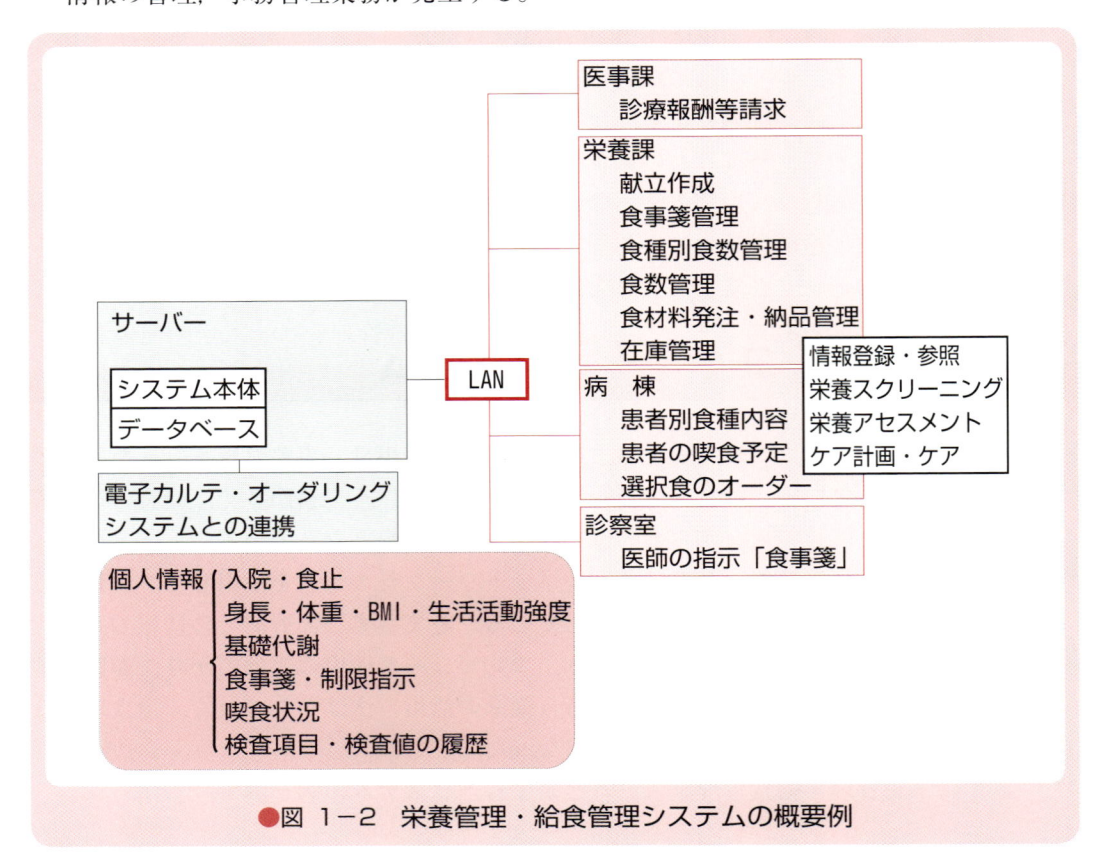

●表 1-4 栄養管理・給食管理業務における情報伝達のための帳票類

管理項目	情報の内容・帳票
栄養管理	身体状況記入表，栄養アセスメント表，栄養管理計画書，喫食量調査票，摂取栄養量の履歴
献立管理	食種別実施献立表，選択食献立表，喫食者用掲示献立表，レシピ
食数管理	入・退院，食止め，時刻変更，外出，外泊
食材料管理	食材料日計表，食材料受払い簿，在庫管理簿，発注書，納品書，請求書，食材料費
作業管理	作業工程表，業務分担表，勤務表
顧客管理	喫食状況，嗜好調査票

衛生管理システムの機能

① 厨房内の温度・湿度のモニタリング　② 衛生管理点検表のデータ保存
③ 冷蔵・冷凍庫の庫内温度のモニタリング，温度異常警報

2．衛生管理システム（第9章参照）

　給食施設の衛生管理は，「大量調理施設衛生管理マニュアル」（第2章，pp.39～41参照）によるHACCP*の概念による衛生管理が基本となっている。調理法別，調理工程ごとにCCP*を設定し，CCPの項目ごとに管理基準を逸脱していないかをモニタリングする必要がある。また衛生管理の実施状況を確実に記録として残しておく必要もある。担当者により，測定，確認，目測により記録する方式が一般的であるが，一定の時刻や間隔など経時的に記録したい場合，あるいは常時監視する必要がある場合など，そのために担当者を配置することは相当な負担になる。

　確実かつ高度な衛生管理の実現を目的として，衛生管理システムが開発されている。衛生管理システムでは，厨房内に温・湿度計，設備機器に温度計などの計測器を取りつけ常時モニターすることにより，管理基準を逸脱した場合の速やかな対応がより確実にになる。衛生管理の実施状況を書き換えられない記録として確実に保管できる点でもHACCPの基準にかなっている。また，それらの測定，記録に人的資源をあてなくてもよいことのメリットは大きい。ネットワークシステムとして衛生管理システムを導入しなくても，温度センサーを取りつけ，データをコンピュータに自動記録することのできる設備機器もある。しかし，衛生管理システム導入により，衛生管理体制を見直し，評価，改善活動につながる確実な衛生管理の実施への効果が期待できる。

> *HACCP：Hazard Analysis and Critical Control Point の略。危害分析重要管理点。食品を製造するうえで危害要因を科学的に分析し除去するための手法。第2章，p.40参照。
>
> *CCP：Critical Control Point の略。重要管理点・必須管理点。HACCPにおいて，工程上の危害要因を管理するためにモニターされる工程。

3．エネルギー管理システム

　光熱水費は，原価管理のなかの経費として位置づけることができる。光熱水費の使用実態が把握できなければ，給食部門にエネルギーの効率的活用および経費の統制を位置づけることは難しい。資源を有効に活用するために，給食部門での効率的かつ効果的な光熱水費などのエネルギー資源の活用方法を日ごろから評価する必要がある。電気料金は，ピーク時の電力使用量が反映されるため，ピークの低減がエネルギーコスト低減に効果的である。エネルギー管理システムの導入により，機器ごとのエネルギー使用状況を時間ごとに把握することができるため，電力使用量の平準化により電力ピークの低減を図ることも可能となる。

4. コンピュータシステム計画の展開と導入例

●表 1-5 衛生管理・エネルギー管理システム計測内容

分 類	内 容
厨房機器	機器の庫内温度・油温度など 芯温センサつき機器のセンサ温度（加熱温度・保管温度） 機器の運転状態 機器の異常状態（設定温度範囲を外れた場合など） 機器の消費電力量 機器のガス消費量
周囲環境	外気を含む各部屋の温度 外気を含む各部屋の相対温度
電力量	トランスごとの電力消費量 主として空調・ファン関係の電力消費量
水・湯	総給水量および各部屋ごとの水使用量 各部屋ごとの湯使用量 給水の温度 給湯の温度
配送温度	配送時の庫内温度，食缶内温度
加熱温度・芯温度	自動記録付温度計による料理の加熱温度（芯温）

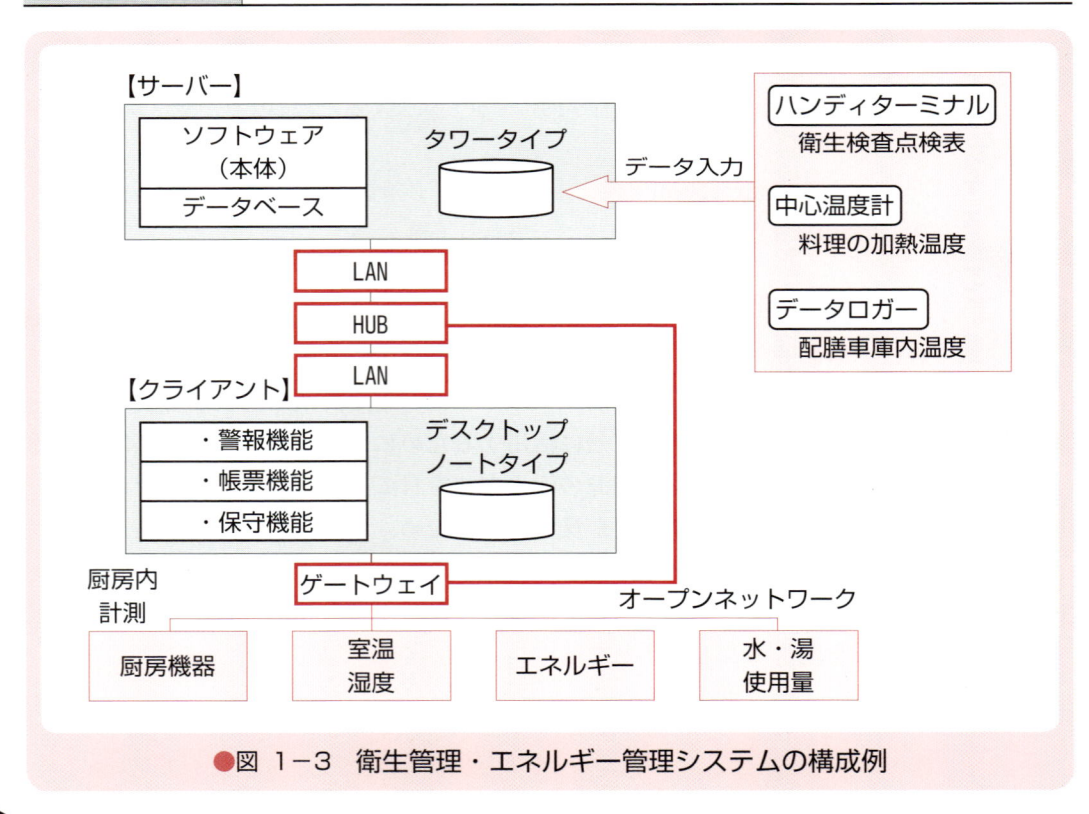

●図 1-3 衛生管理・エネルギー管理システムの構成例

第2章 給食施設・設備の基礎知識

1 給食施設・設備の概要

施設・設備は，給食システムと密接に関連し計画から保守に至るまで，基本的な知識や技術をもってマネジメントをする必要がある。

1．給食施設・設備の意義と目的

給食における施設・設備には，食材料の搬入から，調理，配膳，提供に至るまでの一連の給食業務が展開される場，食堂および付帯設備が含まれる。

効率的な給食運営には，給食システムに応じた施設・設備が必要で，その良否や効率的な利用は，運営全体に大きな影響を及ぼす。

給食施設・設備の目的は，品質管理された食事が限られた時間内に能率的に調理・供食され，そのための作業環境が整えられることである。したがって給食における施設・設備は，給食の目的に添って運営が円滑に行われるように設計・配置され，効率的・衛生的に作業がなされるように適正な設置が必要である。

調理室

外食産業では，一般に「厨房」と称されるが，古くは厨（くりや）といわれることもあった。(社)日本厨房工業会では「建築構造物または移動構築物（車輌・船舶・航空機）の区画内において各種調理機器を用いて調理作業を行い，また，食品の貯蔵設備および配膳設備，食器洗浄・保管設備，残滓処理設備を用い，飲食物を衛生的かつ機能的に提供するための作業空間」と定義している。

一般に厨房は厨房規模別に次のように呼称されている。

大規模施設	セントラルキッチン，共同調理場（学校），院外調理センター（病院），メインキッチン，サテライトキッチン，サブキッチン，パントリー（配膳室ともいう），ケータリング，カミサリーなど
小規模施設	台所（家庭），板場（和食店），飯場（建築現場）
船　　舶	ギャレー
機内食工場	エアキッチン，エアケータリング，フライトキッチン

施設・設備は，給食の種類，規模，予算，喫食対象者の利用条件などにより異なるが，機能的で衛生的な品質管理と生産管理を行うためには，さまざまな設備，機器，食器および什器・備品などとそれらの日常の効率的な運用と保守管理が大切である。

2．給食施設・設備の分類と範囲

給食施設における施設・設備の範囲は広い。施設・設備の分類と範囲を示す。

●表 2-1　給食の施設・設備

施　設		設　備	
調　理：	検収室・食品保管室・下処理室 主調理室・盛りつけ室・配膳室	水・湯： 熱　源：	給水・給湯・排水 電気・ガス・蒸気
供　食：	食堂（ダイニング，ホール， カフェ，ランチルームなど）	空　調： 電　気：	換気・冷房・暖房 動力・照明・コンセント
洗　浄：	下膳室・食器洗浄室・ 器具洗浄室	輸　送： 通　信：	エレベータ・コンベア・ エアシュータ 電話・パソコン・ファクシミリ
消　毒：	食器消毒室・器具消毒室	衛　生：	手洗いシンク・モップシンク・ エアシャワー・エアカーテン・ 防虫・防鼠
保　管：	食器保管室・器具保管室	内　装：	床・壁・天井・出入口・窓
事　務：	給食事務室	調　理： 供　食：	機械・器具 食器・食具・什器
厚　生：	更衣室・休憩室・トイレ・ シャワー室・洗濯室・ 清掃用具収納室	厨芥処理： 防火・防災：	粉砕脱水方式・焼却炉・圧縮器・ 一時格納冷蔵庫 消火・避難・警報

3．給食施設・設備の条件

給食の施設・設備の基本的条件は，①衛生的であること，②能率的であること，③安全であること，④保守整備，清掃が簡便であること，⑤一定時間内に供食できることである。つまり，施設・設備は，生産性・簡便性・機能性と食品の安全を保障するための厨房環境の整備が必要であり，施設・設備・機器の衛生的基準と据付の工法基準などに基づいた設置が基本である。さらに前提条件として，オペレーションシステムに添っていることが条件である（調理工程と各作業区域，学校給食における調理場の汚染作業区域と非汚染作業区域の区分基準は第5章p.107を参照のこと）。また，レイアウトの基準寸法を考慮し，機種の選定やレイアウトの原則，設備との配慮なども注意を要する（表2-2）。

● 表 2-2 レイアウトの基準寸法と注意

	用途	基準寸法			
通路	一人歩き	75cm	機種選定	(A)	間口も奥行きも極度に揃える
	二人歩き	100cm		(B)	高さもなるべく揃え，見通しをよくする
	物を持って歩く	荷物幅×1.5＋75cm		(C)	背の高いものを中心に置かない
	火気の前	100cm		(D)	水をたくさん使用するもの，熱機器等の集約
	ワゴン等が通る	ワゴンの幅×1.5	レイアウトの原則	(A)	作業は絶対に後戻りしない
	ワゴン等が回転する	ワゴンの長さ×1.5～2.0		(B)	汚れたものと，きたないものを分離する（清濁分離の原則）
カウンター捌き	カウンターの高さ	80～110cm		(C)	作業系統の確立，炊飯，仕込，主調，盛付，洗浄消毒格納等
	カウンターの幅	表面に載せる物×1.5（最低）		(D)	フローシートの上で，必要機器の流れの研究，最低線長に納める
	供食1ヶ所の長さ	200cm（最低）	設備との関係	(A)	関連工事の配管は埋設配管を出来るだけ避ける
	喫食者受取り速度	1.5～3.0秒（給食）		(B)	床排水溝を無くし，ドライシステムに努める
	行列待ち	5分以内		(C)	絶対に塵埃の溜まる，また，陰の部分を作らない

出典）厨房工学監修委員会監修：厨房設備工学入門第4版 関連設備，p.174，日本厨房工業会（2008）

4. 給食施設の面積と形態

給食の施設・設備計画では，給食の目的に沿った適正な面積の確保が必要で，給食システムと関連づけて考える。時間あたりの食数や客席数が明確になれば厨房・食堂面積が想定できる。これらの数値も，食材の流通システムやセントラル方式の給食，カフェテリアなどの供食システムの要因によっても左右され，数値が異なってくる。

（1）厨房面積

厨房面積は，施設の種類，給食数，メニュー形態，供食形態，サービスの方法などにより決められるが，食材システムや調理・供食システムなど給食システムに大きく影響する。広すぎるよりやや狭いほうが使いやすいとされており，複合的作業空間を上手に生かしたコンパクトな立体的空間利用の工夫が必要である。

近年，調理システムの進展により，調理担当者や作業スペースのコンパクト化の傾向もみられ，一定の基準はない。厨房面積の省スペース化は，建物全体での効率を良好にするだけでなく，動線が短くなるという効果のほか，空調などのエネルギーコストが小さくなることも期待できる。

厨房スペースの変動要因には，主に食材（種類・保存温度・在庫量・加工度・貯蔵），調理（レシピ・調理法・処理量・機器数・人員・動線），サービス（形態・人員・メニュー構成・サービス量），食器洗浄（種類・数量・洗浄システム・保管）が関連する。

厨房面積が増大する要因には，作業区域の明確化によるスペースやHACCPの概念に基づいた衛生管理の導入，新調理システムの導入によるスペースなどがある。厨房面積の削減には，購入食材の加工度を上げることや調理工程の検討，多機能機器の導入，立体的空間利用，セントラルキッチン方式によるサテライトキッチン導入などがある。

● 表 2-3　厨房面積の概算値

厨房の名称	A項 厨房面積	B項 事務室，厚生施設，機械電気室，車庫など	C項 条件
学校給食（ドライシステム，炊飯施設含む）			
単独校調理場	0.27m²/児童1人	0.03～0.04m²/児童1人	児童数1,000～1,300人の場合
共同調理場	0.34m²/児童1人	0.05～0.06m²/児童1人	児童数9,000～10,000人の場合
病　　院	1.3～1.4m²/ベッド当たり	0.27～0.3m²/ベッド当たり	500ベッドの場合
	1.75～2.35m²/ベッド当たり	3.0～4.0m²/従業員1人（機械電気室・車庫含まず）	50～100ベッド内外の場合
寮	0.3m²/寮生1人		
集団給食	食堂面積×1/3～1/4		回転率1回の場合
	0.35m²/喫食者1人		喫食者100人の場合
	0.25m²/喫食者1人		喫食者1,000人の場合

資料）厨房工学監修委員会監修：厨房設備工学入門第4版　厨房設計，p.154，日本厨房工業会（2008）

　厨房面積の決定には，統計的数値や経験値が使われることが多い。面積の算出には，統計値などから施設の目安として概算値（表2-3）を用いる方法と，設置機器の占有床面積に作業スペースを加える方法などが用いられる（算出方法は第5章，p.104参照）。

　① 大施設：機器専有面積×3～4倍（大施設はデッドスペースが多いため，ワゴンの利用や人の交差を配慮する）
　② 小施設：機器占有面積×2～2.5倍

（2）食堂面積

　食堂面積は，喫食数，喫食時間，回転数などにより異なる。事業所給食においては，「労働安全衛生規則（抄）」で「食堂の床面積は，食事の際の一人について，1m²以上とすること」と定められている。カフェテリア方式の場合，全面積の約2.6m²が1席あたりの目安で1/3の比率で算出すると1人あたりの客席面積は約1.7m²になる。食堂面積は以下の計算式によっても算出できる。

　　食堂面積＝（1席あたりの面積×喫食数）／席の利用回転数

（3）厨房および食堂の形態

　厨房および食堂の形態は，建物とのかかわりで決定されることが多い。長方形がもっとも効率的にレイアウトできるが，短い1辺が1のとき，もう1辺が1.5～2.0～2.5がよいとされる。これをアスペクト比1：1.5，1：2.0，1：2.5という。作業動線が短くなるように機器の配置を考慮し，作業スペースは，食数や従業員数を考慮して十

分にとれる長方形を確保する。食堂に厨房の長い一辺と短い一辺のどちらが接するかにより大きく異なる。

食堂は，縦長あるいは横長の長方形，正方形，円形あるいは半円形，壁や柱に遮られた多角形などデザイン性やアメニティ，ホスピタリティ，機能性を考慮した種々の形態が考えられる。

近年，フードコートスタイルやカフェテリア方式による喫食対象者の動線や代金精算システムを優先させた形態や施設の給食目的に沿ったサテライトキッチンの形態で，食堂や厨房はそれに合わせた多種多様な形になっているものが見受けられる。

厨房と食堂はドアやサービスカウンタにより隣接するが，厨房の全部または一部が見える方式をオープン式，完全に間仕切りされている方式をクローズ式といい，調理システムやサービスシステムにより，また，給食施設の目的や雰囲気づくりで使い分けをしている。

5．管理の範囲と対象

施設・設備管理には，計画時の管理と日常の維持管理があり，厨房と厨房が最大限に機能を発揮するために有機的に配置される周辺の関連施設などと併せて考える必要がある。それにより厨房機能が発揮され，喫食対象者サービスが有効に機能する。

（1）管理の範囲

管理の範囲は，厨房以外に関連施設および機器の選定，厚生設備，搬送設備，食事施設，建物とその周辺環境以外を含めたものである。

① 食材の搬入スペース
② 食材・食品・什器などの洗浄・消毒・保管エリア
③ 厨芥等搬出スペース
④ パントリー，配膳カートプール
⑤ 食堂ホール
⑥ 従業員の休憩室・ロッカー・トイレ・シャワー
⑦ 厨房事務室
⑧ エレベータ，通路等共有スペース
⑨ その他施設の特定条件

（2）管理の対象

施設・設備の管理の対象は，食器・機器の選定，付帯設備，レイアウト，建物，建物内装などのほか，喫食・作業・周辺の環境などである。

環　　　境	周辺・排気・排水・騒音・厨芥
生産物（料理・食事）	品質・安全・衛生・温度・盛りつけ・配膳・サービス
建　　　物	面積・位置・形態・周囲・付帯設備（熱源・照明・給排水・空調・換気・通信・搬送）
室 内 環 境	レイアウト・内装（天井・床・壁）・窓・出入口
食器・什器備品・機器	機械・小器具類・食器・食卓サービス用品

6．給食施設・設備の動向

　近年，市場競争の激化により給食運営の効率化の要求や安全・衛生管理上からの法的規制などが厳しくなっており，施設・設備に関する考え方が大きく変化してきている。給食システムの構築と運用で給食運営の円滑化を図るために，施設・設備の合理化とシステム化が行われ，安全・衛生を考慮した快適な厨房づくりが行われている。また，食事・サービスの質のための品質管理が重視され標準化やマニュアル化などのほか，使いやすく人にやさしいハイテク化された厨房機器や食具・食器・備品などの導入や開発・研究も進められている。さらに，省資源，エネルギー，環境汚染，危機管理などに対する対策や対応で施設・設備に関連する要請が強化され，新しいシステムの開発やそれらに対応した設備・機器の開発や技術の発展が目覚ましく研究が進められている。以下に主な施設・設備に関連する動向を示す。

① 流通形態，調理，再加熱，適温供食，食券精算に関するシステムの開発や技術革新のほか，カット野菜や調理加工品の利用，地場産物の導入，メニューの多様化による食器類の質や種類，機器類のコンパクト化などがある。

② 品質管理や効率化のためのスチームコンベクションオーブンやジェットオーブンなどの多機能を持ち合わせた加熱機器の開発，種々の機器類の自動化・ロボット化，作業動線のコンパクト化や短縮化，コンベアやワゴンの使用による搬送作業の軽減，喫食対象者動線の短縮化，加熱機器や照明・空調設備の省エネルギー対策などのほか，レイアウト研究や機器の形態や機能の研究開発が盛んである。

③ 衛生・安全関連では，HACCPシステム対応の衛生管理の徹底とHACCPシステムやISOとのかかわりおよび品質管理や作業管理，環境問題とのかかわりで以下のような導入や改善が進められている。
- ●食器・器具洗浄の改善（洗浄システム）　●喫食環境の整備（内装，食器，食卓）
- ●厨芥・汚水・空き缶・空きビンなどの処理
- ●厚生施設の改善（専用トイレ・シャワー，更衣室など）
- ●材質の向上および新素材の利用（環境，地域特産）
- ●HACCPシステム用の機器整備（冷却機器，保存食用冷凍庫，計量機器，温度計）
- ●労働環境の整備（清潔・汚染区域，ドライシステム，換気・照明，空調，床材）
- ●害虫類の侵入防止（エアシャワー，清掃の容易性，内装，誘導後駆除）
- ●集中温度管理システム（ハンディ入力，タッチパネル，空調システム）
- ●コンピュータ集中管理（光熱水量，危機管理，オーダー）
- ●電化厨房の研究（省エネ，蓄熱，大気汚染）

④ ユニバーサルデザイン（p.36，第6章p.127参照）の，人にやさしい施設・設備の設計・施工により，喫食対象者の食環境の快適さの向上，従業員の機器操作性の向上や疲労度の削減，危険予防を考慮した厨房環境になってきている。

⑤ 経営戦略やコスト削減，効率化や合理化のために大型機器や新調理システムの導入，食材料購入のグループ企業化などが行われ，さらにセントラルキッチン，院外調理センター，共同調理場など施設の大型化，外注化が増えてきている。

2　給食施設・設備の関連法規・規則

1．施設・設備の関連法規

　施設・設備の設計および運営管理では，専門的な分野と密接なかかわりがあり，多くの法規が関連している。関連法規に精通していないと多大な損失を被ることにもなりかねない。社会的な信頼の確保と業務の安全な遂行のために必要な知識とルールを知っておかねばならない。また，新しい法規の制定や現行法規の改正がしばしば行われるので，最新の法規の内容を常に熟知していることが必要である。法規には法律，施行令，施行規則，告示，条例などがある。
　特定給食施設の施設・設備に関連する法規として，給食施設すべてに共通にかかわってくる関連法規と特定の給食施設にかかわってくる法規がある。施設にとって，関連する法規が何であるかを把握したうえで，対応することが必要である。

（1）衛生関連法規

　施設・設備に関する衛生関連法規には，「食品衛生法」，「食品衛生施行規則」のほか，厚生労働省から示されている「大量調理施設衛生管理マニュアル」などがある。

（2）その他の関連法規

　その他の施設・設備の関連法規には，建物および関連設備関係法規として，「建築基準法」，「建築基準法施行令」，「水道法」などがあり，「消防法」，さらに「労働安全衛生規則」や「ガス事業法」，「電気設備関係法令」，「廃棄物の処理及び清掃に関する法律」など数多くある。主要な法規を巻末に示す。

2．関連官庁と許認可

　厨房設備に直接関連する法規にかかわる主な官庁は，厚生労働省，経済産業省，国土交通省，総務省，文部科学省，環境省，農林水産省などである。
　給食施設の設備は，「衛生関連法規」が基準となっており，衛生面での届出および許可指導は，所轄の保健所による。火気設備は消防署，ボイラーおよび圧力機器は労働基準監督署の指示を仰ぐ。届出申請用紙は，各署に用意されているが，変更や改善を指摘される場合もあり，事前に所轄の保健所などに相談をしておくほうがよい。

（1）届け出が必要な食数

　給食施設を利用して給食を開始するには，設置する自治体への給食開始届の届け出が必要になる。自治体の条例により異なる場合があるので，事前に問い合わせをしてから，届け出を行うほうがよい。

（2）施設基準

●表 2-4　施設基準

給食施設の構造	場　所	給食施設（以下この表において「施設」という。）は、清潔な場所に位置すること。ただし、衛生上必要な措置の講じてあるものは、この限りでない。
	建　物	建物は、鉄骨、鉄筋コンクリート、石材、木造モルタル、木造造り等十分な耐久性を有する構造であること。
	区　画	施設は、それぞれ使用目的に応じて、壁、板その他適当なものにより区画すること。ただし、週1回以上継続的に1回50食未満かつ1日125食未満の食事を供給する施設においては、この限りでない。
	面　積	施設は、取扱量に応じた広さを有すること。
	床	施設の床は、タイル、コンクリート等の耐水性材料を使用し、排水がよく、かつ、清掃しやすい構造であること。ただし、水を使用しない場所においては、厚板等を使用することができる。
	内　壁	施設の内壁は、床から少なくとも1メートルまでは耐水性材料又は厚板で腰張りし、かつ、清掃しやすい構造であること。
	天　井	施設の天井は、清掃しやすい構造であること。
	明るさ	施設の明るさは、50ルクス以上とすること。
	換　気	施設には、ばい煙、蒸気等の排除設備を設けること。
	周囲の構造	施設の周囲の地面は、耐水性材料を用いて舗装し、排水がよく、清掃しやすい状態であること。
	ねずみ族、昆虫等の防除	施設は、ねずみ族、昆虫等の防除のための設備を設けること。
	更衣室	従事者の数に応じた清潔な更衣室又は更衣箱を調理場外に設けること。
食品取扱設備	冷蔵設備	食品を保存するために、十分な大きさを有する冷蔵設備を設けること。
	洗浄設備（※1）	施設には、原材料、食品、器具及び容器類を洗浄するのに便利で、かつ、十分な大きさの流水式の洗浄設備を設けること。また、洗浄槽は二槽以上とすること。ただし、自動洗浄設備のある場合は、この限りでない。
	手洗い設備（※2）	施設には、従事者専用の流水受槽式手洗い設備及び手指の消毒装置を設けること。
	給湯設備	洗浄及び消毒のための給湯設備を設けること。
	器具等の整備	施設には、その取扱量に応じた数の機械器具及び容器包装を備え、衛生的に使用できるものとすること。
	器具等の配置	固定され、又は移動し難い機械器具等は、作業に便利で、かつ、清掃及び洗浄をしやすい位置に配置されていること。
	保管設備	取扱量に応じた原材料、食品、添加物並びに器具及び容器包装を衛生的に保管することができる設備を設けること。
	器具等の材質	食品に直接接触する機械器具等は、耐水性で洗浄しやすく、熱湯、蒸気又は殺菌剤等で消毒が可能なものであること。
	運搬具	必要に応じ、防虫、防じん及び保冷の装置のある清潔な食品運搬具を備えること。
	計器類	冷蔵、殺菌、加熱、圧搾等の設備には、見やすい箇所に温度計及び圧力計を備えること。また、必要に応じて計量器を備えること。
給水及び汚物処理	給水設備	イ　給水設備は、水道水又は※4に掲げる機関若しくは事業者が行う検査において飲用適と認められた水を豊富に供給することができるものであること。ただし、島しょ等で飲用適の水を、土質その他の事情により得られない場合には、ろ過、殺菌等の設備を設けること。 ロ　貯水槽を使用する場合は、衛生上支障のない構造であること。
	便　所（※3）	便所（し尿浄化槽を含む。）は、調理場に影響のない位置及び構造とし、従事者に応じた数を設け、使用に便利なもので、ねずみ族、昆虫等の侵入を防止する設備を設けること。また、専用の……流水受槽式手洗い設備及び手指の消毒装置を設けること。
	汚物処理設備	廃棄物容器は、ふたがあり、耐水性で十分な容量を有し、清掃しやすく、汚液及び汚臭が漏れないものであること。
	清掃器具の格納設備	調理場専用の清掃器具及び格納設備を設けること。

注）● 1回20食以上50食未満又は1日50食以上125食未満の施設では、次の※1、※2及び※3の緩和規定が設けられています。
　※1　シンクは1槽でもよい。
　※2　調理場内に専用手洗い設備がない場合は、洗浄設備（シンク）に手指消毒設備を設けること。
　※3　使用に便利な場所にある洗面所等に手指消毒設備を設置すること。使用に便利な場所に洗面所等がない場合は、便所の近辺にウェットティッシュ等及び手指消毒設備を設置すること。
　※4　給水設備の項にある機関は次のとおりです。
　　（イ）国公立衛生試験機関
　　（ロ）食品衛生法第33条の規定に基づき、厚生労働大臣が登録した検査機関
　　（ハ）水道法第20条第3項の規定に基づき、厚生労働大臣の登録を受けた検査機関
　　（ニ）建築物における衛生的環境の確保に関する法律第12条の2第1項の規定に基づき、建築物における飲料水の水質検査を行う事業者として知事の登録を受けた機関

出典）東京都福祉保健局健康安全室食品監視課：給食供給者の届出及び衛生基準の手引

3 給食の施設・設備計画の進め方

　給食の施設・設備計画では，給食の種類や規模，利用条件などにより異なるが，① 食物を衛生的に処理できる，② 能率的で扱いやすい，③ 安全で快適であること，④ 豊かな食事空間や時間，質の高い食事を提供できることの条件が必要である。いずれも機能性・経済性・生産性，安全・衛生性，耐久性，メンテナンス性などが考慮されなければならない。計画時のポイントとして，関連法規の設備の基準やその他の関連法規を遵守し，HACCP システムの概念や「大量調理施設衛生管理マニュアル」などの衛生管理の手法などを参考に設備を検討する。

1．施設計画

　施設計画では，予算や期限をはじめ給食の規模，設置の場所，導入機器などの種々の条件を検討する。計画にあたっては，施設の設置者と建築施工，厨房機器の専門家および給食施設運営にかかわる管理栄養士など，専門的な知識をもった者が積極的に討議し，給食の目的に合った施設・設備の設計，機器の導入計画を立案する。施設・設備は，計画から引き渡しまで図 2-1 のように展開される。計画に関連しチェックする項目と計画時の検討事項を図 2-2 に示す。

　厨房設計における施設の共通チェックポイントを以下に示す。

① 施設の建築図を入手
② 厨房施設の位置の把握
③ 移動可能な壁と間仕切り
④ 排煙開口部の位置
⑤ 熱源と動力源の確認
⑥ 厨房予算
⑦ 施設イメージの把握
⑧ 従業員数
⑨ 喫食対象者と席数
⑩ メインメニューと特別メニュー
⑪ 調理工程の把握と最大給食数
⑫ 汚染作業区域と非汚染作業区域の区分
⑬ 各調理工程コーナー区分
⑭ ドライシステムの採用
⑮ オペレーションシステムの導入
⑯ HACCP 概念導入の衛生管理の確認
⑰ 喫食対象者の進入・退出動線の確認
⑱ 食材料の搬入口の方向確認
⑲ サービス方法と動線確認
⑳ 動線の原則確認（左回り）
㉑ 食器洗浄方法の確認
㉒ その他特別要望事項

施設の計画時に参考になる資料を以下に示す（表 2-5 ～ 2-7）。

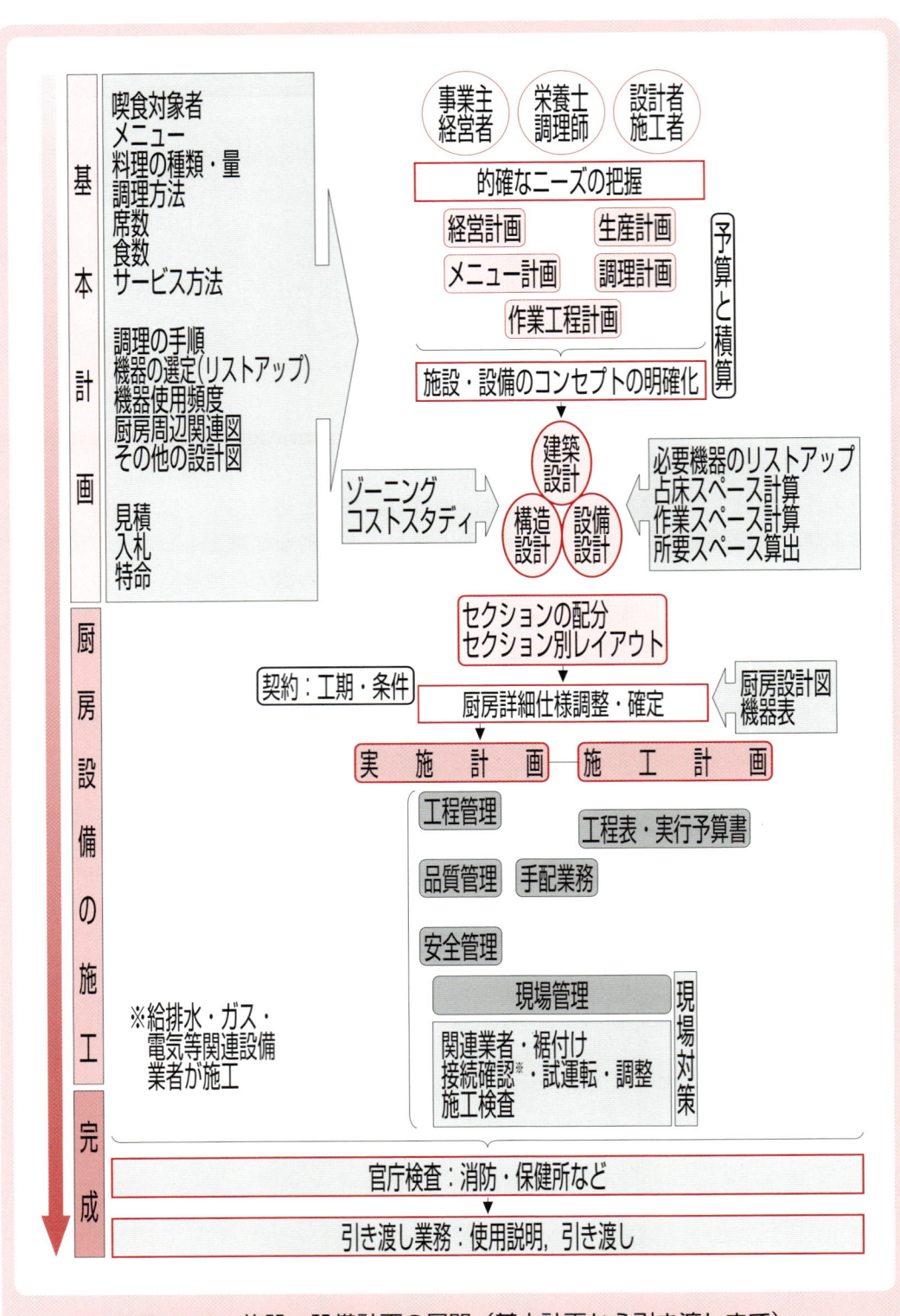

図 2−1 施設・設備計画の展開（基本計画から引き渡しまで）

基本計画
- 喫食対象者
- メニュー
- 料理の種類・量
- 調理方法
- 席数
- 食数
- サービス方法
- 調理の手順
- 機器の選定（リストアップ）
- 機器使用頻度
- 厨房周辺関連図
- その他の設計図
- 見積
- 入札
- 特命

関係者：事業主・経営者／栄養士・調理師／設計者・施工者
→ 的確なニーズの把握
→ 経営計画／生産計画／メニュー計画／調理計画／作業工程計画（予算と積算）
→ 施設・設備のコンセプトの明確化
→ 建築設計・構造設計・設備設計（ゾーニング／コストスタディ）
　必要機器のリストアップ／占床スペース計算／作業スペース計算／所要スペース算出
→ セクションの配分／セクション別レイアウト
→ 厨房詳細仕様調整・確定（契約：工期・条件）←厨房設計図・機器表
→ 実施計画　施工計画

厨房設備の施工
- 工程管理
- 工程表・実行予算書
- 品質管理　手配業務
- 安全管理
- 現場管理（現場対策）
- 関連業者・裾付け
- 接続確認※・試運転・調整
- 施工検査

※給排水・ガス・電気等関連設備業者が施工

→ 官庁検査：消防・保健所など
→ 引き渡し業務：使用説明，引き渡し

完成

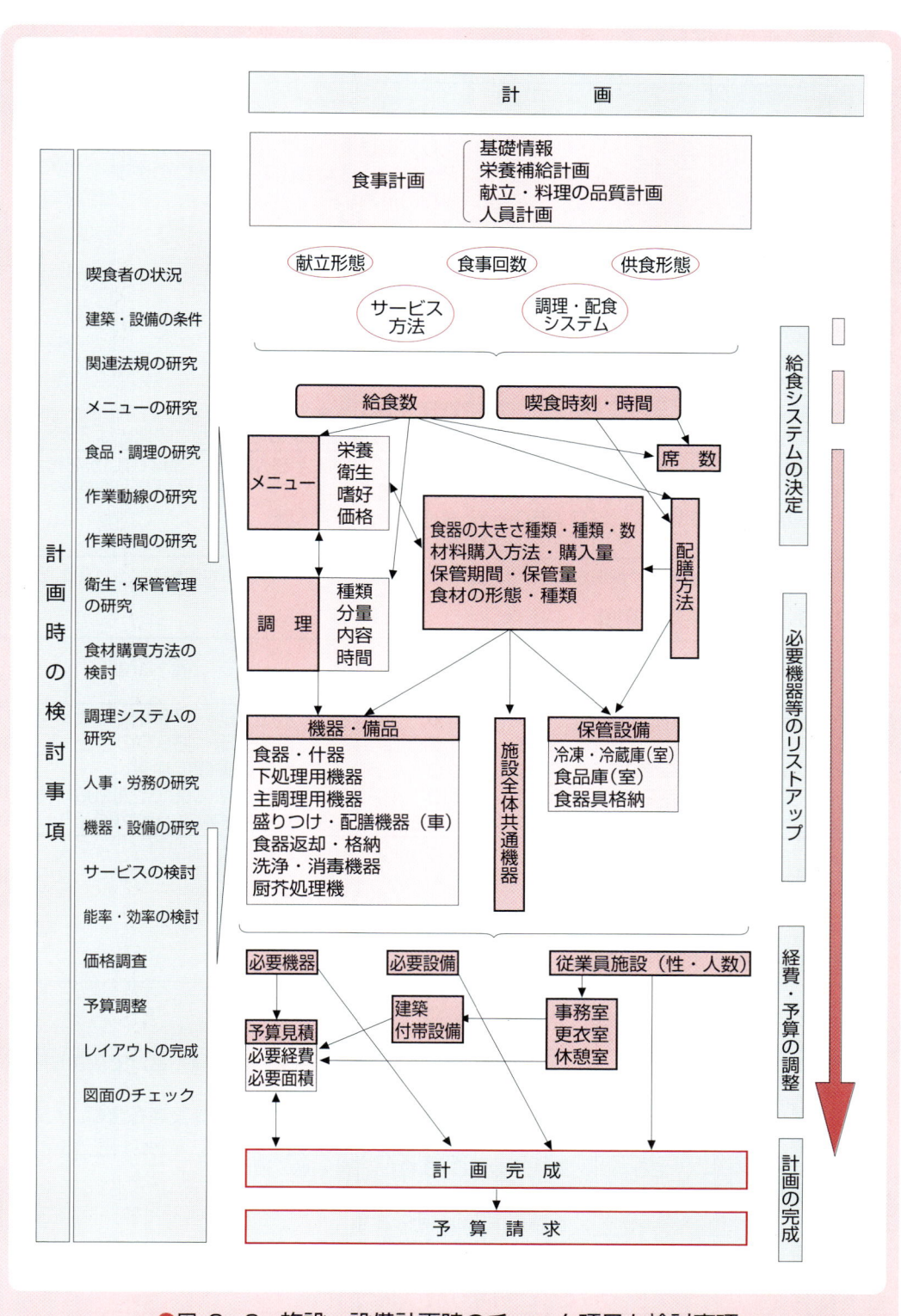

●図 2-2 施設・設備計画時のチェック項目と検討事項

計画時の検討事項
- 喫食者の状況
- 建築・設備の条件
- 関連法規の研究
- メニューの研究
- 食品・調理の研究
- 作業動線の研究
- 作業時間の研究
- 衛生・保管管理の研究
- 食材購買方法の検討
- 調理システムの研究
- 人事・労務の研究
- 機器・設備の研究
- サービスの検討
- 能率・効率の検討
- 価格調査
- 予算調整
- レイアウトの完成
- 図面のチェック

計画

食事計画
- 基礎情報
- 栄養補給計画
- 献立・料理の品質計画
- 人員計画

献立形態／食事回数／供食形態／サービス方法／調理・配食システム

給食数　喫食時刻・時間

メニュー（栄養・衛生・嗜好・価格）

調理（種類・分量・内容・時間）

食器の大きさ種類・種類・数
材料購入方法・購入量
保管期間・保管量
食材の形態・種類

席数　配膳方法

機器・備品
- 食器・什器
- 下処理用機器
- 主調理用機器
- 盛りつけ・配膳機器（車）
- 食器返却・格納
- 洗浄・消毒機器
- 厨芥処理機

施設全体共通機器

保管設備
- 冷凍・冷蔵庫（室）
- 食品庫（室）
- 食器具格納

必要機器　必要設備　従業員施設（性・人数）

建築付帯設備　事務室・更衣室・休憩室

予算見積・必要経費・必要面積

計画完成
予算請求

給食システムの決定 → 必要機器等のリストアップ → 経費・予算の調整 → 計画の完成

● 表 2-5　働きやすい作業寸法

仕　　事	比率（％）	摘　　要（参考）
身　長	100	
指先仕事	58.5	配膳，電話
腕仕事	53.3	流し，調理台，レンジ，表面を洗う機器
力仕事	50.0	アイロン，こねる作業，手洗いの洗濯
手のとどく最高	122.8	戸棚の最高
目の高さ	92.8	よく使う棚の高さ
肩の高さ	80.0	引出しの最高
手をさげた時の指先の高さ	38.0	引出しの最低
肘の高さ	61.6	把手の高さ，仕事台の最高
指先から指先まで	100.0	両手をできるだけ左右に伸ばして
指先で小物をつかむ	90.0	同上の状態で
1人で使える台の長さ	76.0	
仕事が出来る幅	57.5	調理台の1人有効幅
仕事をするとき足の開き	20.0	調理をするとき安定のためかかとの開きは13％内外
手のくるぶしから先の容積	80～1,000cc	水の入った容器に手を入れて，こぼれないかを考える
椅子の高さ	450～500mm	一般の標準
カウンターの高さの標準	1,050mm	普通の場合（客席側）
	1.2m	熱いものを取るとき

出典）厨房工学監修委員会監修：厨房設備工学入門第4版　厨房設計，p.157，日本厨房工業会（2008）

● 表 2-6　施設別熱源使用量

施設種別 熱源	ホテル	レストラン	病　院	学校給食センター	厚生施設	備　　考
給水（ℓ/食）	20	25	16	10	12	水圧49～76kPa以上必要[1]
給湯（ℓ/食）	10	8	8	5	6	湯温45～65℃のこと
ガス（kcal/食）	700	700	465	520	580	ガスの種類に注意
電気（W/食）	400	300	350	300	200	単相100V・200V，三相200V・400V
蒸気（kg/食）	0.8	0.3	0.7	0.5	0.3	蒸気圧59～147kPa[2]

注1）水圧78kPa以下で使用不能な機器としては，水圧洗米機・食器洗浄機・瞬間湯沸器などがある。
　2）蒸気圧59kPa・78kPaを使用する機器としては，炊飯器および同形のスチーマーがある。他の機器は，概略98～147kPaで使用される。
出典）日本建築学会編：建築設計資料集成　3　単位空間I，p.154，丸善（1980）

● 表 2-7　厨房用水量（ℓ）

厨房の名称	給水,給湯量の合計（1食あたり）			備　　考
	最　小	最　大	平　均	
工場給食センター	6	10	8.0	この数値は，給水，給湯量の合計で厨房関係で使う一切のものを含む。
学校（各校）	8	15	10.0	床洗，車洗，散水，厚生施設等も含む。ただし食事は1回とする。
学校（共同）	10	14	10.0	
事業場	7	12	10.0	
病　院	20	30	25.0	3食　朝・昼・夜
旅　館	15	25	20.0	朝夕2食
寮	7	15	12.0	朝夕2食
一般飲食店	15	25	20.0	来客1人あたり（そば，天ぷら，すし，中華）
喫茶店	7	13	9.0	来客1人あたり
住　宅	15	20	18.0	1人あたり

出典）厨房工学監修委員会監修：厨房設備工学入門第4版　関連設備，p.176，日本厨房工業会（2008）

（1）施設の位置

　事業所に付属する食堂または厨房についての立地条件は，「労働安全衛生規則」第630条に定められているが，給食施設の位置の条件として以下を考慮する。

通風，採光，換気が十分に有効な所	飲用および洗浄のための給排水設備が容易な所
材料の搬入，厨芥の搬出に便利な所	便所および汚水処理場から適当な距離のある所
不潔になりにくく明るく環境のよい所	食堂隣接の場合は喫食者の往来に便利な所
料理の配膳・下膳や運搬に便利な所	他部署や近隣に騒音，油煙，臭気等の影響が少ない所
震災時の避難に容易で耐震に十分な所	機器の搬入や付帯設備工事などがしやすい所

（2）施設・設備の構造（各章参照）

　施設・設備の構造では，安全性・衛生性・耐久性・安定性・経済性などについて考慮する必要がある。施設・設備の構造として「大量調理施設衛生管理マニュアル」に以下のように記述されている。

隔壁等により，汚水溜，動物飼育所，廃棄物集積場等不潔な場所から完全に区別されていること。
施設の出入口及び窓は極力閉めておくとともに，外部に開放される部分には網戸，エアカーテン，自動ドア等を設置し，ねずみやこん虫の侵入を防止すること。
食品の各調理過程ごとに，汚染作業区域（検収場，原材料の保管場，下処理場），非汚染作業区域（さらに準清潔作業区域（調理場）と清潔作業区域（放冷・調製場，製品の保管場）に区分される。）を明確に区別すること。なお，各区域を固定し，それぞれを壁で区画する，床面を色別する，境界にテープをはる等により明確に区画することが望ましい。
手洗い設備，履き物の消毒設備（履き物の交換が困難な場合に限る。）は，各作業区域の入り口手前に設置すること。なお，手洗い設備は，感知式の設備等で，コック，ハンドル等を直接手で操作しない構造のものが望ましい。
器具，容器等は，作業動線を考慮し，予め適切な場所に適切な数を配置しておくこと。
床面に水を使用する部分にあっては，適当な勾配（100分の2程度）及び排水溝（100分の2から4程度の勾配を有するもの）を設けるなど排水が容易に行える構造であること。
シンク等の排水口は排水が飛散しない構造であること。
全ての移動性の器具，容器等を衛生的に保管するため，外部から汚染されない構造の保管設備を設けること。
便所等　ア　便所，休憩室及び更衣室は，隔壁により食品を取り扱う場所と必ず区分されていること。なお，調理場等から3m以上離れた場所に設けられていることが望ましい。 　　　　イ　便所には，専用の手洗い設備，専用の履き物が備えられていること。また，便所は，調理従事者等専用のものが設けられていることが望ましい。
その他　施設は，ドライシステム化を積極的に図ることが望ましい。

　施設・設備の構造では，いずれも耐水，耐熱，耐腐蝕性，防菌，防かび，防汚，不浸透性，耐久性，易清掃性のものがよい。

以下に構造上の注意点を示す。

> 勾　配：1/100 ～ 1/50 が適当で清掃時に十分水が流せるようにする。勾配をつけすぎると機器の調整が難しく，疲労度が増す。

> 排水溝：作業通路に設置されることが多く，足元が不安定になることがあるので位置を考慮したレイアウトに心がける。排水溝には，鼠虫の侵入防止と厨芥や油脂分を除去するためグリストラップを設置する。

施設・設備の構造の計画では，以下の項目について考慮する。

> A．床（耐油・耐酸・耐熱・不浸透性・耐久性・易清掃性）
> 　①床面仕上げ（ノンスリップの仕上げ材，水平または排水ピットに向かって一定の勾配）
> 　②床荷重　　③厨房・パントリーと客席との段差　　④阻集器（位置）
> 　⑤排水ピットと蓋（ワゴンがスムーズに通過するグレーチングの材室）
> 　⑥洗米機や回転釜などの水返しの築堤
>
> B．壁（耐水・耐火・耐久性・易清掃性）
> 　①タイル，磁器タイル，モルタル（下地構造）　　②仕切り壁　　③コーナー用タイル
> 　④50mm の R 巾木（塗床の場合）
>
> C．天井（耐火・耐水・耐久性・易清掃性）
> 　①結露を生じない材質　　②フードの位置　　③天井の開講部　　④下がり天井
> 　⑤二重天井（フレキシブルボード・石膏ボード・金属板）
>
> D．カウンター
> 　客席との境界にあるカウンター回りは，客席の一部とみなす。厨房機器を飲み込むカウンター下端の奥行きは 100m 以内にしなければ，水栓の使い勝手が悪くなる。厨房機器がカウンター内の納まるための高さを調整する。
>
> E．扉（出入り口：従業員・トイレ・外来者・材料・食事・食器返却など）
> 　①扉の位置，幅，開き勝手　　②自動ドア，スイングドア　　③網戸，二重扉
> 　④エアカーテン
>
> F．窓
> 　採光目的で，換気や通風は専用の設備により行う。床面積の 1/2 程度必要で，高さは床から 1m 程度とし，防虫網をつける。

施設には，そのほかに関連設備として給水・給湯・排水・電気・ガス・換気・冷暖房・照明・輸送・通信などが必要である。

建築設備

「建築基準法」では，「建築物に設ける電気，ガス給水，排水，換気，暖房，冷房，消火，排煙若しくは汚物処理の設備又は煙突，昇降機若しくは避雷針」を建築設備という。

2．危機管理と施設・設備

厨房には，電気，ガス，給排水，換気などの設備があり，漏洩，停止，火災などによる災害や取り扱いや不注意に起因する事故などの不測の事態になることも予測される。また，炎や刃物などの危険物も取り扱い，施設・設備について多くの「安全」に対する計画や管理が必要である。「建築基準法」や「消防法」などでは，地震や火災を対象に規定されている。

安全を考慮した施設・設備の計画時の配慮について表2-8に示す。厨房の安全管理は，設備の区分と管理の範囲を明確にし，適切に行う必要がある（表2-9）。

また，震災などの場合には，食事を提供する場として病院やホテルなどの厨房を利用することも考えられるため，水道，電気，ガスなどと同様に，耐震対応も重要である（表2-10）。

●表2-8 安全にかかわる項目

項　目	建築的配慮	設備関連部位	建築設備・厨房
転　倒	墜落の危険がある小開口の幅・建具開閉形式の選択 滑りにくい床材・段材の選択 滑りにくい床材・段材の表面仕上げ 1段の段差を避ける 蹴上げ・踏面の寸法		段差部分への照明
落　下	躓きを誘発しない段鼻形状・階段の平面形状 支持強度・緊結力 振動等への配慮 物を置ける・置かさない場所の位置	吊り物（照明・ITV・空調機器等）	固定強度の確認
ぶつかり	配置・形状 動線の配慮		
挟まり こすれ	可動部の位置・形状 表面材の選択		
鋭利物	材料の選択 ガラスの位置・強度		板金類のエッジの処理
火　傷		露出高温機器	熱機器の適正な断熱材 表面温度の検討
感　電		電気機器	機器の選択・正しい保護回路の設計
中毒・酸欠	居室の配置・換気	換気	換気方式の選択 エアバランスの正しい設計

出典）厨房工学監修委員会監修：厨房設備工学入門第4版　関連設備，p.142，日本厨房工業会（2008）

●表 2-9　厨房の安全管理

設 備 名	周期 日	周期 週	周期 月	周期 年	作 業 内 容
(1) 作業安全と装置の点検	○				① 機器, 用具などを常に整備, 整頓し, 作業通路と災害時の避難通路を確保しておく。
			○		② 人が近接して傷害, 機器の操作ミスによる災害などのおそれがある箇所に安全作業等の方法を掲示し, 又, 付帯する安全装置等を定期に点検, 整備する。
				②	③ 人災・火災時の応急措置手順を定め, 作業員全員に定期に伝達する。
(2) 厨房機械など	○				① 使用前に機器, 用具の正常を確認する。
	○				② 使用食品の量と品質の適正を確認する。
(3) 電気設備			○		① 移動機器のコード, プラグ, 照明器具などを点検, 整備する。
				○	② 分電盤および機器の開閉器, 絶縁抵抗, 接地線を点検, 整備する。
(4) 給水(湯)設備		○			① 給水(湯)栓を点検, 整備する。
		○			② 給水圧を点検, 保持する（瞬間湯沸器 0.5kgf/cm², 水圧洗米器 0.7〜1kgf/cm² 以上）
			○		③ 瞬間湯沸器と温水ボイラ, シスターンなどを点検, 整備する。
(5) 排水設備		○			① 機器の排水管から排水溝などまでの管接続部を点検, 詰り物を除去して整備する。
			○		② 排水溝, 埋込み管, グリース阻集器とそれらの開孔ぶたを点検し, 清掃, 整備する。
(6) ガス設備			○		① 機器への接続管（可とう管, ホースなど）, ガス圧, 機器の機能（特に自動安全装置）を点検, 整備する。
			○		② 移動機器の使用時の位置と壁面などとの遠隔距離, または防熱板を点検し, 正常にする。
				②	③ 配管, ガス栓（末端閉止弁）, ガス漏れ警報装置などを点検, 整備する。
(7) 蒸気設備	○				① 蒸気漏れ箇所はそのつど補修する。
			○		② 給気弁, 減圧弁, 圧力弁, 安全弁, 蒸気トラップ, ストレーナなどを点検し, 整備する。
(8) 換気設備				②	① フード, ダクト, 防火ダンパなどの機能を点検, 整備する。
		○			② グリースフィルタなどを清掃, 整備する。
(9) 消火設備				②	消火器, 簡易粉末消火設備, ファン停止スイッチなどを点検, 整備する。
(10) 危険物	○				① LPガスのボンベなどの置場とガス残量, その他の燃料置場を点検, 整備する。
		○			② 食用油その他の少量危険物保管場所を点検, 整備する（揚げかすはふた付き缶に入れる）。

出典）厨房工学監修委員会監修：厨房設備工学入門第4版　関連設備, p.163, 日本厨房工業会（2008）

● 表 2-10 厨房の耐震対応項目

	防災計画		対策レベル	
	設　　備	運　用	人命の安全 財産の安全	災害後の 機能保持
厨房器具	1．エネルギー源の複数化（ガス・電気・蒸気）	●ライフライン断絶時はプロパン用コンロまたは石油コンロで対応 ●老朽化のチェック		○
厨房器具	2．耐震支持（水平G，垂直G） （有効な転倒防止金具，アンカーボルトの選定。特に背の高い加熱機器（二次災害防止），戸棚，洗浄機含む）		○	
厨房器具	3．厨房器具と配管接続部について （メタルフレキジョイント等の検討）			
厨房器具	4．卓上型厨房器具についても固定を行う。（湯沸器，焼き物器，スライサー等）			
厨房器具	5．電磁調理機等，早急に使えるよう電源上の対応を図る。（自家発電等）			
厨房器具	6．ガス器具の安全性向上（個別感震器等）			
厨房器具	7．フライヤーの油が飛ぶ対策			
厨房器具	8．フード，ダクト消火設備の設置	●フード，ダクト消火設備作動後はガス遮断弁が閉状態になっているか確認	○	
冷蔵庫等	1．冷却水設備（冷却塔，ポンプは以下の対応を行う。） （1）複数台設置 （2）耐震支持（水平G，垂直G） （3）予備電源（自家発）	●冷却には上水または雑用水の補給水が必要となるので補給水管の損傷の有無を確認		○
冷蔵庫等	2．冷蔵庫・冷凍庫の転倒防止 （有効な転倒防止金具，アンカーボルトの選定）			
冷蔵庫等	3．コールドテーブル等の扉開放防止策			
冷蔵庫等	4．予備電源（自家発）			○
冷蔵庫等	5．ストックスペース			○

出典）厨房工学監修委員会監修：厨房設備工学入門第4版　関連設備，p.143，日本厨房工業会（2008）

（1）災害の分類と設備への影響

災害は，表2-11に示すとおり自然災害（天災）と人為災害（人災），労働災害（労災）に分類される。災害の分類と厨房設備への影響を表2-12に示す。

（2）施設・設備と災害対策

厨房計画には，想定される安全にかかわる項目に対する配慮を十分にし，災害時対策として管理運営に対する「リスクマネジメント」の整備が必要で，耐震・防災計画による設計・工事をするなど対策と総点検が必要である。

給食施設の災害時の対策は，施設の種類や給食の規模，施設・設備の状況により異なるため，各施設において災害時対策マニュアルをつくる必要がある。災害対策と施設・設備について表2-13に示す。

●表2-11 災害の分類

災害		主な例
自然災害（天災）	自然現象によって被る災害	震災・風災害・雪災害・渇水・落雷や噴火による災害など
人為災害（人災）	人の不注意や怠慢，天災時の不十分な政策により起こる災害	食中毒・感染症・けが・ガス爆発・火災・大規模停電など
労働災害（労災）	業務に起因した事象で労働者が被る災害	強盗・盗難・横領・詐欺・デリバティブ取り引きなど

●表2-12 災害の分類と厨房設備への影響

災害の分類		電気	ガス	水道	建物	機器	備考
自然災害[1]（天災）	震災[3]	◎	◎	◎	◎	◎	マグニチュード，規模
	風災害	◎		◎	◎	◎	床上浸水
	落雷	◎			◎	◎	直撃
	噴火					◎	直撃
	火災[4]	◎	◎		◎	◎	
	雪害				◎	◎	
	渇水	◎				◎	
人為災害[2]（人災）	食中毒						消毒
	感染症			◎			消毒，排水
	異物混入	◎					照明，洗浄
	けが	◎			◎		照明，床
	ガス爆発		◎		◎	◎	
	漏電					◎	
	火災						

注 1）天災：自然界の現象によって被る災害。　2）人災：人の不注意，政策の不備などで起こる災害。
3）震度階：0（無感）〜8（激震），人体に感ずる程度や被害状況：マグニチュード：地震の規模，震央から100km地点の最大振幅数から推定値。
4）火災：建物，林野，車輌，船舶，航空機，その他の火事に分類。天災から人災につながるケースが多い。

（3）災害発生時の対応

災害発生時の対応状況は，発生時間帯，被害の程度，地域性，季節性，ライフラインの回復状況，他施設との連携，災害対策マニュアルの有無，国や自治体の対応により異なる。災害発生時の対応を表 2-14 に示す。

●表 2-13　災害対策と施設・設備

レイアウトの計画時の注意	① 作業動線の整備：安全，逆戻り ② 作業スペースの確保：加熱機器前，ドア前，作業の過密度 ③ 通路側の確保：利用頻度，人の往来，ワゴン類の使用頻度と定位置 ④ 非常口（避難通路）の確保 ⑤ 立体的利用：作業面，戸棚類の利用と固定化，落下防止
機器・機具類	① オペレーションシステムの設定と必要性の検討 ② 必要機器類の選定：安全性，効率性，堅牢性 ③ 能力，容量計算：機器能力，貯蔵施設の容量 ④ 予算：イニシャルコスト，ランニングコスト，保守用コスト ⑤ 故障時の対応
建物・内装	① 地盤・基礎工事 ② 建物の耐震性・形態・構造（耐震壁，壁厚，柱，筋交い），老朽度 ③ 内装：耐火ボード，タイル，ガラス類の破損防止 ④ 床（ドライキープ）：テーバー ⑤ 照明：照度，作業面，非常灯，落下防止
関連設備 （熱源，給排水，換気，暖房）	① 必要設備量の確保 ② 災害時の対応（代替熱源の確保） ③ 配管の方法（露出） ④ 動力使用機器（漏電）

出典）鈴木久乃・太田和枝・定司哲夫編著：給食マネジメント論，p.167，第一出版（2008）

●表 2-14　災害発生時の対応

① 非常食（備蓄食品，飲料水）：備蓄食品の室・量，有効期限，貯蔵スペース
② 生活用水（洗浄・清掃），調理用水（調理時の加水）：貯蔵方法と量，貯水設備，井戸水，汲み上げ（ポンプ），搬送設備，浄化装置
③ 食器・器具類（使い捨て食器，シルバー類）：種類・質・量の検討，貯蔵スペース，使用後の処理方法（施設）
④ 機器類：（代替加熱機器類（かまど），電気機器，カセットコンロ，七輪），大型機器類の固定，滑り止め，低温貯蔵（空冷式機器，水，冷媒），保湿設備，家庭用機具類の活用（電子レンジ，電気炊飯器など）
⑤ 熱源：代替熱源（プロパンガス，固形燃料，オイル，薪），熱源混用，自家発電
⑥ 建物損傷（窓ガラス，タイル，ドア，天井，壁，床，サッシ，トイレ）の応急処理
⑦ 情報（電話，電子メール），運搬（リフト，エレベータ）のフォローアップシステム
⑧ OA 機器（コンピュータシステム）のフォローアップシステム
⑨ 環境整備スペースの確保，テント類
⑩ 暖房設備（停電，故障，落下）：防寒用道具類の準備
⑪ 配管のひび割れ：露出配管，応急処置
⑫ 危機管理マニュアル，災害時対策マニュアルの活用：メニュー，非常食，組織，調理方法，その他

出典）鈴木久乃・太田和枝・定司哲夫編著：給食マネジメント論，p.167，第一出版（2008）

● 表 2-15 消防用設備

分類	種類		内容
消火設備	屋内消火栓設備		ホースを用いて消火する設備である。通常2人で操作する1号消火栓，1人で操作する易1号（E-1号）消火栓および2号消火栓がある。1号消火栓は通常の施設，2号消火栓は病院・福祉施設などの人員を消火作業に提供するのが難しい施設に設置されることが多い。条例などで病院・福祉施設に易1号もしくは2号消火栓を義務づけている市町村もある。
	スプリンクラー設備		火災を自動的に感知して散水，消火をする。
	屋外消火栓設備		屋外に設置し軒高の高い工場，倉庫などの消火，延焼阻止に用いる。
	動力消防ポンプ設備		消防ポンプ自動車や可搬消防ポンプと水源からなる設備。
	水噴霧消火設備		水を霧状に噴射し，油火災や変電設備等普通の消火設備では適応のない火災を鎮圧する設備である。
	泡消火設備		泡を使用することにより，水よりも消火能力が高くなり特に油火災に威力を発揮する
	粉末消火設備		凍結の恐れがある場所などでよく用いられる。
	ガス系消火設備		電算室，変電室，駐車場などに用いられる特殊な設備である。二酸化炭素・ハロン・FM200などの代替ハロン・窒素・イナートガスを使用したものがある。
	パッケージ型消火設備		人の操作によりホースを延長し，ノズルから粉末・強化液・泡などの消火薬剤を自動または手動で放射して消火する設備。
	消火活動に必要な設備	消防用水・連結送水管	義務づけられている設備である。ホースを接続するのみですむようにした設備。
		連結散水設備	あらかじめ配置してある散水ヘッドに消防隊が水を送り消火を図る設備
		非常用エレベーター	火災時でも影響が受けにくいエレベーターで地上31m以上，または11階以上の建築物に設置義務がある。
		非常用コンセント	消火活動を速やかに行うための必要な器具類に電力を供給するため，非常電源や耐熱・耐火配線を用いて設置される。
	消火器具	消火器・簡易消火用具	持ち運びが可能で，初期火災にのみ有効。
警報設備	自動火災報知設備（自火報）火災報知機		火災を常時監視し，感知時にはベルなどで警報を鳴らす設備。
	ガス漏れ報知設備		ガス漏れを感知し報知する設備。
	非常警報		ボタンを押すことにより非常ベル（若しくはサイレン）が鳴動し火災を周囲に警報する。
	非常放送設備		放送設備に非常ボタンをもたせ，ボタンを押すことによりアッテネータを解除する機能やPA設備などをキャンセルし優先的に全館に放送できる機能をもつ。自火報との連動もある。ホテルや病院など規模や用途により設置が義務となる。
避難設備	避難はしご		非常時に使用できるはしご型の設備，折りたたみ式や固定式，ハッチ収納式や格納箱に収納するものなどがある。
	救助袋		筒状の布袋を使用し滑り台をつくることで避難をする設備で斜降式・垂直式がある。
	緩降機		着具と呼ばれる輪に身体を通し，ロープに吊り下げられて降下して避難する設備。
	避難滑り台		固定式の滑り台などが，病院や幼稚園などではしごなど通常の設備を使用するのが難しい場所に設けられる場合がある。
	誘導灯		避難を誘導するための灯りのつく標識で，灯りのつかないものは誘導標識という。

（4）防火・防災設備

"消防用設備"は,「消防法」および関係政令で規定する"消防の用に供する設備,消防用水及び消火活動上必要な施設"の総称で,一般的に消火器などの消火設備,自動火災報知設備などの警報設備,避難はしごなどの避難設備に大別される（表2-15）。消防用設備にはほかに防火扉など「建築基準法」に規定された防災設備がある。"消防用設備"と"防災設備"は関係法令が違うため,建築時に「建築基準法」と「消防法」および「市町村条例」の整合性が問われることがあるが,建物の運用では防災設備として一括して管理されることが多い。また,「消防法」により設置・定期検査が建築物の管理権限者に義務づけられており,また消防計画の作成,消防用設備の管理などは防火管理者が行うよう義務づけられている。これらの設備は,設置・整備を甲種消防設備士,整備を乙種消防設備士,点検を消防設備士または消防設備点検資格者に行わせなければならない。

3. 施設・設備の衛生化

給食施設の厨房の施設・設備については,「食品衛生法」第20条の規定に基づき施設基準に適合していなければならない。また,厨房で使用する調理用機器類や容器・包装については,同法第7条に規定の食品・添加物等の規格基準に適合していなければならない。特に食品と直接接触する炊飯器,鍋釜,食器,調理台,包丁,ふきんなどの調理用機器類は,規格基準に合致した材質で製造される。

給食施設が衛生的な施設・設備として確実に実現するには,ツールとしてのHACCPの導入やドライ化を進めていくことが重要である。厨房の衛生化には,設計のポイントとして,①適切なゾーニング,②人と物の動線計画,③調理機器,建築設備,建築仕様の配慮,④運用管理,⑤適切な什器・備品の整備に十分な配慮が必要である。

施設・設備の衛生管理は,厨房内の各種機器を使い,いかに'食中毒防止の3原則'を実施していくかである。衛生に直接関連する要素は,人,食材,環境,機械・器具である。具体的には,以下のように進める。

① 食材の調達から厨芥の排出までフローを考慮したゾーニングの設計計画をし,ワンウェイの動線計画で機器の配置をする。
② 生産工程を配慮した各セクションの配置計画をし,調理作業および運搬・配膳が交差しない動線計画をする。
③ 機器の配置では,食物滓や塵芥がたまらないように,ウォールマウント形式やブリッジ形式,コンクリートベースを設けるなど据付仕様を検討する。
④ 厨房機器の選定では,清掃性が悪い形状のものを避け,ごみたまりのないディテールの採用,バックガードや配置の寸法などのデザイン性の統一を図る。

⑤ 運用管理には人が介在するためマニュアル化しておく必要がある。運用管理のためには，食材の調達と受け入れ施設の整備，食材および食材の一時保管施設の整備，食材および食材の下処理施設の整備，一次加工と保存の重要管理点，二次加工調理と保存，加熱調理施設の整備，食事サービスのための設備，洗浄・消毒施設の整備などをチェックしておく。

⑥ 運用において使用される備品は，メニューや給食数，規模などから仕様を選び数量を確定する。

⑦ ドライ化前提の作業ゾーンの区分けや排水計画による側溝の配置と仕様，グリストラップ（第4章，p.90参照）の配置と仕様，床材の選定など調理加工施設として高度な衛生基準を目ざしてドライ化を進める。

4．食環境と設備

近年，給食施設では，給食目的や喫食対象者の状況に合わせ，ユニバーサルデザイン（第6章，p.127参照）を考慮した施設・設備で喫食対象者の動線を機能的にすることや，憩い・くつろぎ・癒しの場，社交やコミュニケーションの場として，安らぎが得られ，楽しく落ち着いた食事ができる明るく開放的な食環境が要求されるようになってきた。したがって喫食対象者の食欲や満足度を高める施設・設備により食環境整備を考える必要がある。

ユニバーサルデザイン

ユニバーサルデザイン（universal design）とは，障害のある人への特殊なデザインではなく，文化・言語の違い，老若男女といった差異，障害・能力のいかんを問わずに利用することができる施設・製品・情報の設計（デザイン）をいう。ノースカロライナ州立大学のユニバーサルデザインセンター所長であったロナルド・メイス（Ronald L. Mace, 1941～1998）が1985（昭和60）年に正式にペーパーで提唱した，バリアフリー概念の発展形である。「できるだけ多くの人が利用可能であるようデザインすること」が基本コンセプトである。デザイン対象を障害者に限定していない点が一般にいわれる「バリアフリー」とは異なる。ユニバーサルデザインを具体的に展開するためには，国民各層の「参画・連携・継続の仕組み（プロセスとしてのユニバーサルデザイン）」が重要である。

1995（平成7）年にユニバーサルデザインの7原則が公表された。以下に示す（The Center for Universal Design, NC State Universityによる原文）。

① どんな人でも公平に使えること（Equitable use）
② 使う上で自由度が高いこと（Flexibility in use）
③ 使い方が簡単で，すぐに分かること（Simple and intuitive）
④ 必要な情報がすぐに分かること（Perceptible information）
⑤ うっかりミスが危険につながらないこと（Tolerance for error）
⑥ 身体への負担（弱い力でも使えること）（Low physical effort）
⑦ 接近や利用するための十分な大きさと空間を確保すること（Size and space for approach and use）

（1）施設の周辺の衛生

　給食施設の立地条件は，給食の目的，規模，供食形態，喫食対象者の条件，他部門との関連などにより異なる。施設の設置の条件として衛生的配慮はもとより，労働安全や作業の能率・効率を考慮することも必要である。以下に周辺の衛生について示す。

① 調理・洗浄のための飲料水が十分に確保され給排水が容易である。
② 自然採光が十分で，作業が円滑に行える照度の照明が得られる。
③ 熱や燃焼ガス，水蒸気などの排気による換気が可能で，それらが周囲の環境に相互影響しない。
④ 汚物や廃棄物処理場から離れている。
⑤ 害虫・昆虫などによる食品汚染の原因となる周囲環境でない。
⑥ 騒音や臭気，排煙など近隣や他部門に影響を及ぼさない。

4　日常の管理

　計画時の管理は，給食にかかわる一連の作業が支障なく行われるためのシステム計画において行われるが，日常の管理は，効率的な運用のために日常的に行われる適切な維持管理である。維持管理では，防火防災，労働安全，食品衛生および経済性について適切に管理する。機器・設備の適切な管理のために留意する主な項目を示す。

① 取り扱い説明書　　　　　　⑤ 安全性の確認
② 取り扱いに関する教育・訓練　⑥ 衛生上の注意点
③ 取り扱いマニュアル　　　　　⑦ 故障時の対策
④ 定期的なチェック　　　　　　⑧ 備品台帳の整備

1．施設・設備・機器の衛生管理

　施設・設備および調理用機器に対する衛生管理は，日常的に管理が十分に実施され，清潔で衛生的に保持されているか否かが大事である。したがって厨房における衛生管理の実施では，「食品衛生法」第19条の18第2項の規定に基づき，管理運営基準に適合した方法で措置する必要がある。営業者は管理運営要領を作成し，従業員に周知徹底させ，食品衛生責任者を設置し，従業員の指導監督にあたらせ自主衛生管理を十分に行うよう努める。そのためには，施設の補修，設備および調理機器の修理および交換，洗浄消毒と清潔保持が定められたマニュアルに従って日々確実に実施され，その経過および結果の正しい記録と保管がなされなければならない。従業員に確実に実施させるための衛生管理マニュアルの例を以下にあげる。

① 厨房清掃マニュアル　　　　　　　⑤ 鼠族・昆虫駆除マニュアル
② 設備・機器の洗浄消毒マニュアル　⑥ 廃棄物処理マニュアル
③ 調理器具洗浄消毒マニュアル　　　⑦ 給水設備・水質管理マニュアル
④ スポンジ，たわしの洗浄消毒マニュアル

（1）施設・設備の清潔保持

　厨房の衛生管理の基礎は，施設，機器設備および調理器具をすべて清潔で衛生的に保持することであり，その措置は，清掃・洗浄・消毒・廃棄物処理などである。措置をするための手段（道具）として，スポンジ・たわし・掃除機・床面洗浄機・器具または食器洗浄機などの機器が必要であるが，清潔保持ための機器や洗浄作業などによる汚染拡大がないよう機器の保管管理も重要である。

　施設・設備を清潔な環境に保持するには，清掃の徹底と整理整頓があるが，それには清掃・整理整頓計画表を作成し，実施日，担当者および責任者を決めて管理体制を整える必要がある。

1）厨房内の衛生

- 厨房内は十分な明るさを確保
- 手洗い設備や消毒装置を整備
- 天井や壁は平たんでよく清掃
- 調理器具の洗浄保管が衛生的
- 冷蔵庫の管理がよい
- 調理器具を床に直置きしていない
- 十分な給湯・給水設備
- シンクや調理台の十分な大きさと数を確保
- ガスレンジやフードなどの清掃
- 換気がよく換気扇やフィルターがきれい
- 排水溝やグリストラップの清掃管理
- 食材や食器類は，保管場所に収納

障害の様態とバリアフリー

　障害者がもつ障害の様態は一人ひとり違うため万人に対応するというより，より多くの人に使いやすくした状態である。

　【段　差】高齢者は加齢により各種身体機能が低下し，例えば歩行では下肢の上げ下げの運動機能の低下，反射速度の低下，視力の低下などにより健常者が容易にまたげる高さ数 cm の段差が識別できずにつまずき，とっさにもう一歩足が踏み出せない，手で身体を支えきれずに転倒し骨折するなどがある。この対策として床面に段差を設けずに行き来できるようにした状態をバリアフリーという。しかし数 cm 程度の識別が難しいとされる段差を識別しやすくする方法やあえて段差を大きくする考え方もある。これに対して車椅子利用者の場合は，前記の段差に傾斜路の行き来が加わる。段差解消の手段としてスロープがあるが，「建築基準法施行令」の第 25 条で定める「階段に代わる傾斜路」の勾配は 1/8（約 7 度）以下と規定されている。この勾配は歩行者には比較的緩やかなスロープとして認識されるが，車椅子利用者ではスロープの延長距離が長い場合には車椅子の両輪を回し続ける腕力と持久力が要求されること，さらに階段の踊り場のように途中で停止もしくは一休みする場所がない場合にはブレーキをかけないと後戻りして危険である。

　【物理的なバリアフリー】具体的な施設面（特に公共施設）でのバリアフリー化では，車椅子利用者向けとして，① 段差の解消（視覚障害者向けでもある）で階段に併設したスロープや車椅子対応エレベータ，運搬機の設置があり，② 手すりの設置，③ スペースの広いトイレや電話ボックスがある。また視覚障害者向けとして，点字の併記で点字ブロックがあるが，足腰の弱った人にとってはバリアになる問題点が指摘されている。そのほかコントラストの強い公共表示などがある。

- 倉庫内は風通しがよく整理整頓
- 床は排水が良好で乾燥している
- 鼠族，昆虫の駆除
- トイレの清掃と手洗い設備が完備
- 施設周辺の毎日の清掃・整理整頓
- 厨房に私物や不要品がない
- 施設や厨房の補修が良好
- ごみ容器の清掃が行き届いて清潔
- 清掃用具の保管整理が行き届いている
- ビルの高架水槽は定期的に清掃し，定期的な水質検査
- 二次汚染防止のために作業動線によって作業区域の区分ができている

2）調理機器・設備の衛生

　調理器具を介しての二次汚染が危惧されるが，調理器具は使用目的に応じて使い分けをし，使用後は洗浄・消毒・乾燥し清潔に保管する。

　清掃および洗浄用の洗剤は，アルカリ性洗剤，中性洗剤，酸性洗剤などがあり，使用目的により適切に使用する。消毒方法には，熱湯消毒や次亜塩素酸ナトリウム，クレゾール石けん液，逆性石けん液，紫外線や日光消毒などがあるが，消毒後は，十分に乾燥させることが大切である。洗浄後の重ね置きによる水分の残りは，細菌の増殖につながり二次汚染の要因にもなる。また，自動洗浄機による洗浄では，専用の業務用洗剤を使用し，油落ちや乾燥を良好にするための洗浄・すすぎの温度や時間が適切であるかチェックする。洗浄後の器具は，専用の保管場所に収納し，ほこりや鼠族・昆虫による汚染を防止する。

　機器や食器の衛生検査では，細菌類などの簡易検出紙法などがあり，また，でんぷんやたんぱく質，脂肪性などの残留物や中性洗剤残留などを試薬によりテストする方法があり定期的に実施するとよい。

（2）大量調理施設衛生管理マニュアル

　「大量調理施設衛生管理マニュアル」は，1997(平成9)年，厚生省（現厚生労働省）が大規模な食中毒を未然に防止することを目的に，HACCPの概念に基づき作成した。趣旨，重要管理事項，衛生管理体制により構成され，調理過程における作業ごとにマニュアルと点検表が示されている。特定給食施設などにおいて，衛生管理体制を確立し，重要管理事項について，点検・記録を行うとともに，必要な改善措置を講じ，これを遵守するため，さらなる衛生知識の普及啓発に努めるよう求めている。本マニュアルには，「施設設備の管理」として以下のとおり記述されている。

① 施設・設備は必要に応じて補修を行い，施設の床面(排水溝を含む。)及び内壁のうち床面から1mまでの部分は1日に1回以上，施設の天井及び内壁のうち床面から1m以上の部分は1月に1回以上清掃し，必要に応じて，洗浄・消毒を行うこと。施設の清掃は全ての食品が調理場内から完全に搬出された後に行うこと。

② 施設におけるねずみ，こん虫等の発生状況を1月に1回以上巡回点検するとともに，ねずみ，こん虫の駆除を半年に1回以上（発生を確認した時にはその都度）実施し，その実施記録を1年間保管すること。

③ 施設は，衛生的な管理に努め，みだりに部外者を立ち入らせたり，調理作業に不必要な物品等を置いたりしないこと。
④ 原材料を配送用包装のまま非汚染作業区域に持ち込まないこと。
⑤ 施設は十分な換気を行い，高温多湿を避けること。調理場は湿度80％以下，温度は25℃以下に保つことが望ましい。
⑥ 手洗い設備には，手洗いに適当な石けん，爪ブラシ，ペーパータオル，殺菌液等を定期的に補充し，常に使用できる状態にしておくこと。
⑦ 水道事業により供給される水以外の井戸水等の水を使用する場合には，公的検査機関，厚生労働大臣の指定検査機関等に依頼して，年2回以上水質検査を行うこと。検査の結果，飲用不適とされた場合は，直ちに保健所長の指示を受け，適切な措置を講じること。なお，検査結果は1年間保管すること。
⑧ 貯水槽は清潔を保持するため，専門の業者に委託して，年1回以上清掃すること。なお，清掃した証明書は1年間保管すること。

HACCP

Hazard Analysis Critical Control Point（危害分析重要管理点）の略。
アメリカ宇宙開発局の宇宙食開発のための安全確保システムである。HACCPは，危害分析（HA）と重要管理点（CCP）から成り立っている。食品の安全性や健全性および品質を確保する計画的な監視方式である。その監視は，日常的に行い，科学的な手法で理論的に実践することである。PL法（製造物責任法）の対応策として，現段階において最良であるといわれている。HACCPには七つの基本原則があり，以下に示す。

1. 危害分析（予想される危害の認識と評価及び分析）
2. 重要管理点の設定
3. 管理基準の設定（CCPの管理限界の設定）
4. モニタリング（監視方法）の設定（CCPの管理限界のコントロールの監視）
5. 改善措置の設定（管理限界を逸脱した場合の是正手段の確立）
6. 検証方法の設定（HACCPシステムの効果の確認）
7. 記録（保管）方法の設定（記録の作成と保持）

また，HACCPを機能させるためには，一般的衛生管理プログラム（Prerequisite Programs）が前提条件として整っていなければならない。一般的衛生管理プログラムは，適正製造基準（GMP）と衛生管理作業基準（SSOP）で構成されている。具体的な10項目を示す。

① 施設設備の衛生管理
② 従事者の衛生教育
③ 施設設備，機械器具の保守点検
④ 使用水の衛生管理
⑤ 排水及び廃棄物の衛生管理
⑥ 従事者の衛生管理
⑦ 原材料の受け入れ，食品等の衛生的取り扱い
⑧ 製品の回収方法
⑨ 製品等の検査に用いる機械器具の保守点検
⑩ そ族昆虫の防除

「なお，本マニュアルは同一メニューを1回300食以上又は1日750食以上を提供する調理施設に適用する」と趣旨として記載されている。

HACCPの概念を導入した計画で，食品材料の購入から盛りつけや配膳に至るまでの重要管理事項を作業区分別に具体的に示した具体例を図2-3に示す。

作業区分	作業内容	想定される危害	管理基準の設定・監視	改善措置
汚染作業区域	食材購入 納入 検収	食材：汚染物質 　　　異物混入 　　　腐敗 業者・容器を介しての汚染	使用食材の選定 業者の選定 配送時の温度管理 食材別の検収基準 専用容器への入れ替え	返品 廃棄 業者の指導 契約内容の見直し 担当者の教育
準清潔作業区域	食材保管 入出庫 庫内整理・整とん	細菌増殖 品質劣化（腐敗） 損耗	保管温度の管理 保管期限の管理 保管場所の区分化 害虫の侵入防止措置	廃棄 温度調整 保管設備の整備
	下調理 洗浄・消毒 切截・浸漬 成形	汚染物質の残存 2次汚染（手指，器具など）	調理区分の明確化 器具類の区分と清潔 食材別の洗浄・消毒 手指の清潔保持	再洗浄 再消毒 手指のチェック 設備の見直し
	解凍	菌の残存・増殖 品質劣化 混合による相互汚染	食材別解凍方法 （温度，時間）の基準 解凍後の保管方法	廃棄 再解凍 方法の見直し
清潔作業区域	加熱調理 蒸す，煮る 焼く 炒める 揚げる 汁	菌の残存 加熱後の手，容器による汚染 不良食品（油・調味料）の混入 品質劣化	調理別温度・時間の設定 品温測定，官能検査 手の清潔保持 器具の清潔保持 油等の鮮度チェック	廃棄 再加熱 方法の見直し レシピの見直し
	冷菜調理 サラダ 和え物 汁	菌の残存・増殖 手，容器による汚染 混合による汚染 落下細菌	時間・温度の設定 調理後の保管方法 器具類の清潔保持 手の清潔保持 落下細菌の防止 官能検査	廃棄 再冷却 方法の見直し レシピの見直し
	保管 保温 保冷	菌の増殖 器具による汚染 保管中の品質劣化 腐敗	保管場所・方法 温度・時間 手指の清潔保持 器具の清潔保持	廃棄 再調理 方法の見直し
	盛りつけ配膳	菌の残存・増殖 落下細菌による汚染 手指，器具，食器類による汚染 異物混入（毛髪） 配膳車等の汚染	温度・時間の設定 落下細菌の防止 手指の清潔保持 食器・容器の清潔保持 帽子・マスク類の着用 手袋の着用 配膳車の洗浄消毒	時間短縮 再加熱 方法の見直し

●図2-3　作業区分別のHACCP計画
出典）鈴木久乃・太田和枝・殿塚婦美子編著：給食管理，p.150，第一出版（2007）

4　日常の管理

ISO

International Organization for Standardization（国際標準化機構）の略。

　工業分野の国際的な標準規格を策定するための民間の非営利団体で，本部はジュネーブにあり各国1機関が参加でき，日本は1952(昭和27)年に日本工業標準調査会（JISC）が加盟している。ISOで策定された国際標準規格にはISO××××という形式で名称がつけられている。代表的なISO規格を以下に示す。

【ISO9000】

　品質マネジメントシステム関係の規格で「ISO9000S」ともいう。1994年版から2000年版への改正により，それまでの「製品品質を保証するための規格」から「品質保証を含んだ，顧客満足の向上を目指すための規格」へと位置づけが変わってきている。

【ISO14000】

　「ISO14000S」は環境関係の規格で，1992(平成4)年の地球サミットをきっかけとして規格策定が始まり，1996(平成8)年より発行開始された。シリーズのなかでもっともよく知られている規格が環境マネジメントシステムのISO14001である。企業の活動，製品およびサービスによって生じる環境への負荷の低減を持続的に実施するシステムを構築するために要求される規格である。外部機関がその環境マネジメントシステムが規格に適合することを審査・認証することで，組織外部からの信頼を得ることができる。2004(平成16)年に規定の明確化とISO9001との両立性という原則により規格改定が行われた。関連規格として，適用にあたっての手引きとしてISO14004があるが拘束力はない。近年，環境マネジメントの適用範囲の拡大がみられ，社会的責任（CSR）や社会的責任投資（SRI）などにつながるような対応も求める動きがみられる。

【ISO22000】

　2005(平成17)年に食品安全マネジメントシステム関係の規格として発行された。企業として『食品安全の徹底』を考えたとき，HACCPシステムではいくつかの問題があり，HACCPの利点を生かしつつ，さらに食品安全を確実なものにするためにつくられた。食品事故を起こさないためには，どのような仕組みをつくればよいか，食品安全を100％に近づけるための仕組みづくりで，ソフト・ハード両面から考えるのがこの規格の目的である。この規格では，① 外部・内部相互コミュニケーション，② マネジメントへのシステムアプローチ，③ HACCPの原則，④ 前提条件プログラム（PRPs）を特徴としている。

第3章

業務用機器の分類と機能

　業務用機器は，作業動線内の作業工程に従って，それぞれ目的および役割が設定されており，その機能によって，以下のとおり分類されている。なお，業務用機器は，それらの機能だけではなく，衛生，安全，生産性，耐久性およびメンテナンス性などの要件を備えていなければならない。

1　下調理機器（写真①〜⑩）

　食材の洗浄や切さい，攪拌・混合などの下調理作業（プレパレーション）に使用される機器は，以下のとおりである。しかし近年の給食設備において，カット野菜などのように食材が下調理済み，あるいは主調理寸前の状態まで加工され冷凍あるいは冷蔵状態で搬入されるなど下調理そのものを現場では省略する場合が多々あり，必ずしもすべてが必要ということではない。また，据置式と卓上式があり，施設の規模によって選ぶことができる。

1．野菜洗浄機類

（1）球根皮むき機（ポテトピーラ）

　ピーラは，たまねぎ，じゃがいもやさといもなどの根菜類を洗いながら皮をむく機械である。人手による作業に比べ，格段に早くかつ歩留まりよく（95％）できる。運転中水はたれ流しであり，側面の取り出し口のロックをはずすとなかから球根が転げ出るので，フロアドレンや水返し，シンクと移動式受けかごなどが必要である。

（2）野菜洗浄機

　野菜の表面に付着したごみ，泥，農薬や洗剤などを水流により洗い落とし清潔にする機械である。また，冷凍食品の解凍にも利用される。

　なお，野菜洗浄機を使用しない場合には，大きめのシンクに水を張って野菜洗浄槽として使用し，洗浄作業は手作業となる。

（3）脱　水　機

　水洗いした生野菜，漬物，ゆで野菜，解凍後の魚肉，みじん切り後の野菜などの水切りを行う機械である。

2．切さい機類

（1）合成調理機

野菜類の切さいから肉類を挽くことまで1台でこなせる万能調理器である。回転刃（プレート）の取り替えにより，輪切り，短冊切り，千切り，卸しなどいろいろな切り方ができ，肉挽きには専用ユニットを取りつける。回転数を切り替えて，野菜類は高速，肉類は低速といった使い分けができる。

（2）フードスライサ

野菜類の切さいから，漬物，ハム，ソーセージ，こんにゃくなどさまざまな食品の切さいができる万能機である。送りコンベアの速度を調節することによって，厚切り，薄切りといったスライス幅が調節でき，安定して均一な切さいができる。

（3）さいの目切り機

じゃがいも，にんじん，だいこんなどを大量にさいの目に切さいする機械である。さいの目の大きさを変える場合には，大きさに応じた専用刃に取り替えて使用する。また，オプションの替刃を使えば，輪切り，短冊切り，千切り，卸しなど野菜切さい機としても使用できる。

（4）フードカッタ

野菜，肉，魚，果物などあらゆる食品を風味を損なうことなく，みじん切りにするものである。ボウルをゆるやかに水平回転させながら2枚の巴型の刃が縦に高速回転することによって食品の液汁を出すことなく切さいできる。

（5）スライサ

食品を載せた移動テーブルを往復させながら高速回転する円形刃で，食品を薄切りするものであり，生鮮肉，ハム，ソーセージ，野菜などあらゆる食品の切さいに使用できる。

（6）カッタミキサ

フードカッタとミキサの機能を併せもったものであり，みじん切りして混合・乳化するといった作業が一つの機械でできる。

3. 攪拌・混合機

（1）フードミキサ

　食品の攪拌，混合，練り合わせ，泡立てなどを行う機械であり，主にパンやケーキの生地（ドウ）を練るのに使用される。攪拌子を目的の作業に見合ったものに交換することとそれに対して適切な回転速度に調節することによって，それぞれの目的のさまざまな作業が可能になる。

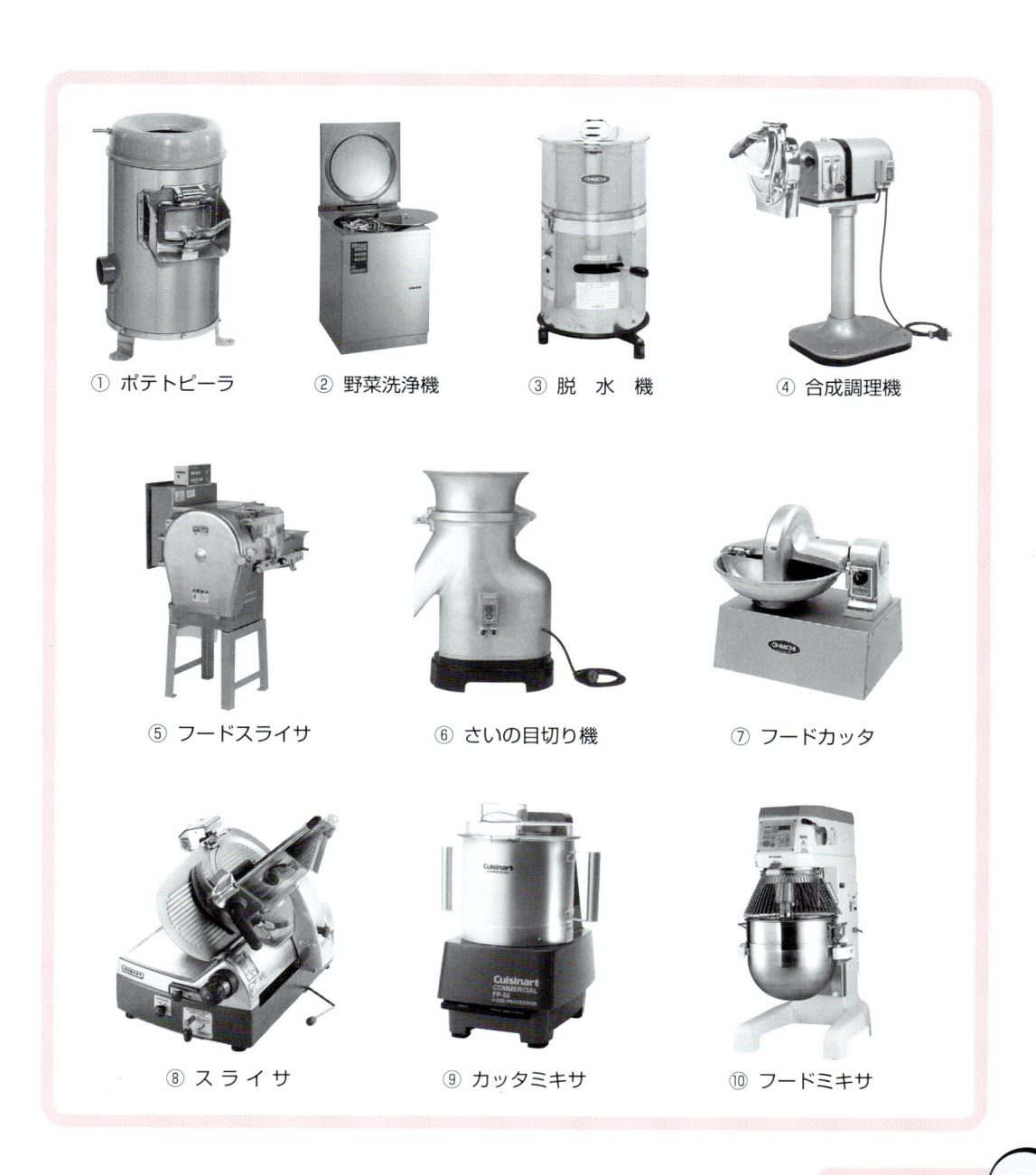

① ポテトピーラ
② 野菜洗浄機
③ 脱　水　機
④ 合成調理機
⑤ フードスライサ
⑥ さいの目切り機
⑦ フードカッタ
⑧ スライサ
⑨ カッタミキサ
⑩ フードミキサ

1　下調理機器

2　加熱調理機器（写真⑪〜㊶）

1．加熱機器の基礎知識

（1）加熱調理と熱伝達

　それぞれの加熱調理の方法は，熱源から食品に熱をどのように伝えるかという熱伝達の方式によって分類ができ，その特性によって調理の仕上がりや料理の種類が左右される。表3-1に加熱調理の分類と機器との関係を示す。

　焼き物調理は基本的には，食品の中心部に火を通し，同時に表面を適当に焦がして焼き物特有の風味を出す料理といえる。日本語の「焼く」という言葉も，熱伝達方式「伝導」，「対流」，「輻射」に分けられる。これらの熱伝達方式の違いによって，料理のでき具合や味覚に微妙な差が生じる。実際には，これらの熱伝達方式が単独で作用することはほとんどなく，二つまたは三つの組み合わせで作用している。しかし，どれが主な熱伝達手段なのかが重要であり，機器選定においてそれが決め手となることが多い。

●表 3-1　加熱調理の分類と機器

	熱伝達方式	媒体	加熱温度	機器
焼く	伝　導	熱　板	120〜250℃	グリドル，フライパン
	対　流	空　気	120〜350℃	オーブン，コンベクションオーブン
	輻　射	赤外線	（放射体温度）300〜800℃	魚焼き器，ブロイラ，サラマンダ
蒸す	凝　縮	水蒸気	無圧　80〜90℃ 圧力　1.0kg/cm² −120℃	蒸し器，スチーマ
煮る	対　流	水	100℃以下	釜類，ブレイジングパン
揚げる	対　流	油	150〜190℃	フライヤ
	誘電加熱	高周波	—	
		マイクロ波	—	電子レンジ

注）IHは，誘導加熱（induction heating）の意。鍋や鉄板などを加熱する方法であり，食品の加熱調理の分類には，入らない。2.(5) IHレンジ参照のこと。

2．レンジ類

（1）ガスレンジと電気レンジ

　ガスレンジおよび電気レンジは，テーブル型の機器である。上面（トップ）には，多目的に使えるコンロ，グリドルなどが配置されており，下部にはオーブンを備えたものをいう。焼く，蒸す，煮る，揚げる，炒めるなど，あらゆる加熱調理が調理人の

腕次第で可能な万能機器である。原型は，西洋において石炭や薪を燃やして暖をとることと調理することを兼ねていたため，ストーブとも呼ばれる。

上面（トップ）がコンロ状のものは「オープントップレンジ」と呼ばれ，その他「イーブンヒートトップレンジ」，「フライトップレンジ」などトップ面の形状により区別されている。ガスレンジには，石炭レンジの名残の「スパイラルヒートトップレンジ」（または「フィントップレンジ」）のようなものもある。

レンジには，すべてが一体になっている便利さがあるが，下部のオーブンを使用する作業姿勢が労働安全衛生上，非常につらい作業であることと，オーブン機能に関する要求がスチームコンベクションオーブンのように高度化した専用機のほうに向かっている傾向にあり，給食設備においてレンジを使うことは少なくなっている。

標準的ガスレンジのトップバリエーションの一例を図3-1に示す。これらを基本にして必要に応じてさらに応用タイプがつくられている。

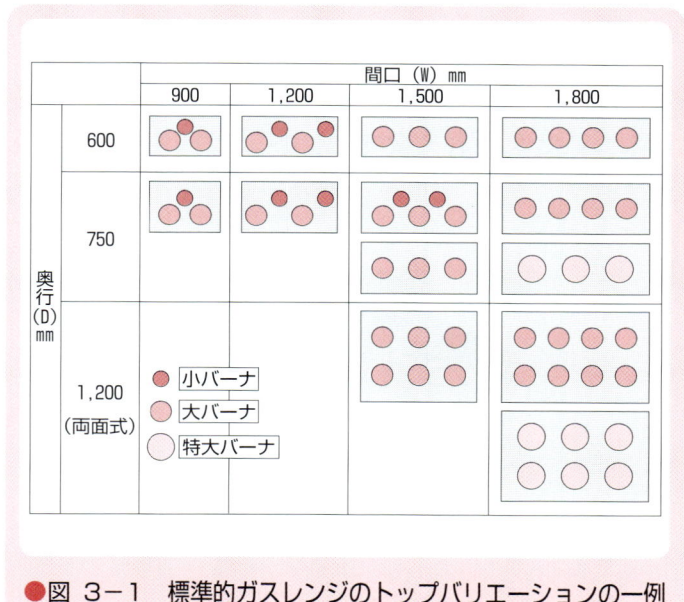

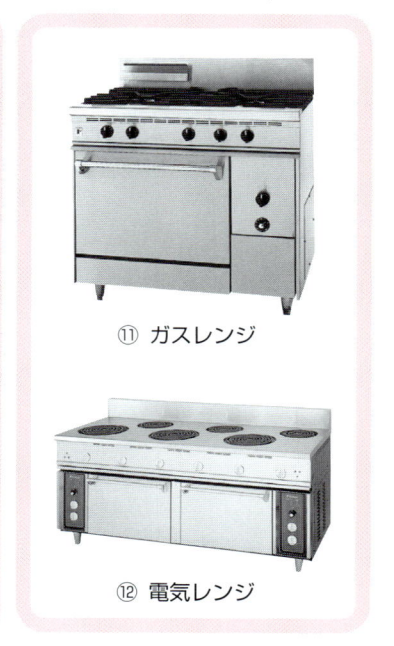

●図3-1 標準的ガスレンジのトップバリエーションの一例

⑪ ガスレンジ

⑫ 電気レンジ

（2）テーブルレンジ

レンジの上面（トップ）のみに脚をつけてテーブル状にしたものであり，下部のオーブンがないレンジである。前項のガス（電気）レンジに代わってこのタイプのレンジを使うことが増える傾向にある。ガスの場合にはガステーブル，電気の場合には電気テーブルと呼ばれる。

（3）ローレンジ

　スープレンジ，ストックポットレンジ，寸胴レンジとも呼ばれるものであり，高さの低いテーブルレンジである。寸胴鍋をかけてスープの抽出や保温に使用するときに，ちょうど使いやすい高さになっている。

（4）中華レンジ

　強い火力が要求される中華料理用のテーブルレンジを総称して中華レンジという。釜枠が中華鍋を囲うように立ち上がっていて炎や熱気が前面に出てこないようになっている。トップ面は縁が立ち上がった形状になっており，前後のいずれかに排水溝が設けられているため，調理する場所で鍋を洗って，そのまま水を流すのに便利である。

（5）IHレンジ

　IHとは，誘導加熱のことであり，インバータ（周波数変換器）とコイルによって15～30kHzの高周波の磁界をつくり出し，それによって鍋底に渦電流が流れ，鍋底そのものが自己の抵抗によって発熱するIHレンジ（またはIHコンロ）は，火が強力でありかつ周囲に余分な熱を放出しないため，「作業環境をよくしてクールな快適環境

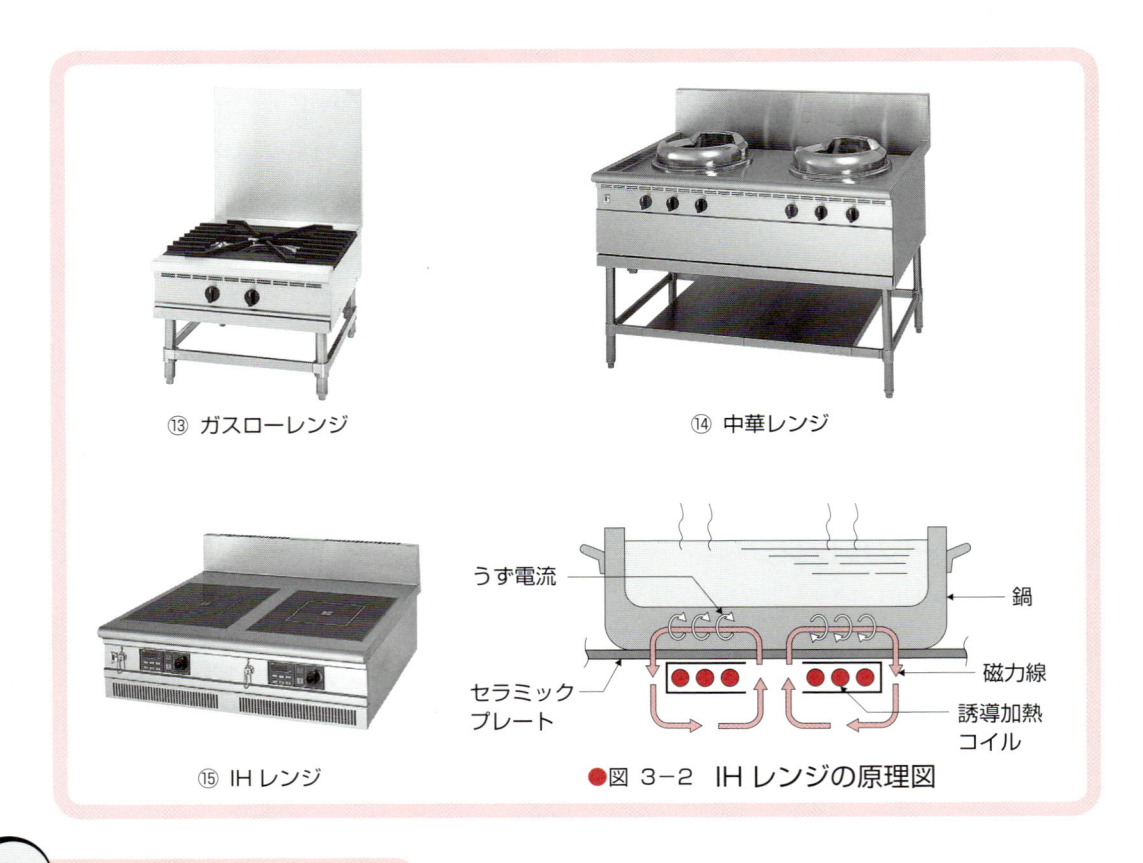

⑬ ガスローレンジ

⑭ 中華レンジ

⑮ IHレンジ

●図 3-2　IHレンジの原理図

をつくり出す」ことにもっとも貢献する機器である。図 3-2 に IH レンジの原理図を示す。

鍋底の材料が磁性体である必要があり，IH 専用の鍋も数多く市販されているので，鍋のカタログ表示などをよく見て，IH レンジに使えるかどうかを確認する必要がある。

IH のテーブルレンジは IH テーブル，ローレンジは IH ローレンジ，中華レンジは IH 中華レンジと呼ばれる。

3. 煮炊釜

日本料理には煮炊きするものが多いことに加え大量調理を行うには大きな釜があれば何でもできるということで，各種の煮炊釜が古くから大量給食用に万能機器として使われている。

（1）回転釜

煮物，汁物，炊飯，揚げ物，炒め物，湯沸し，蒸し物など多目的用途の丸型の釜である。大型の鍋とかまどが一体化されたものであり，手回しハンドルにより前傾動回転して調理した食品の取り出しや釜内の洗浄が容易にできるようになっている。丸型の釜は，調理物の攪拌または清掃も楽である。

釜の材質には，鋳鉄製，ステンレス製とアルミ製があるが，アルミ製釜は空焚きができないため，用途に合わせて選ぶ必要がある。

熱源の種類は，ガス式，電気式，蒸気式があり，電気式のなかには IH 式のものもある。蒸気式は二重釜になっていて「ライスボイラ」と呼ばれ，旧軍隊などでは炊飯に使用されていた。これは第一種圧力容器に該当し，「労働安全衛生法」により定期検査が義務づけられている。

釜の水洗いなどで常に大量の水を使用し，排水するので，周辺に影響のないように床にグレーチングや水返しなどが不可欠である。また，洗浄後の排水を容易にするために，釜底に排水バルブを設けたものもある。

（2）ティルティングパン（ブレージングパン）

浅く平らで角型の鍋の回転釜であり，ガス式，電気式がそろっていて，回転釜同様に多目的用途の調理器である。温度調節器や鍋を傾けると加熱を止める装置などがついており，しかも広い鍋底の温度は均一化を図ってあるため，回転釜に比べ調理のマニュアル化が容易である。

鍋の材質は，ステンレスが一般的であるが，鋳鉄製のものもある。ステンレス製のものにあっては，鍋底には熱伝導のよい鉄板とステンレスとの合板が使用されている。

（3）スープケトル

深鍋の蒸気二重釜であり，スープ類の抽出，煮込みに使用される。蒸気の二重釜であるためスープなどが焦げつくのを防ぐことができる。第一種圧力容器であり，元来，蒸気発生ボイラ設備のある施設にて，蒸気配管に直結して使用するものであるが，近年では，外釜に入れた水を電気ヒータで加熱して蒸気を発生させ，その蒸気で内釜を加熱する電気式が主流になっている。

（4）ゆで麺器

沸騰または沸騰寸前の湯のなかで麺類をゆでたり湯がいたりするものである。湯切りざる（通称「テボ」）を使うものと使わないものがあり，そばやうどんの専門店で使われるものは，「麺釜」，「そば釜」，「うどん釜」といわれテボを使わないものが多い。

冷凍麺をゆでる（解凍加熱）ものは，投入後の温度低下が激しいため，通常のものより強力な火力のものが必要である。

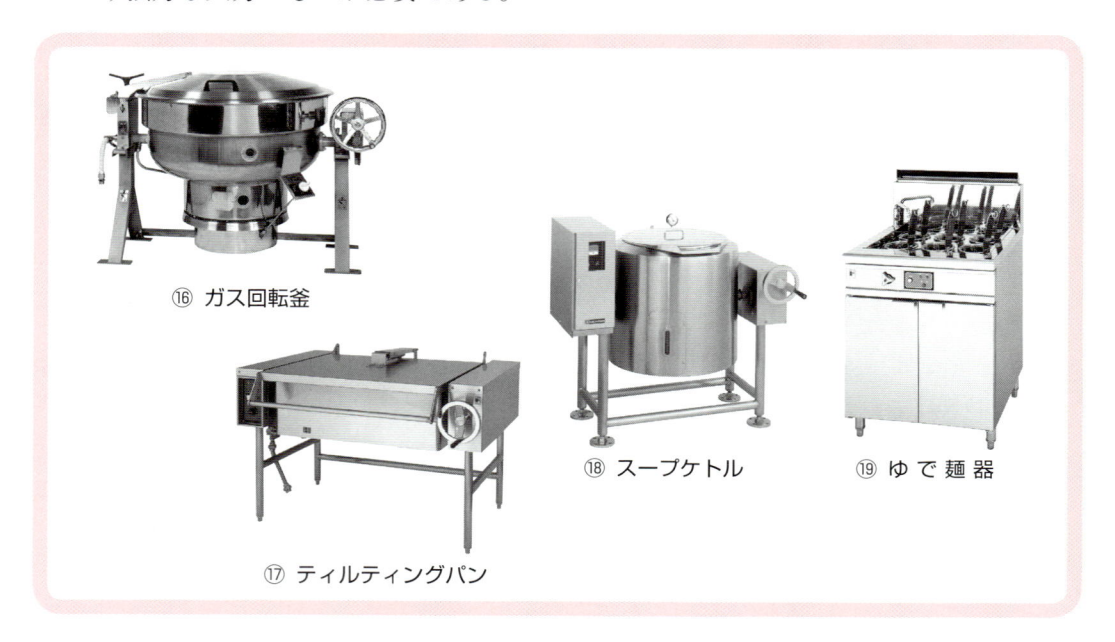

⑯ ガス回転釜
⑰ ティルティングパン
⑱ スープケトル
⑲ ゆで麺器

4．焼き物器類

焼き物器は，「焼き物調理」つまり乾式の加熱調理器の総称であるが，食品に対する熱伝達方式の違いによって分類することでき，その分類ごとに特色ある焼き物の仕上がりを得ることができる。

（1）焼き物器（ブロイラ）－輻射加熱機器

一般的に焼き物器というと，ここでいう直火焼き（ブロイル）するものをいい，主として熱源から放射される赤外線により食品を加熱する。食品の表面には適度な焦げ

炭火焼きが理想

　直火焼きの理想的な熱源は，炭火だといわれ，うなぎ屋，焼鳥屋，和食料理店，焼肉店など数多くの専門店にて，それが売りになっている。
　しかし，炭の仕入れ，維持，管理，清掃や保管，コストなどの問題によって，一般的には，ガスや電気にて炭火に代わる赤外線を発生させる機器が使用されている。

目をつけ，焼き物特有の風味（フレーバー）を醸し出し，内部は十分に火が通りかつジューシーで軟らかい，もっとも焼き物らしい仕上がりを得ることができる。
　しかし，周囲への熱の放散，煙や油煙の放出，油の発火などの問題のほか，焼き加減の調節に熟練や手間がかかる。
　赤外線を放射する熱源として，ガス機器では，シュバンクバーナを使うことが多く，電気機器では，シーズヒータまたは石英管ヒータ，ハロゲンヒータ，カーボンヒータなどが使われ，低電圧式の場合は，裸の太いニクロム線がそのまま使われる。その，熱源の置かれる位置の違いによって次のような機器がある。
　① 上火式：サラマンダ，魚焼き器
　② 下火式：ハースグリラ，チャコールグリラ，焼き鳥器
　③ 上下両面式：焼き物器，連続式焼き物機，コンベアーブロイラ

（2）グリドル－伝導加熱機器

　熱源でいったん鉄板などの熱板を加熱し，その熱板に食品を直に触れさせて加熱する機器であり，鉄板焼き器といえる。熱源からみると，直火焼き（ブロイル）の直接加熱に対して間接加熱である。
　熱板に直に触れた食品の表面は，比較的低い温度にもかかわらず熱容量の大きな熱板からの伝導によって瞬間的に加熱され，適当な焼き色をつけることも容易である。食品の表面を速く焦がし，ドリップや油のなかに浸ったまま調理することによって，内部の成分流出が少なく，食品の風味やうま味を逃がさずに調理できる。一方，厚みのある食品の内部加熱や表面が凸凹な食品の均一加熱には不向きである。
　ファミリーレストランやハンバーガーショップでの主力調理機器であるが，大量給食現場では，専用機であるグリドルは，あまり使われることはなく，万能機器であるティルティングパンなどがその役割を担っている。

（3）オーブン類－対流加熱機器

　食品を加熱空気にて包み込んで焼く機器である。肉類の加熱では，食品の水分を極力とばさず，できるだけジューシーな状態を保つように蒸し焼きにすることをロースト（roast），パンやケーキなどのように水分や内部のイーストを放散させながら焼成

することをベーク（bake）という。空気が暖められると，軽くなって自然に上昇するのを自然対流といい，ファンなどにより機械的に流れをつくることを強制対流という。

1）オーブン（自然対流式オーブン）

従来からの伝統的なオーブンは，自然対流式である。オーブンの底で加熱された空気は，膨張して軽くなり，自然に上昇する流れを形成する。そしてその熱せられた空気が食品を包み込むようにして食品に熱を伝える。その概念を図3-3に示す。レンジ下部のオーブンは，ほとんどがこの自然対流式オーブンである。

このようなオーブンでは，加熱は遅く緩やかに進行し，一般的に調理時間が長くなる。また，ピザのような平たい大きなものの加熱では，特に中央部がなかなか焼けないで縁だけが先に焼ける傾向にある。また，オーブン内に温度むらがあるため，均一に焼くことが難しく，熟練がいる。そのため，大量給食には不向きである。

2）コンベクションオーブン（強制対流オーブン）

1940年代のアメリカにおいて，限られたスペースで大量の調理をする必要から，多段式の棚をもったオーブンの内部に強力なブロワーファンを取りつけてオーブン内部の空気を攪拌し，食品の回りの境界層を吹き飛ばしながら，大量に均一に加熱するコンベクションオーブンが開発され，その後急速に世界に普及し，現在に至っている。強制対流の概念を図3-4に示す。

コンベクションオーブンでは，従来のオーブンの約2倍の速さで加熱できる。

均一加熱がコンベクションオーブンの売りであるが，空気の流れ方向（風上側と風下側）による加熱むらが1個の食品のなかでもオーブンの棚全体でも起こる。このような焼きむらをなくすために，さまざまな工夫がされているが，どうしても機器特有の癖なるものが残っているので，調理担当者はそれを心得て使用する必要がある。

また，焼き目がつかないかあるいは焼き目が弱いという欠点がある。特に焼き魚（本来は，ブロイラでの料理）やハンバーグステーキ（本来は，グリドルでの料理）がうまく焼けないといって困っている現場は非常に多い。コンベクションオーブンはあくまでローストもしくはベーク用の調理機器であることをよく認識してもっとも適する用途で使用すべきである。

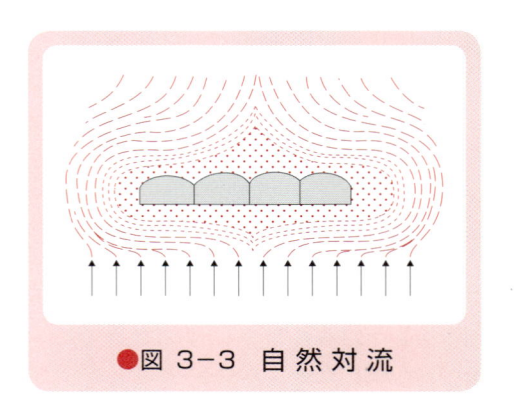

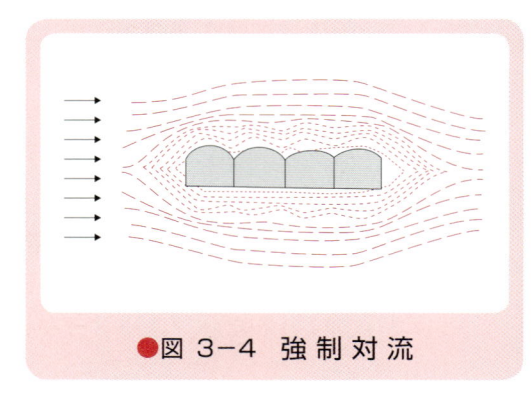

●図3-3 自然対流

●図3-4 強制対流

3）スチームコンベクションオーブン

　コンベクションオーブンにスチーム（蒸気）機能を加えることによって，「蒸す」，「焼く」，「蒸しながら焼く」など幅広い調理ができる機器である。1970年代にヨーロッパで開発され，瞬く間に世界中に広がり，今や加熱調理の中心的機器である。本来の「蒸す」，「焼く」だけでなく，従来は鍋などで水の対流を利用した調理である「煮る」，「ゆでる」，「炊く」といった調理も「蒸す」ことにより食材の煮崩れ，栄養成分の流出などが少なくかつマニュアル化が容易であることから大いに利用され，さらに「揚げる」ものにまで使われている。また，新調理システム（第9章，pp.162〜165）において，加熱調理および再加熱の機器として重要な役割を担っている（図3-5）。

　スチームコンベクションオーブンの基本的な機能は，表3-2のとおりである。

　これ以外に，「芯温コントロール機能」，「湿度調節機能」，「ファンスピード調節機能」，さらに「自動調理機能」まであるものがあり，熟練がなくても品質の高い料理が容易になった。

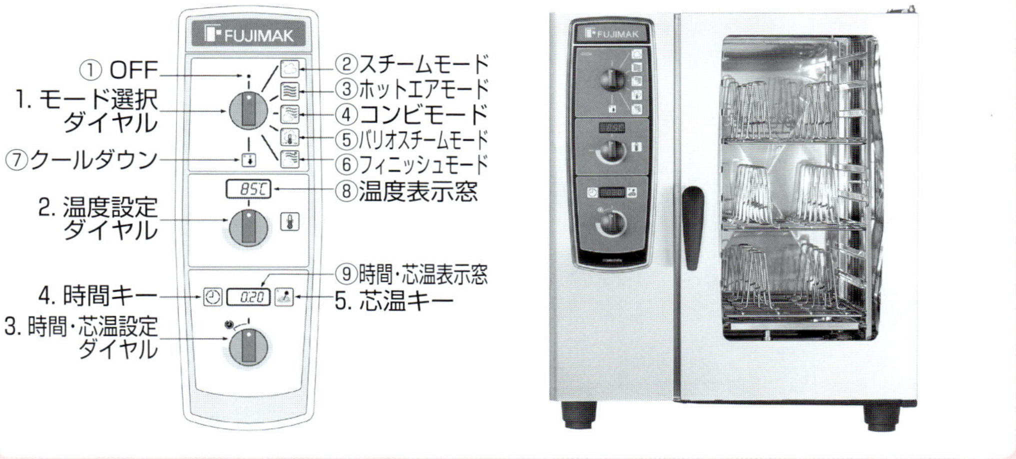

● 図3-5　スチームコンベクションオーブンと操作パネル

● 表3-2　スチームコンベクションオーブンの基本機能

調理モード		温度範囲	熱伝達方式	主な料理の種類
☁	スチーミング（蒸　気）	100℃	強制対流式凝縮熱伝達	蒸し物全般，野菜の加熱
≋	ホットエアー（熱　風）	30〜300℃	強制対流式空気加熱	ロースト，焼き魚，揚げ物，グラタン，パイ，パン，菓子
☁＋≋	コンビネーション（蒸気＋熱風）	30〜300℃	強制対流式空気加熱＋凝縮熱伝達	蒸し焼き，煮物，炒め物，二次加熱

スチームコンベクションオーブンは，アルカリ洗剤と蒸気の力によって，オーブン内の汚れを洗い流すことができ，常にオーブン内を新品のときと変わらず清潔で美しく保つことができる。一般的に洗浄用のスプレーノズルが付属されており，さらに自動洗浄モードを備えた機種もある。

　蒸気発生器内には，水に含まれているカルシウム，マグネシウム，シリカなどの成分が析出して堆積（スケールという）し，ほうっておくと蒸気発生器が破壊されるため，下記の対策が不可欠である。

① 給水ラインに軟水器の設置　　②始動時か終業時の自動的排水
③ 定期的なスケール除去作業（周期は使用頻度と水質による）

（4）連続式焼き物機（ジェットオーブン）

　1970年代の初め，コンベクションオーブンの改良として，高速の噴流（jet）を食品表面に衝突（impingement）させる熱伝達方式を利用したコンベア型のオーブンがアメリカで発明され，革新的なピザオーブンとしてピザ事業のファストフーズ化に貢献し，事業拡大の立役者となった。

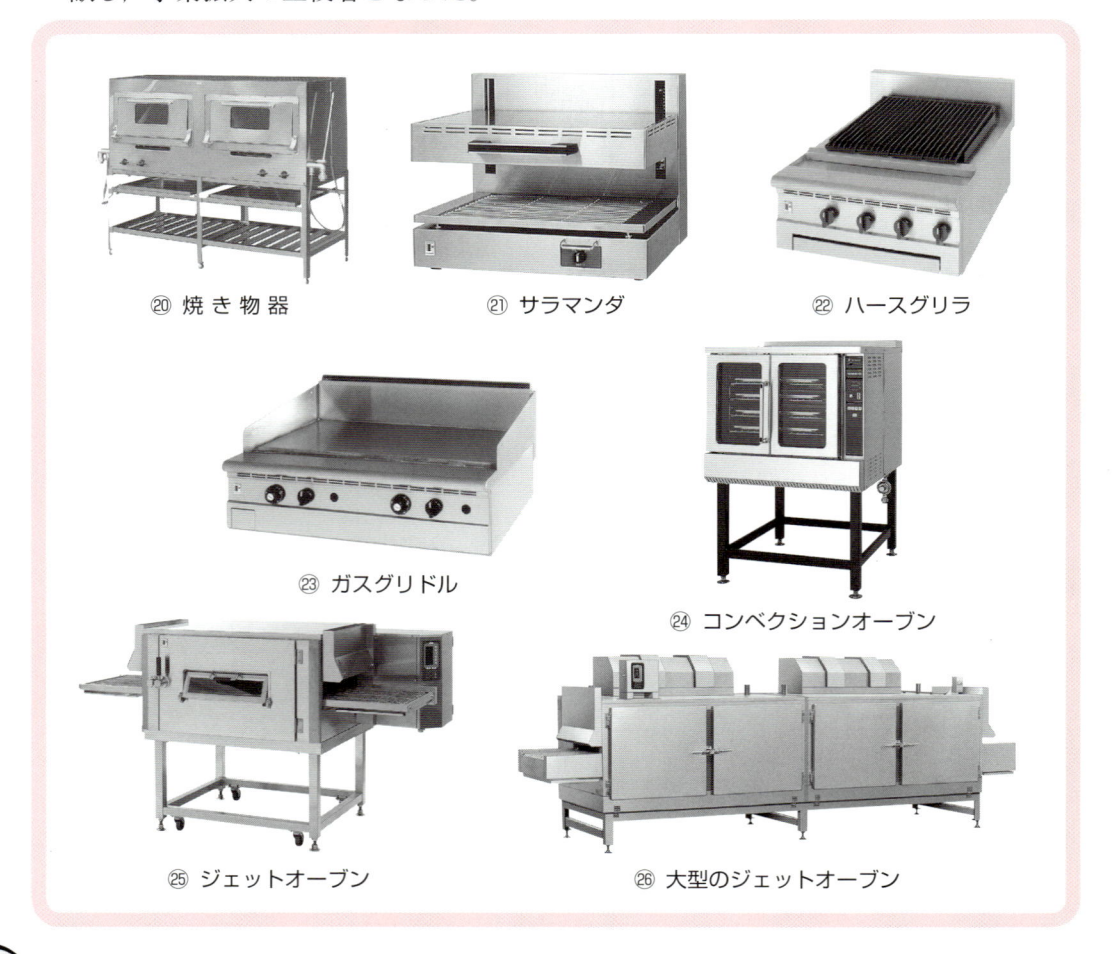

⑳ 焼き物器

㉑ サラマンダ

㉒ ハースグリラ

㉓ ガスグリドル

㉔ コンベクションオーブン

㉕ ジェットオーブン

㉖ 大型のジェットオーブン

ジェットオーブンの加熱原理

このオーブンはネットコンベアとその上下に設けた複数の小さいジェットノズルをもっていて，ブロワーにより加圧され，ノズルから噴射された高温の空気は，ジェットとして食品表面に衝突し，その部分の境界層を吹き飛ばし，素早く熱を食品に伝達する。それは，コンベクションオーブンの約2倍以上の早さである。

それだけでなく，表面に十分な焼き色をつけ，内部の水分を保ち，さらにコンベア機能により，全く熟練が必要でなく，だれでも均一で品質の高い加熱調理が可能である。

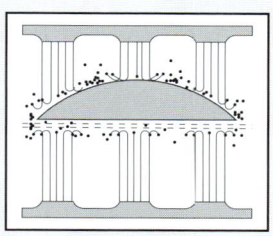

衝突噴流

日本では，ジェットオーブンと呼ばれ，コンベクションオーブンで十分な焼き目のつかなかった焼き魚の大量調理の問題を解決してくれるため，各種給食から弁当，惣菜店までコンベクションオーブンにとって代わって使用されている。

さらに，今までコンベア型の機器が使われるようなことが想像もされなかったファミリーレストランやコーヒーショップなどにおいてまで小型のものを導入し，焼き物の品質向上と人件費の削減を同時に実現し，フードサービスの革新を図っている。

5．揚げ物機器

揚げ物は，加熱した油のなかで油の対流により食品に熱を伝達する調理である。表面はカラッと揚げ物特有の風味を醸し，内部は柔らかくジューシーに仕上がるのが理想である。これは揚げ物器を使えば，油の温度管理と調理時間管理によって容易にだれでも実現できる。

どんな揚げ物器であっても，自動温度調節器（サーモスタット）を備えていてかつ過昇防止装置（温度調節器が故障したとき異常温度を感知して加熱を止める装置）を備えていなければならない。

揚げ物器は，ガス式，電気式とも据置型から卓上型までいろいろなタイプがある。

（1）ガスフライヤ

ガスフライヤは，油槽のなかに燃焼排気ガスの通る浸管を通して，そこで油に熱交換する浸管式（中間加熱型）が主流である。このタイプは，浸管より下（クールゾーンという）の油は加熱されず100℃以下の温度で維持できるため調理ゾーンから落ちてきた揚げかすなどがその位置にとどまり，それらが再度対流して炭化物として調理中の食品に付着するようなことがないという利点がある。

その他，鍋底加熱型，赤外線バーナを使用した赤外線式，パルス式などがあり，それぞれ熱効率を競っている。その熱効率は，40〜75％くらいまでさまざまである。

> **揚げ物火災に注意**
>
> 食用油は，300℃を超えると自然発火する。
> 　厨房からの火災の過半数が揚げ物火災である。そのほとんどがコンロで鍋などを使って揚げ物をしていて，ちょっと目を放したすきに油の温度が上がってしまい，発火したことによる。
> 　それゆえ，完全な揚げ物器以外での揚げ物調理は，慎まなければならない。
> 　揚げ物器であっても，温度調節がおかしいなど異常が感じられたときは，使用を中止して，点検・メンテナンスしなければならない。

（2）電気フライヤ

　電気フライヤのほとんどは，シーズヒータを油槽のなかに直接浸すタイプであり，油槽の清掃時などは，跳ね上げられるようになっている。なお，電気フライヤの熱効率は，90％程度である。

（3）IHフライヤ

　IHフライヤには，浸管式ガスフライヤとほとんど同じ油槽形状をもつものがあり，浸管式フライヤの利点をそのまま引き継いでいる。それは，油槽のなかに設けた浸管の中央に，鉄芯の回りに巻かれたコイルを配し，インバータ（周波数変換器）を使わない低周波（50/60Hzの商用周波数）そのままの電流をそこに流し，浸管自体が誘導渦

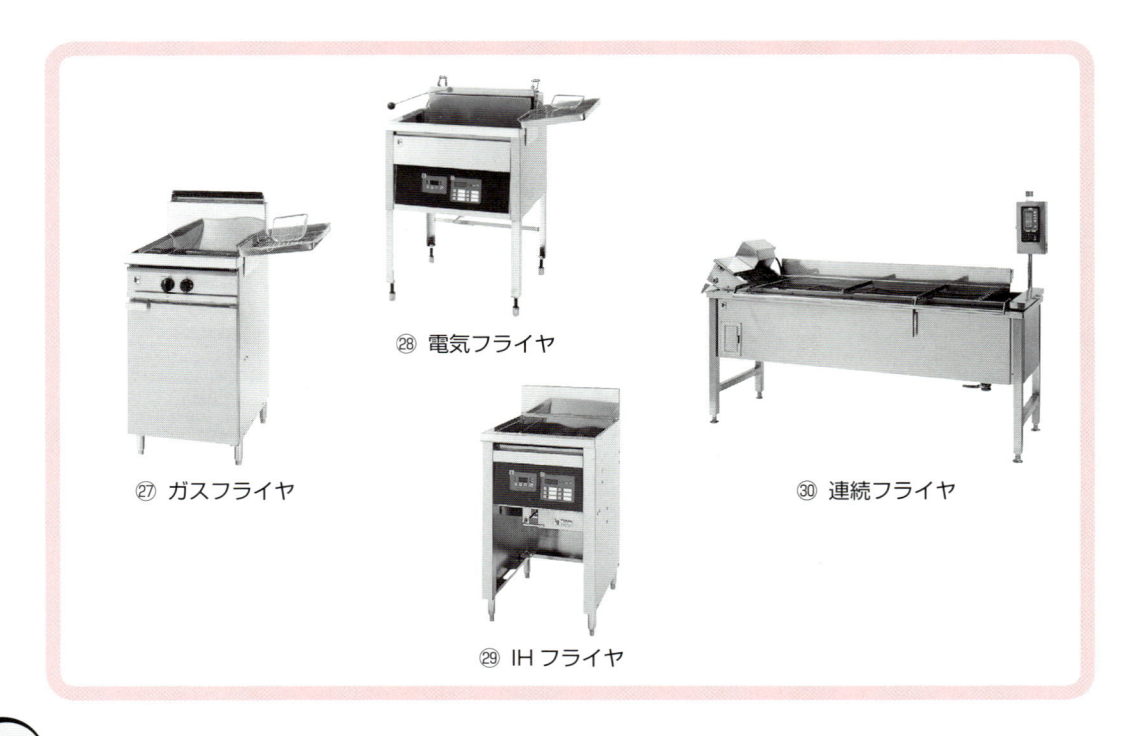

㉗ ガスフライヤ　　㉘ 電気フライヤ　　㉙ IHフライヤ　　㉚ 連続フライヤ

電流で発熱し油を加熱するタイプである。
　また，鍋底加熱式のインバータを使った高周波のIHフライヤもある。それぞれ据置型と卓上型がある。

（4）連続フライヤ
　大量の揚げ物をするためには，油槽のなかにコンベアを通した連続フライヤが使用される。コンベアは，かき揚げてんぷらからフライまで多目的に使える「エプロンコンベア」，上下両面からむらなく揚げられる「潜行型ネットコンベア」，かき揚げてんぷらなどを潜行型のネットコンベアに送る「投入口キャタピラコンベア」などがあり，また，自動揚げカス排出装置つきのものもある。

6．電子レンジ（マイクロ波加熱機器）
（1）電子レンジ
　電子レンジの利用は，冷凍食品や加工済み食品の普及とともに業務用においても家庭用と同様に増加し，今やなくてはならない存在となり，コンパクトにパワフルにかつ使い勝手や性能がよくなっている。
　電子レンジは，冷凍食品の短時間解凍と加工済み食品の再加熱が主な用途であり，実際の調理では，ほかの加熱調理機器と組み合わせて補助的に使われることが多い。

（2）複合電子レンジ
　マイクロ波による内部加熱と同時に，表面に焼き色をつけたり，クリスピーに仕上げることができたらという人びとの願望をもとに食品の外からの加熱方法と組み合わせた各種の複合電子レンジが開発され市場に出ている。
　その例として，コンベクションオーブン（強制対流）との複合，輻射加熱との複合，ジェットオーブン（衝突噴流加熱）との複合などがあるので，クイックサービスが必要な場合，食品の種類や料理の内容によって適するものを選択することができる。

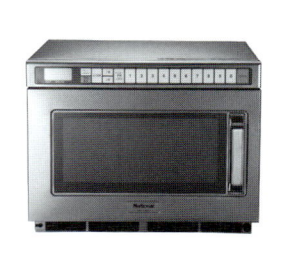

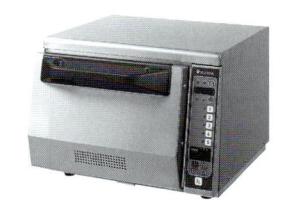

㉛ 電子レンジ　　㉜ 輻射加熱との複合電子レンジ　　㉝ 衝突噴流との複合電子レンジ

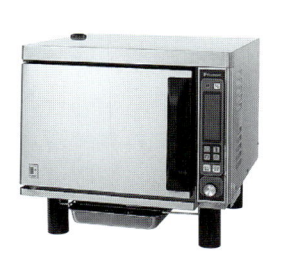

マイクロ波の加熱原理

マイクロ波は電磁波の一種で，周波数が300MHz〜30GHzのものをいい，電子レンジでは2,450MHzの周波数を使用している。

このマイクロ波は，光と同じ速度で直進し，物質にあたると反射，透過，吸収の現象を起こす。食品に照射されたマイクロ波は，食品内部の分子（特に水分子）の回転運動の運動エネルギーに変わり，結局熱に変わる。それによって食品自体の内部から急速に加熱することができる。

食品の表面に焼き色をつけたり，クリスピーに仕上げたりすることはできない。

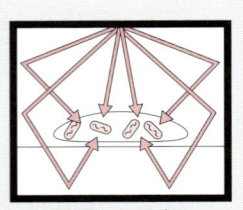

電子レンジの加熱原理の概念図

7. 蒸し器

蒸気は，より温度の低い食品に触れるともっていた潜熱を放出して全部または一部が液体の状態に戻り，食品と熱交換を行う。この「凝縮熱伝達」は，多くの熱量を速く伝えるのに有効であり，次のような特徴をもっている。

- 焦げる心配がない。
- 大量の熱量を運ぶことができるため，大量調理に向く。
- 調理むらが少ない。　●食品の形が崩れない。
- 食品内部の水溶性成分の流出が少ない。　●加熱時間を短くできる。

スチームコンベクションオーブンの出現によって，蒸し器やスチーマなどの蒸し専用機はその場を失ったものもあるが，用途によって専用機でなければならない場面も数多くある。

（1）蒸し器

無圧（圧力のかからない）型の蒸し器で，蒸気発生湯槽を内蔵する，もっとも単純で安全なものである。茶碗蒸し，シューマイなど和洋中いろいろな料理に使われ，冷凍食品の解凍や調理にも使われる。縦型の多段式のもの，セイロ式や引き出し式のものなどがある。なかには，温度調節器によって温度調節ができるものがあり，100℃以下の低温の蒸し料理ができるものもある。

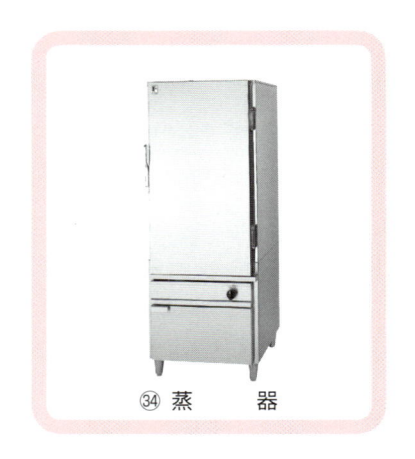

㉞ 蒸　器

(2) スチーマ (加圧型)

厨房の蒸気圧が大気圧より高い 196kP 程度で使用する蒸し器であり，圧力がかかるためドアおよび本体が堅牢な構造であると同時に，圧力弁，ドアスイッチその他の安全装置が必要である。温度は，飽和温度である 120℃ まで上昇するため，特に無圧蒸気では得られない仕上がりや味覚が必要な料理（蒸気による炊飯もその一つ）に使われる。

8. 炊飯機器

炊飯とは，米の β でんぷんを加水・加熱して α 化する作業である。業務用の炊飯器は，縦型（立体）炊飯器，丸型炊飯器，連続炊飯機，全自動炊飯機などがあり，それぞれガス式，電気式，IH 式がそろっていて，自動炊飯機能をもっている。

(1) 縦型（立体）炊飯器

2 段ないし 3 段の炊飯室が縦型（立体的）に配置され，各々の炊飯室で 7.5kg 炊きの角型または丸型の鍋でガスあるいは電気加熱（IH も含む）によって炊飯を行う機器である。炊き上がりを鍋底の温度あるいは沸騰を蒸気温度などにて感知して加熱を停止あるいは制御するようになっている自動炊飯器である。

1 人分 150g として 3 段で 120〜150 食が目安であり，小規模から中規模までの給食施設に広く使われている。

(2) 丸型炊飯器

上記縦型（立体）炊飯器ほどの炊飯量を必要としない小規模の給食施設用としては 3〜8kg 炊きまで各種の卓上式の丸型ガス炊飯器があり，4.5kg 炊きの IH 炊飯器もある。

(3) 連続炊飯機

給食センターなどにおける大量の炊飯にはコンベア型の連続炊飯機が使われる。洗米，浸漬，計量，充填注水，炊飯，蒸らしまでの全炊飯工程を自動で行うものであり，ガス式，電気式，IH 式がある。この種の炊飯機では，連続式であるがゆえに釜単位で炊飯量や種類を変えた炊飯をすることはできない。また，炊飯後の移動反転，ほぐし，盛りつけまでを自動で行うものもある。

(4) 全自動丸型炊飯器

丸型炊飯器に貯米，洗米，充填を自動で行う装置をセットした全自動炊飯器であり，小規模施設の作業軽減機器である。

（5）全自動縦型（立体）炊飯機

縦型（立体）炊飯器の釜移動を自動にして，計量から洗米，水加減，炊飯，蒸らし，炊飯後の釜の取り出しまでを全自動で行うものである。釜単位での炊飯量および炊飯種類を自由に設定でき，予約炊飯も可能であるため，中規模の施設における炊飯作業，特に早朝作業などの軽減に役立つものである。

全自動の機能に何らかのトラブルがあった場合，手動に切り換えての炊飯が容易になっている。

（6）炊飯関連機器

1）サ イ ロ
米を貯蔵し，必要な量だけ計量して取り出す貯米庫で，手動式と電動式がある。

2）洗 米 機
小型の水圧式洗米器と大型の連続洗米機とがある。

① **水圧式洗米器** 水圧式洗米器は，水圧により循環水流をつくり出し，それに米を巻き込んで2〜3分間循環しながら自然に米が洗える構造になっており，洗米後はざるで受け取る単純なものであるが，米が砕けない理想的な機器である。一般的に普通の水道圧で作動するが，特に圧力の低い所ではポンプで加圧する電動タイプもある。

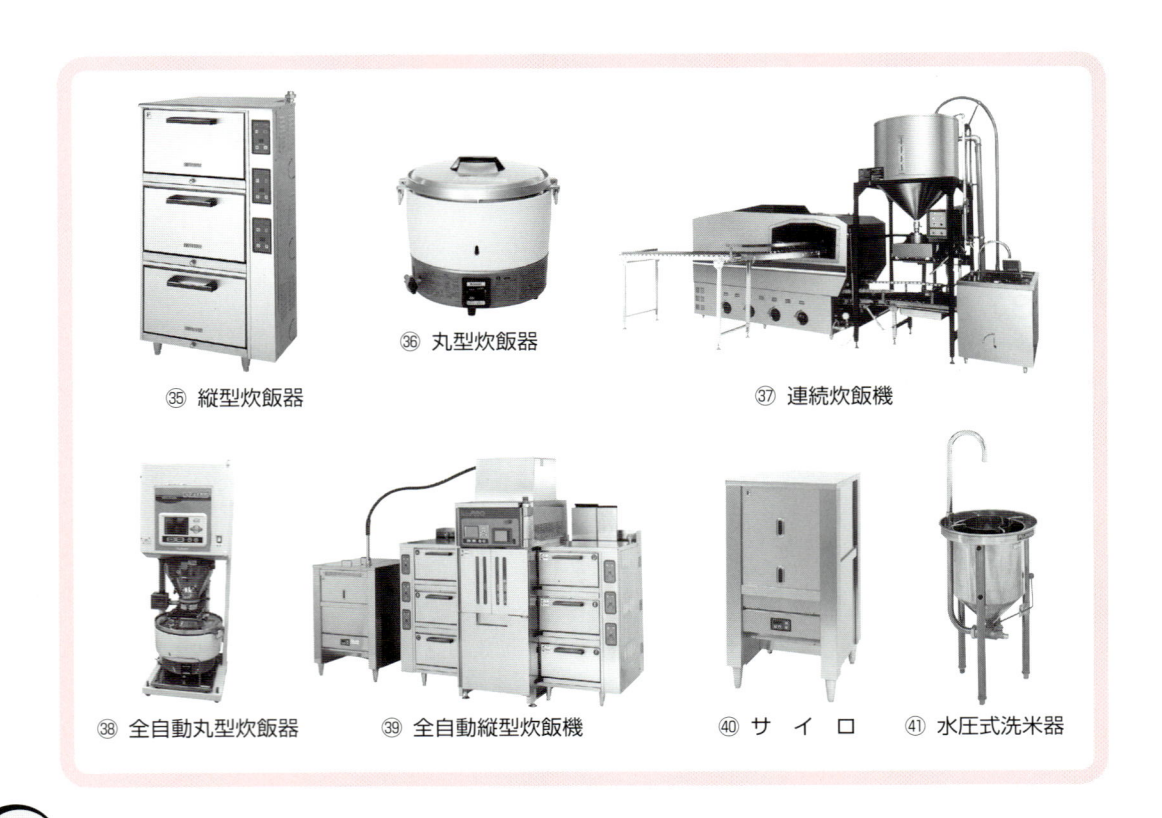

㉟ 縦型炊飯器　㊱ 丸型炊飯器　㊲ 連続炊飯機
㊳ 全自動丸型炊飯器　㊴ 全自動縦型炊飯機　㊵ サ イ ロ　㊶ 水圧式洗米器

② **連続洗米機** 連続洗米機には，水圧式洗米器と同じように水流を使うことによって砕米を少なくした洗米ができる湿式と，米と米が擦り合わされて洗米（研米）される乾式とがある。乾式のほうは，水道料金の節約や排水の汚れ防止が利点としてあげられる。

3 冷機器 (写真㊷〜㊽)

食品の鮮度を保ちながら保存する方法として，低温で保存することは古くから行われており，$-5 \sim 10 ℃$ を冷蔵，$-18℃$ 以下を冷凍保存という。そのような機器をそれぞれ冷蔵庫，冷凍庫と呼び，断熱壁に囲まれた冷蔵・冷凍室と庫内を冷却するための冷凍機で構成されている。

1. 冷凍原理

冷凍機はポンプと同様に温度の低い冷凍庫の熱をくみ出して，温度の高い大気中に放熱する役目をする。このとき熱の運搬を行うのが冷媒である。圧縮機（コンプレッサ）で圧縮された高圧の冷媒は，凝縮器（コンデンサ）＊で熱を奪われ凝縮して液体になる。キャピラリチューブまたは膨張弁を通して減圧され蒸発器（エバポレータ）で低温低圧にて気化（蒸発）をして周囲から熱を奪う。気化した冷媒は，再度圧縮機に導かれて冷凍サイクルを繰り返す。図 3-6 に冷凍サイクルの概念図を示す。

＊凝縮器（コンデンサ）：一般的な空冷式と確実な冷却の水冷式がある。

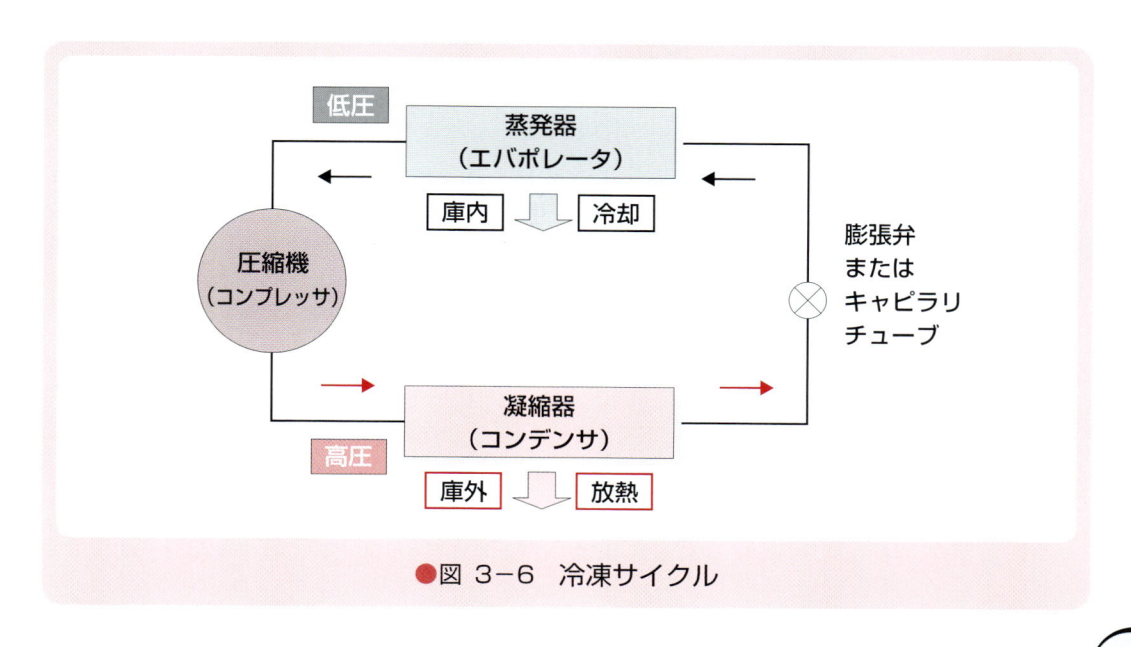

● 図 3-6 冷凍サイクル

フロン問題

冷機器の冷媒として使われるフロンは，オゾン層を破壊し，かつ地球温暖化の原因物質の一つとされ規制されている。なお，そのフロンは，オゾン層破壊効果によって，下記の3種類に分類されている。

① CFC：クロロフルオカーボン（CFC-12, 502など）… 特定フロン
　　　　オゾン破壊の可能性が高い。1995年に生産全廃。
② HCFC：ハイドロクロロフルオカーボン（CFC-22など）… 指定フロン
　　　　CFCの代替物，オゾン層破壊効果は少ないが，2020年に全廃予定。
③ HFC：ハイドロフルオカーボン（HFC-134aなど）… 代替フロン
　　　　オゾン層を破壊しない。

冷機器を修理または廃棄するとき，特定，指定フロンを大気に放出しないように回収しなければならない。

2．冷蔵庫と冷凍庫

　冷蔵庫および冷凍庫は，形態から図3-7のとおり分類され，用途により使い分けられている。
　また，冷蔵・冷凍庫には，庫内温度の変化状況に合わせ，冷凍機を最適な周波数で運転できるようにインバータ制御するなどした省エネルギータイプが多数市場に出ている。

3．恒温高湿庫

　肉，魚，野菜などの生鮮食品を0℃近辺の低温において高湿度にて冷蔵することによって，食品に付着している細菌の増殖がほとんどなく，また凍結のような細胞破壊がないため，食品の鮮度を維持しうまみが長もちする（約3～4倍）冷蔵庫である。庫内は無風状態の自然対流式が主であり，生鮮食品をラップなしに長時間保存可能である。温度帯によってチルド（-2～2℃），氷温（-2～0℃），またはパーシャル*（-5～-3℃）と区別することもある。

　　＊パーシャル："新温度帯冷蔵"という食品冷蔵法。部分的に凍結しているので，解凍しやすく，微生物の繁殖を低く抑えられる。

4．製氷機

　飲料用の氷から食品急冷用の氷などさまざまな場面で必要な氷を自動でつくり蓄えておく機器である。製氷機の氷の形状は，キューブアイスと呼ばれる20～30mmの立方体のものと不定形で細かく削り取った形状のフレーク・チップアイスとがある。

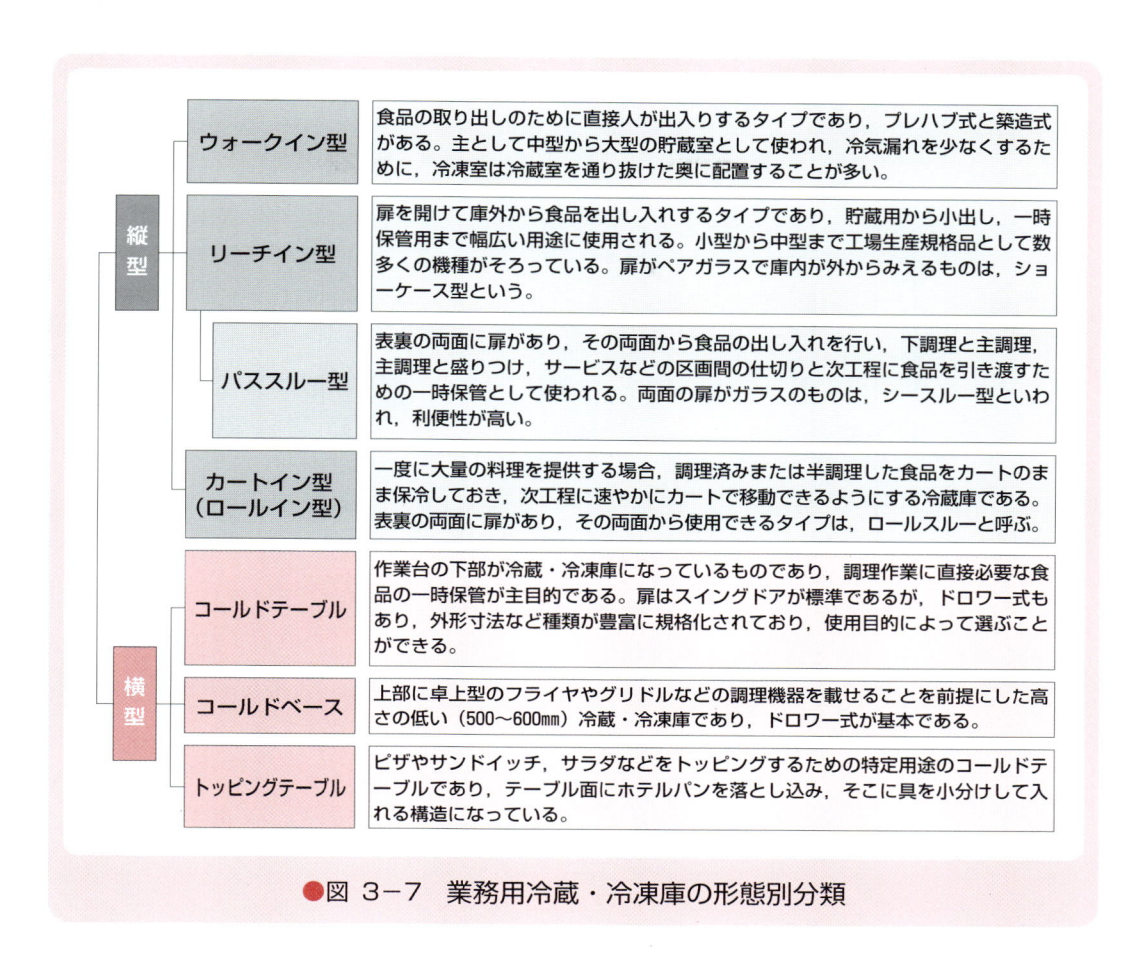

縦型		ウォークイン型	食品の取り出しのために直接人が出入りするタイプであり，プレハブ式と築造式がある。主として中型から大型の貯蔵室として使われ，冷気漏れを少なくするために，冷凍室は冷蔵室を通り抜けた奥に配置することが多い。
		リーチイン型	扉を開けて庫外から食品を出し入れするタイプであり，貯蔵用から小出し，一時保管用まで幅広い用途に使用される。小型から中型まで工場生産規格品として数多くの機種がそろっている。扉がペアガラスで庫内が外からみえるものは，ショーケース型という。
		パススルー型	表裏の両面に扉があり，その両面から食品の出し入れを行い，下調理と主調理，主調理と盛りつけ，サービスなどの区画間の仕切りと次工程に食品を引き渡すための一時保管として使われる。両面の扉がガラスのものは，シースルー型といわれ，利便性が高い。
		カートイン型（ロールイン型）	一度に大量の料理を提供する場合，調理済みまたは半調理した食品をカートのまま保冷しておき，次工程に速やかにカートで移動できるようにする冷蔵庫である。表裏の両面に扉があり，その両面から使用できるタイプは，ロールスルーと呼ぶ。
横型		コールドテーブル	作業台の下部が冷蔵・冷凍庫になっているものであり，調理作業に直接必要な食品の一時保管が主目的である。扉はスイングドアが標準であるが，ドロワー式もあり，外形寸法など種類が豊富に規格化されており，使用目的によって選ぶことができる。
		コールドベース	上部に卓上型のフライヤやグリドルなどの調理機器を載せることを前提にした高さの低い（500〜600mm）冷蔵・冷凍庫であり，ドロワー式が基本である。
		トッピングテーブル	ピザやサンドイッチ，サラダなどをトッピングするための特定用途のコールドテーブルであり，テーブル面にホテルパンを落とし込み，そこに具を小分けして入れる構造になっている。

●図 3-7 業務用冷蔵・冷凍庫の形態別分類

5．ブラストチラー（急速冷却機）

　加熱調理の済んだ食品を安全な冷蔵温度までできるだけ早く急激に冷却する急速冷却機であり，クックチルシステムなどに不可欠な機器である。強力なブロワーが各棚段の食品に冷たい空気を吹きつける構造になっていて，速やかに出し入れができるように多くはカートイン式である。このカートは，スチームコンベクションオーブンおよび冷蔵庫のカートと共用互換であれば移し換えの手間が省け，システムとしてつながることになる。

　ソース・スープ類をプラスチック袋に密封して氷水によって冷却する氷水冷却機およびタンブルチラーは，第9章1節3．(1) p.163 参照のこと。

6．真空冷却機

　庫内を減圧することによって，水分を低温で蒸発させ，その蒸発潜熱によって食品から均一にかつ急速に熱を奪う急速冷却機である。食品の表面だけでなく食品全体から冷却ができるので積み重なって山なりになっていても全体が冷える利点がある。そ

れゆえクックチルシステムだけでなく，加熱調理後，冷却しなければならないものにとっては重宝である。

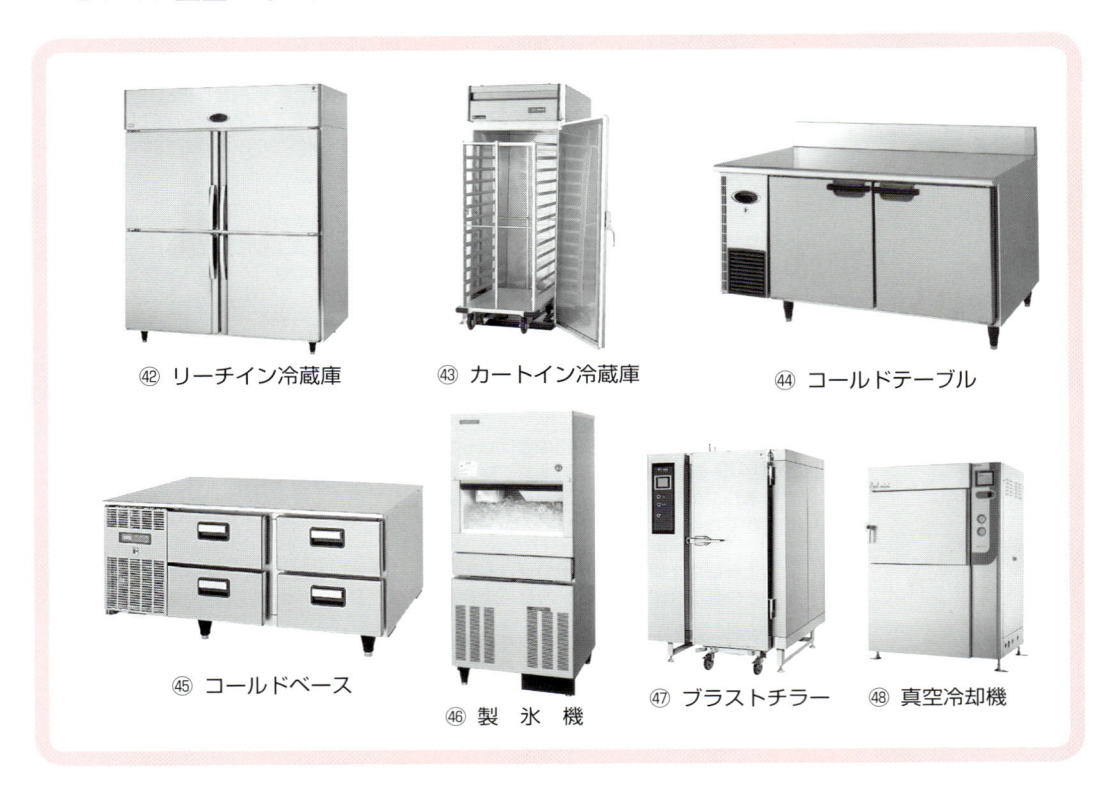

㊷ リーチイン冷蔵庫　　㊸ カートイン冷蔵庫　　㊹ コールドテーブル

㊺ コールドベース　　㊻ 製氷機　　㊼ ブラストチラー　　㊽ 真空冷却機

4　食器洗浄機（写真㊾〜51）

1．食器洗浄機の原理

　食器洗浄の基本は，食器シンクで行う手洗いであるが，現代の厨房では食器洗浄機による科学洗浄が主流である。その基本的工程は，汚れや残渣および食器の 仕分け → 前洗い → 洗浄 → すすぎ（リンス） → 乾燥 であり，化学または科学洗浄という。図3-8に科学洗浄の概念を示す。

　食器洗浄機による洗浄は，手洗いと異なり，作業者によるむらもなく，単に食器を見た目にきれいにするだけではなく，手洗いでは実現できないほど衛生的に清潔にすることにある。そ

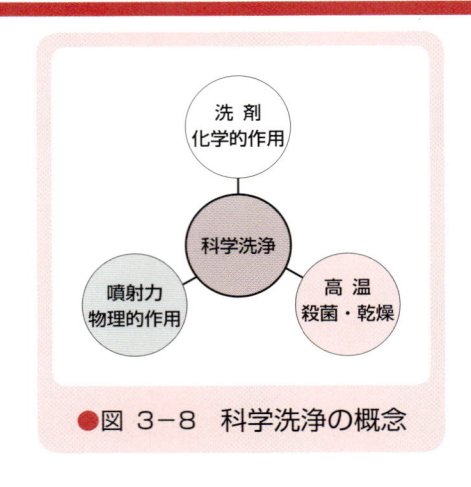

●図3-8　科学洗浄の概念

の科学洗浄の概念の詳細説明を下記に示す。

① **物理的作用**　洗浄機の上下から噴射され食器に衝突する湯（洗浄水）の力（ウォーターナイフという）で汚れを食器から削り落とす。

② **化学的作用**　食器洗浄機用の洗剤は，普通の手洗い用の洗剤とは異なり，アルカリ洗剤である。人が素手で扱えば手が荒れるような強力なアルカリの力でもって油脂系の汚れをグリセリンとせっけんに変え，水に溶解せしめるものである。そして，汚れを食器表面からはがれやすくすると同時に，洗い落とされた汚れを分解し，食器への再付着を防ぐことによって物理的作用を助ける働きをする。

③ **高温作用による洗浄促進と殺菌・乾燥**　食器洗浄機の洗浄水は普通60〜65℃に保たれた湯であり，アルカリ洗剤の洗浄力を促進・補助をする。この高温の助けがなければ洗剤の力も十分に発揮できない。この温度帯は，人が素手で扱うことのできない温度であり，食器洗浄機を使用する大きな利点である。

一方，すすぎ（リンス）時には，85℃以上のさらに高温の新鮮な湯を使用する。この高温度によって食器を殺菌し，リンス剤の添加により液切れのよくなった洗浄後の食器の乾燥を促進するものである。

2．形態別分類

（1）ドアタイプ（ボックスタイプ）食器洗浄機

洗浄室が箱型でドアを開閉して洗浄ラックを出し入れするバッチ式の食器洗浄機である。洗浄する食器は，洗浄ラックに入れて洗浄室に送られ，そのラック単位で1洗浄工程をタイマなどで進行させるようになっている。

洗浄室下部には，洗剤が一定濃度に保たれ，温度が60℃以上に保たれた洗浄水が入った洗浄タンクがある。洗浄水は洗浄ポンプによって加圧され回転式の洗浄ノズルによって食器に噴射され，洗浄タンクと食器との間を循環する。

すすぎ（リンス）湯は，ブースタ（給湯ラインから送られてくる温水をさらに加熱する装置）から送られてくるフレッシュな高温水（85℃以上）であり，すすぎポンプにより加圧され，すすぎノズルから噴出され，食器をすすいだ後，洗浄タンク内の洗浄水と合わさりオーバーフローとして排出される。

洗浄タンクの加熱およびブースタの加熱がガスか電気かによって，電気式とガス式に分けられる。

（2）アンダーカウンタタイプ食器洗浄機

台下に洗浄室を組み込んだタイプのバッチ式洗浄機である。小規模の飲食店や大規模な施設のコーナ単位の部分処理などに使用される。

（3）連続式食器洗浄機

コンベアで食器を流して，入口から出口まで移動する間にすべての洗浄工程を終了

する連続食器洗浄機である。フル装備では、入口側から前洗浄タンク、主洗浄タンク、すすぎタンクを備え、各タンクに1個のポンプをもち、それぞれ洗浄水が循環および噴射するようになっている。

食器は、前洗浄・主洗浄・すすぎ洗浄の各工程を進んだ後、新鮮な高温水による仕上げすすぎ（ファイナルリンス）工程を経る。

洗浄能力は、洗浄部分の長さに比例するが、1タンク、2タンク、3タンクというふうに洗浄能力の目安をタンク数で表すことが多い。

コンベアの形状により使い方が異なり、呼び方もフライトコンベア、フラットコンベア（サーキュラコンベア）、ラックコンベアなどに分かれる。また、一つのタイプでそれら三つの使い方が自由にできるアンダーフライトタイプもある。

連続式食器洗浄機には、以上の基本型のほかに、食器の浸漬槽から自動的に食器をかき出して洗浄する「自動かき上げシンク付食器洗浄機」、作業者の配置が1か所で済むようにコンベアが洗浄機の外で一巡している「ラウンドタイプ」などがある。また、食器だけでなくトレイや大きい容器類を洗浄する「食缶洗浄機」などもあり、食器や容器の仕分け作業など洗浄機周辺の自動化も含めて省力化が進められている。

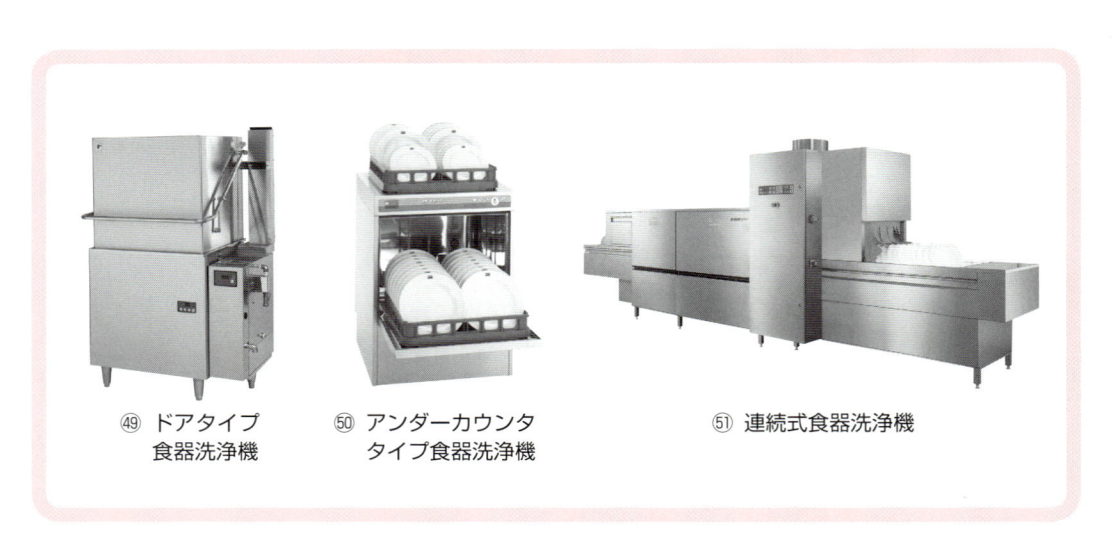

㊾ ドアタイプ食器洗浄機　㊿ アンダーカウンタタイプ食器洗浄機　51 連続式食器洗浄機

洗浄機周辺の課題

① 温熱環境：集中的に高温水を使用するため蒸気が立ちこめ、湿度、温度ともに高くなるので、給排気および空調には十分な配慮が必要である。
② 省エネ：多くの高温水を使うため水道光熱費が集中的に消費されるため、徹底的な省エネ対策が必要である（温熱環境改善にもつながる）。

5 消毒機器 (写真52〜54)

1. 食器消毒保管庫

　食器洗浄後の食器を消毒・乾燥させ，そのまま保管しておく機器である。欧米式の考え方では，洗浄が済んだ段階で，消毒・乾燥も済んでいるものと考えるので，このような機器は存在しない。しかし，過去の日本では，食器洗浄機にそこまでの定義づけもなく規格もなかったため，最終的な保管庫に食器の衛生性を担保した名残として，現在も集団給食には重要な地位を占めている機器である。

　熱風による乾熱式が主流であり，温度調節器とタイマにより設定した温度で一定時間（一般的には，スタートから約1時間半）加熱した後，自動的に停止するようになっている。無人運転することが多いため，安全のため電気式が主であるが，ガス式もある。

　数多くの規格品があるため，食器の数および運営形態に応じて自由に選ぶことができる。食器消毒保管庫の能力は，収納できる食器カゴの数で表されていて，1カゴに40〜50枚の食器が入る計算でよい。

　両面ドアのパススルータイプの食器消毒保管庫は，洗浄室と調理室との間仕切りに使用されることが多い。また，カート（台車）にて食器を出し入れする部屋全体に消毒保管機能をもたせた設備，高さ方向の空間の有効利用と省力を目的とした自動回転倉庫型のものなどさまざまなタイプがある。

　電気容量が大きいため，ピーク電力を下げるために，複数の食器消毒保管庫を順次運転していくシステムや夜間電力を利用するシステムもよく実施されている。

2. 殺菌庫

　包丁やまな板およびその他の道具類を洗った後の殺菌に使用される機器であり，乾燥機能がついたタイプもある。紫外線のなかでももっとも殺菌力の強い$260\mu m$近辺の波長の紫外線を発する低圧水銀灯である紫外線ランプ（殺菌灯）の殺菌力に頼るものがほとんどである。この紫外線の照射によって各種の細菌が死滅するが，照射の陰になる部分にはほとんど効果がないので，殺菌するものの並べ方には気をつける必要がある。

3. 煮沸消毒器

　少量の食器の消毒は，煮沸消毒器によることが多い。かごに入れた食器を煮沸消毒器のなかに浸して消毒し，これを引き上げて水切りした後に戸棚に格納するのであるが，いかに衛生的に次の使用時まで保管するかということが重要である。

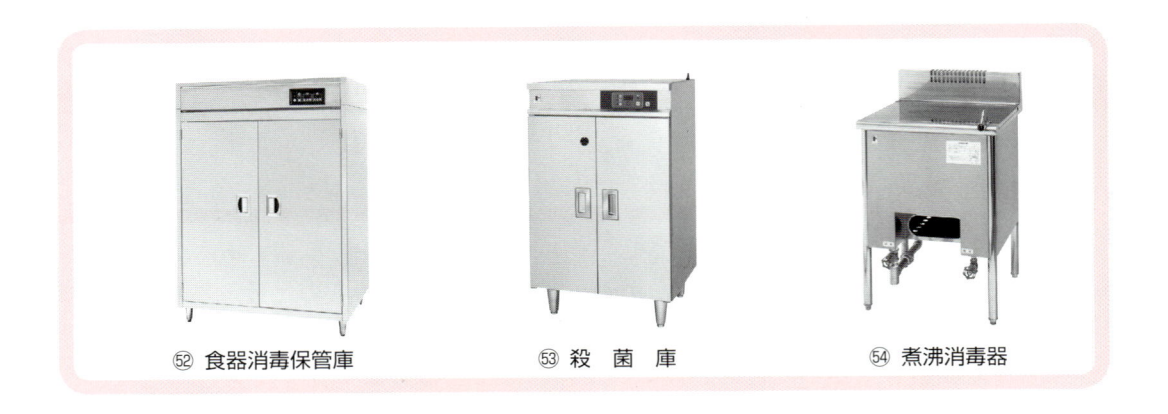

�52 食器消毒保管庫　　�53 殺　菌　庫　　㊔ 煮沸消毒器

6　サービス機器 (写真㊬〜㊿)

　サービス機器とは，調理の場と喫食対象者との間，主として盛りつけセクションにおいて使用される機器であり，もっとも喫食対象者に近い位置にある機器である。機器にはさまざまあるが，「温かいものは温かいまま，冷たいものは冷たいまま，つくりたてのもっともおいしい状態で喫食対象者に食事を提供しよう」とするフードサービスの基本的な考え方である適温供食が重要である。

1. 保温機器

（1）ウォーマテーブル・湯煎器（ベンマリ）・卓上フードウォーマ

　温度管理された湯槽（湯煎という）にホテルパンやポットを落とし込んで，そのホテルパンやポットに調理済みの食品を入れて盛りつけ直前まで保温する機器である。

（2）ディッシュウォーマ・カップウォーマ

　盛りつける前の食器を温めておく機器である。

（3）ライスウォーマ

　米飯を盛りつけ直前まで保温する機器である。

2. 温蔵庫

　加熱調理済みの食品を温かいまま保存する機器である。庫内ファンによる強制対流式と遠赤外線パネル式とがあり，食品の乾燥を防ぐために温度だけでなく加湿設定できるものもある。
　また，大量の食品の出し入れを一度にできるカートイン温蔵庫やできたての料理を調理場で収納し，サービスの場まで移動してそこでそのまま温蔵するためのホートフードカートもある。

3. ディスペンサカート類

(1) ディッシュディスペンサカート・ラックディスペンサカート・トレイディスペンサカート

　カフェテリアラインに配置されることの多い食器，グラスやカップのラック，トレイなどのディスペンサであり，食器などの取り出しが容易なように，取り出した分だけスプリングで押し上げられ常に同じ高さになる構造になっている。

　洗浄室とサービスラインとの移動や差し替え補充が楽に行えるようにカート式になっている。また，必要に応じて，ディスペンサ機能だけをほかのテーブルに埋め込み設置することも可能である。

4. 配膳車

　病院給食では，その大多数が病棟配膳であり，食事は調理場において各人トレイごとに盛りつけられ，配膳車によって運ばれてくる。

(1) 配膳車

　配膳作業を合理的に手軽に行える常温（保温や保冷機能をもたない）配膳車であり，配膳カートと呼ばれることもある。この配膳車で適温供食を実施するためには，保温食器や保温トレイを使用することになる。

(2) 保温・保冷配膳車

　温かいものは温かいまま，冷たいものは冷たいまま，つくりたてのおいしい状態を維持するために保温機能と保冷機能を併せもった配膳車である。冷温蔵配膳車または温冷配膳車とも呼ばれる。

　配膳車内部に保冷室と保温室があり，その間はトレイを滑り込ませる隙間をもった断熱仕切りにより仕切られている。1枚のトレイ上に冷食と温食の仕切りがあり，その仕切りと配膳車の断熱仕切りとを合わせるようにスライドして出し入れされる。従来の調理システムをほとんど変えることなく確実な適温供食の実施に移行できるタイプである。

　大きさによってトレイの収納数は，24～54枚まで種類があり，供食単位により選択できる。また，小荷物専用昇降機に入るコンパクトタイプもある。

　保冷のために冷凍機をもっているため，配膳車本体が重くなる傾向があるので，標準の手引き式に加えて電動モータによる自走式が品揃えされている。自走式は，ハンドルの引き具合などで前進・停止・後退が自在にできるような，簡単操作の配慮がされているため，特別な訓練は不要である。

　また，搬送を低床無人搬送車に任せたシステムもある。

保温・保冷配膳車を使いこなすコツ

① 適切な温度設定：温めるほうは食品の適温よりも高く，冷やすほうは低く。
② 予熱・予冷運転：設定温度になるまで時間がかかるため，最低40分前には，スイッチON。
③ すばやい収納：冷めたものを再加熱する能力はないため，盛りつけや収納に気をつける。
④ 食器のふた：乾燥を防ぐため，ふたのできるものは，できるだけふたをする。
⑤ 人が引いて搬送：人が引いていくのが基本（押すのではない）。自走式も同様であり，安全のために手を離すと自動的に停止する。
⑥ 搬送中は，保温・保冷機能が停止していることに注意する。

（3）加熱・保冷配膳車

　保冷庫のなかに収められたトレイの特定の部分だけを再加熱できる配膳車である。航空機内で使用されているのと同じ仕組みであり，料理はチルド（冷蔵）状態から一気に再加熱して仕上げ状態にされるため「できたて感」を届けることができる。
　加熱方式には，ヒータ式とIH式の両方がある。
　加熱・保冷配膳車は，再加熱するべき食品やレシピによって加熱具合を微調節することはできないので，クックチル新調理システムなどのなかで，メニューおよびレシピの開発から調理，チルド保存，再加熱工程までを一貫した一つのシステムとして利用するべきものである。そのメニューおよびレシピの開発は，加熱・保冷配膳車内での一定の再加熱条件を前提としたボリュームであり前調理時の加熱レベルの設定などが必要である。

（4）適温カート

　高齢者福祉施設などにおけるユニットケア*に対応して，各ユニットごとで入居者と介護者が協力して配膳し，家族的な雰囲気で食事をするための適温配膳カートである。1台の適温カートで10人分程度の食事に対応している。
　高さは，作業テーブル高さに押さえられ，その上面は，盛りつけなど多目的に使え，必要に応じてさらに延長して広げられるようになっている。

　　*ユニットケア：施設の居室をいくつかのグループに分け，家庭的な雰囲気のなかでケアを行うものである。

（5）下　膳　車

　下膳には，配膳車を使うのではなく，単純な構造の下膳車を下膳専用として使用するのが衛生管理上好ましい。

5. その他

飲料ディスペンサとして，ジュースディスペンサ，ドリンクディスペンサ，ポストミックスディスペンサ，その他給茶器，コーヒーメーカ，コーヒーアーン，ウォーターステーションなどがサービス機器に含まれる。

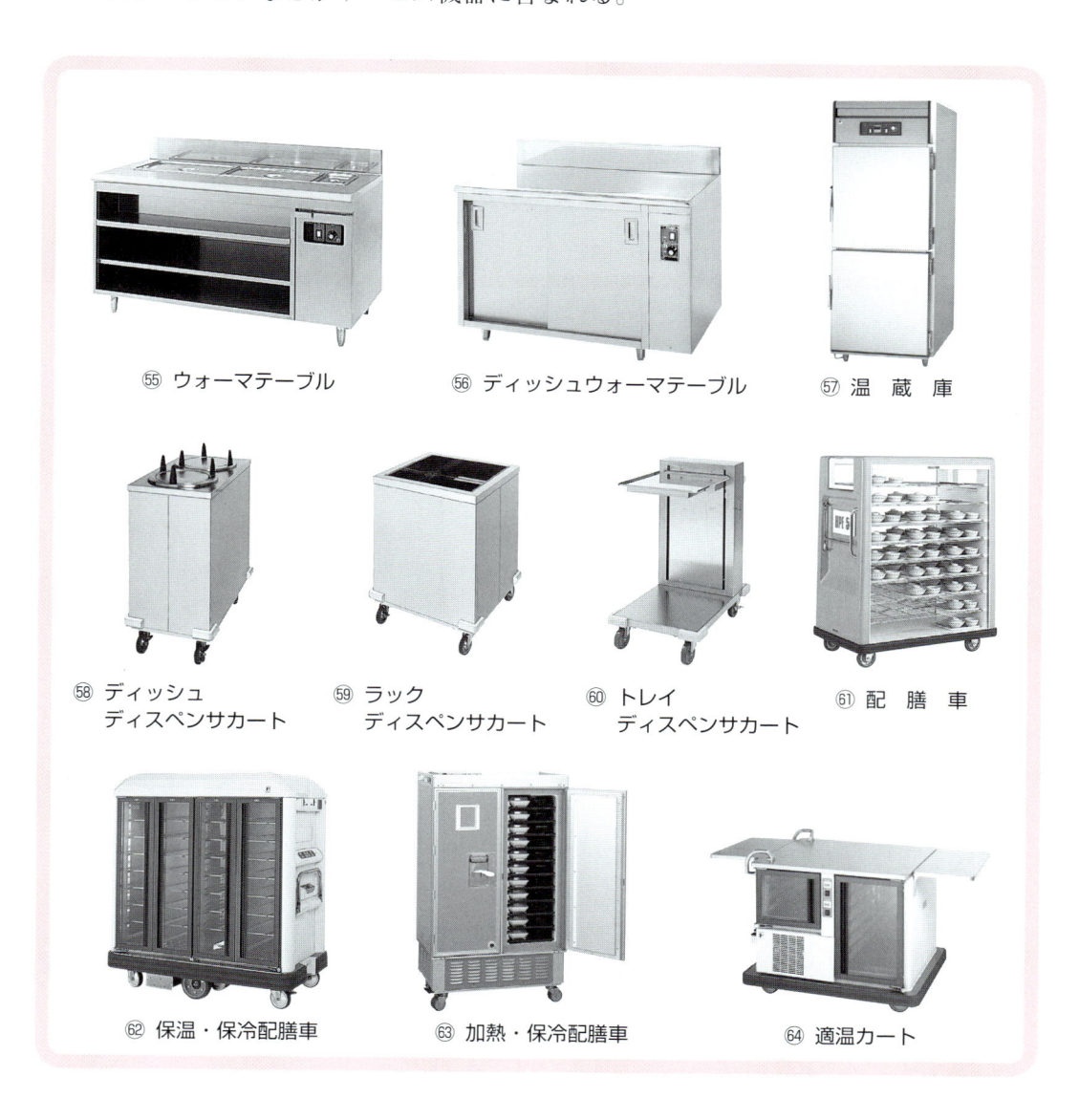

㊵ ウォーマテーブル
㊶ ディッシュウォーマテーブル
㊷ 温 蔵 庫
㊸ ディッシュディスペンサカート
㊹ ラックディスペンサカート
㊺ トレイディスペンサカート
㊻ 配 膳 車
㊼ 保温・保冷配膳車
㊽ 加熱・保冷配膳車
㊾ 適温カート

7　共用機器（板金製厨房機器類）　（写真㊻～㋞）

　一般に板金物と呼ばれる台，シンク，戸棚，棚などは，実際の調理場でもっとも多く使用されている。形状が同じものでも，置かれた場所によって，それぞれがさまざまな役割を担っており，名称や呼び名が変わることもある。多目的に使われることから共用機器といわれる。

　材料，構造ともに衛生性を重視し，「NSF規格」や「日本厨房工業会規格」に準拠したものであれば問題はないが，製品の仕上がりでは，見えがかり部の溶接跡の研磨，手の触れる部分のバリなどに注意を要する。

1. 台

　台は，もっとも多くの用途に使われる板金機器であり，次のようなものがある。

（1）作業台（ワークテーブル）

　一般的な台は，作業台（ワークテーブル）と呼ばれることが多い。しかし，調理台（クッキングテーブル），盛りつけ台（ディッシュアップテーブル）と具体的作業名で呼ばれることもある。主要な標準規格を表3-3に示す。

　引き出しつきのものもある。

●表3-3　台の主要な標準規格

甲　板	SUS430　1mm以上	背立て	壁つけ設置の場合
脚	SUS430　丸パイプ	間　口	600/900/1,200/1,500/1,800mm
スノコ棚	選　択	奥　行	600/750mm
		高　さ	800/850mm

（2）戸棚付台

　下部が戸棚になっている台である。戸棚の棚板は，取りはずし式で位置の調節が可能であり，扉は引き違い（スライド）扉が一般的である。収納部分，扉レールなどの衛生性，清掃性，棚板等収納物の荷重に対する強度などに気をつける必要がある。

（3）水切り台

　甲板部分に水切りがついた台であり，主に湯沸器置台として使われるほか，水を扱う所で水が甲板から流れ落ちないように，甲板の縁を高くして排水口を設けたものである。キープドライを目的に使用される。

(4) 移　動　台

脚部にキャスタをつけて移動可能にした台である。うまく使うことにより物の上げ下げなどの作業および移動・運搬作業が軽減し，効果的なキープドライにもつながるものである。

(5) ソイルドテーブル・クリーンテーブル

食器洗浄機前後には，水切り台が必要であるが，洗浄機の前の台は，汚れた食器の仕分け，滞留，下洗いするところであり「ソイルドテーブル」，後ろの台は，洗浄の終わった清潔な食器が出入りする「クリーンテーブル」と呼ばれ，それぞれ厳密に区別して使われ，独特な形状をしている。

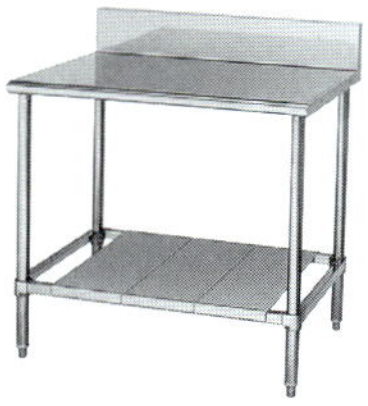

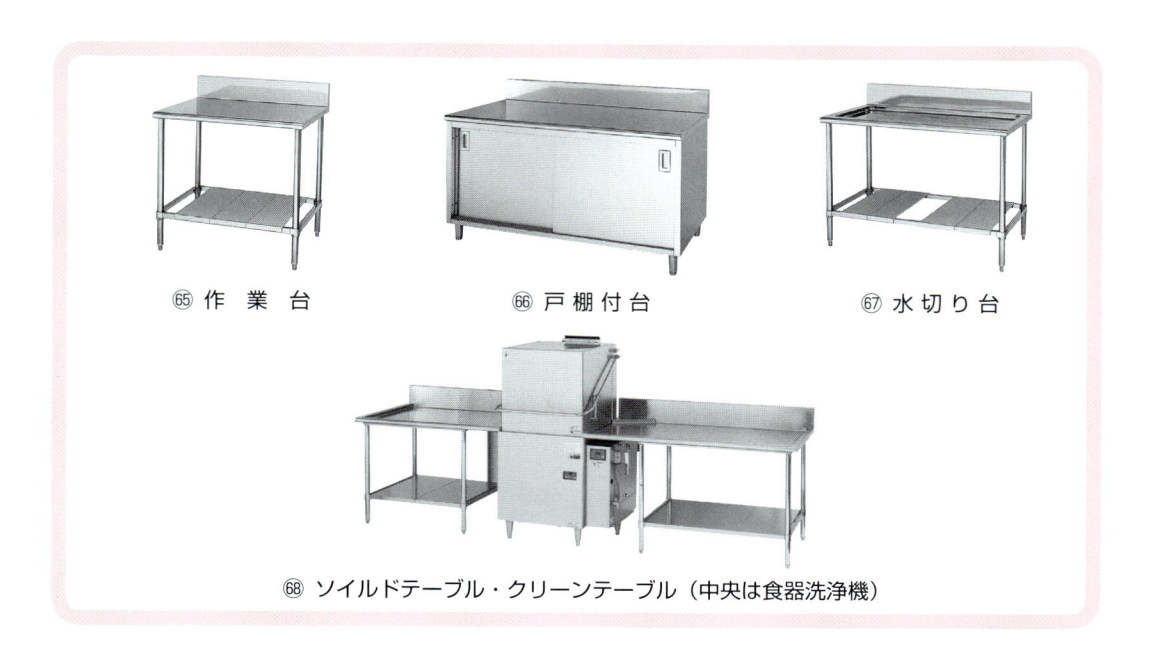

(65) 作　業　台

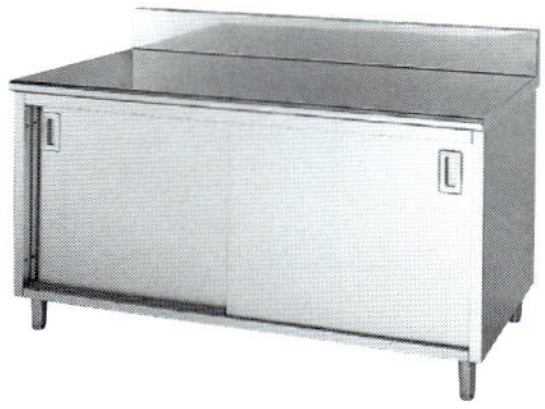

(66) 戸棚付台

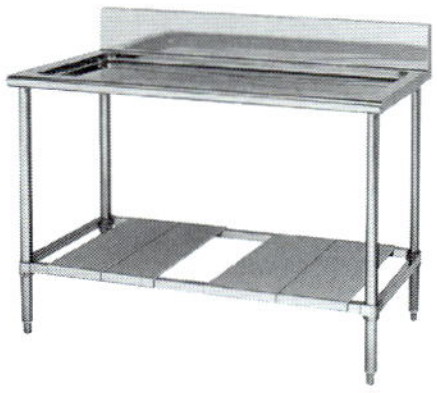

(67) 水切り台

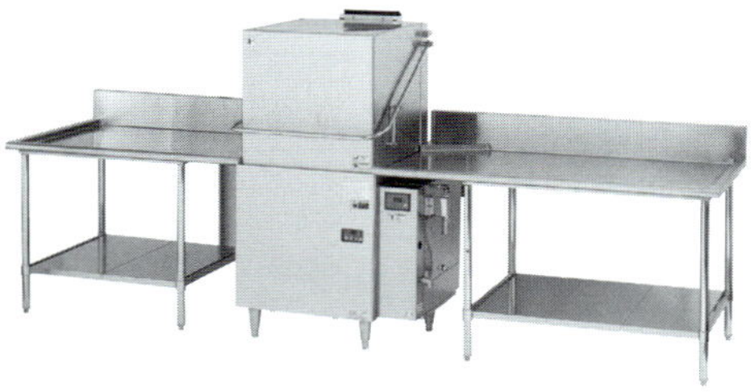

(68) ソイルドテーブル・クリーンテーブル（中央は食器洗浄機）

2．シンク類

シンク類は，野菜・魚・肉などの洗浄，鍋・フライパンなどの洗浄，食器の浸漬・洗浄・すすぎ，冷凍食品の解凍などさまざまな用途に使用される。ただし，食器の洗浄に使うものと食品の洗浄などに使用するものとは，明確な区別をしなければならない。シンクには，一槽シンク，二槽シンク，三槽シンク，水切り付シンク，舟型シンクなどの種類があり，主要な標準規格を表 3−4 に示す。

また，キープドライシステム用のシンクといわれるシンクのなかに特別な水返し構造をしたものがあるが，通常のシンクでも深さを深めにすれば水はねによる水こぼれは少なくなる。

3. 戸　　棚

　基本的には，食器などを収納するものであり，戸棚の棚板は，取りはずし式で位置の調節が可能，扉は引き違い（スライド）扉が一般的である。収納部分，扉レールなどの衛生性，清掃性，棚板など収納物の荷重に対する強度などに気をつける必要がある。主要な標準規格を表3-5に示す。

4. 吊戸棚

　壁に取りつける戸棚である。主要な標準規格を表3-6に示す。

5. 棚　　類

　棚類には，食器や調理道具を置くスノコ棚のパンラック，壁に取りつけるパイプ棚，平棚，作業台や戸棚付台などの甲板上に取りつける上棚などがある。

●表3-4　シンクの主要な標準規格

シンクトップ	SUS430　1mm以上
シンク深さ	240～300mm
槽の数	1/2/3
脚	SUS430　丸パイプ
スノコ棚	選　択
背立て	壁つけ設置の場合
間　口	600/900/1,200/1,500/1,800mm
奥　行	600/750mm
高　さ	800/850mm

●表3-5　戸棚の主要な標準規格

本体外部	SUS430　0.7mm以上
間　口	900/1,200/1,500/1,800mm
奥　行	600/750mm
高　さ	1,800mm

●表3-6　吊戸棚の主要な標準規格

本体外部	SUS430　0.7mm以上
間　口	900/1,200/1,500/1,800mm
奥　行	350mm
高　さ	1,800mm

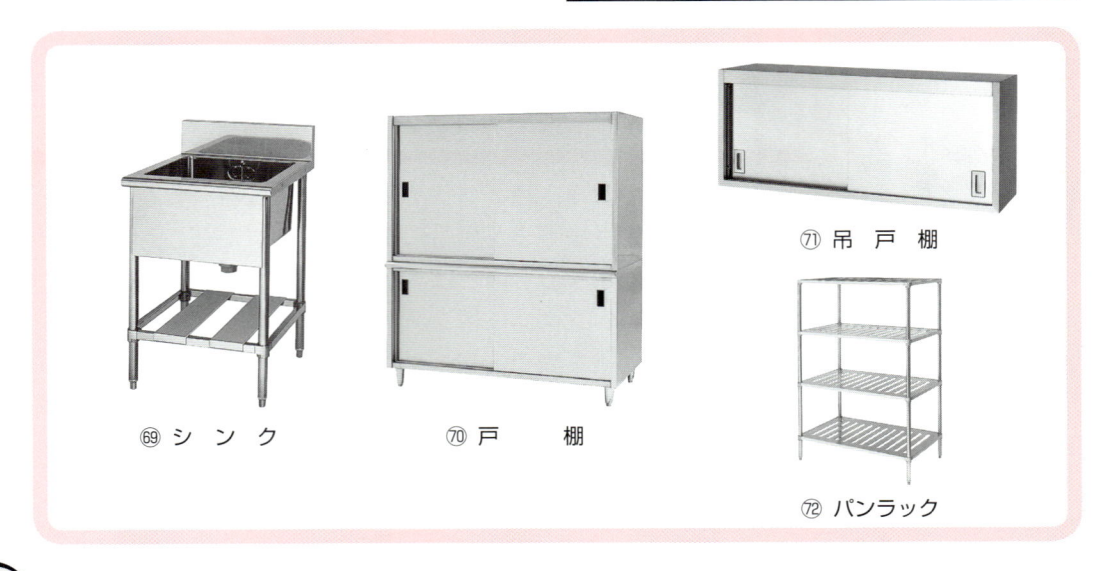

⑲シンク　　㋰戸　棚　　㋱吊戸棚　　㋲パンラック

8 その他 (写真⑦〜⑦)

1. 厨芥処理機

　ごみ処理問題は，地球環境問題のなかでも大きな問題である。できるだけごみを出さないようにすることが大切であるが，給食施設においても食材くず，食品の包材，残飯，残菜など多くの厨芥が発生する。厨芥処理の第一歩は，ほかのごみ処理と同様に「まず分別」である。

　分別された生ごみは，以前であれば，そのまま引き取り業者に任せていたことが多かったが，環境問題が社会問題化した現在，施設内で減量またはリサイクルできるような処理をして次工程に引き渡す必要が出てきている。

(1) 厨芥処理機

　厨芥処理機は，粉砕機と脱水機から構成され一体化されている。投入された生ごみは，まず粉砕機により粉砕される。この段階で流水を使って流す仕組みのものは，ディスポーザと呼ばれる。

　しかし，そのまま流すと有機廃棄物の増加によりBOD（biochemical oxygen demand：生物化学的酸素要求量）などが高くなりすぎるため，公共下水道に流すことができない。そこで固液分離装置（脱水機）により固形分と液状分に分離され，液状分は排水基準を満たしていれば，公共下水道に排水できる。

　厨芥処理機から排出する固形分は，生ごみの1/3〜1/5に減量される。

(2) 生ごみ処理機

　生ごみ処理機は，生ごみの最終処理として飼料化，肥料化あるいは消滅までを行う機器のことであり，処理方法によって図3-9のような種類がある。いずれも衛生および臭気の問題から，厨房内には設置することができない。

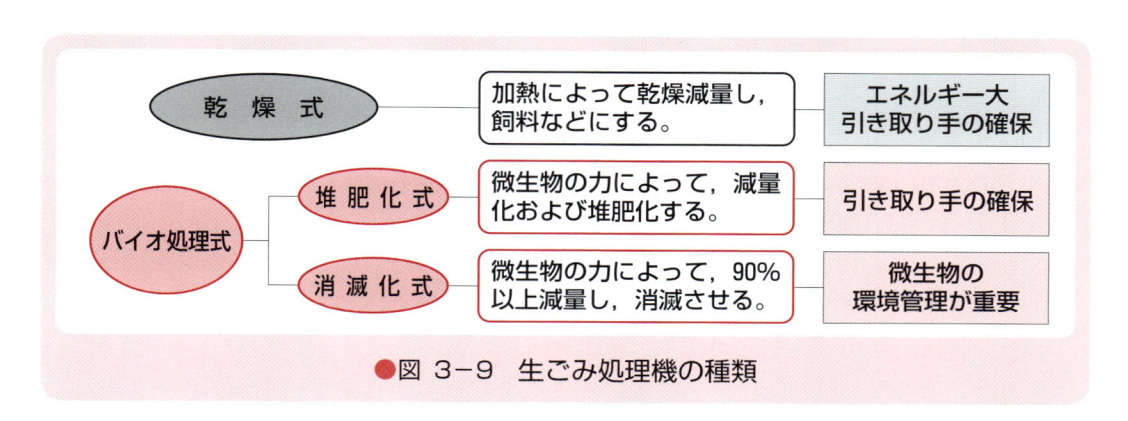

方式		処理内容	特徴
乾燥式		加熱によって乾燥減量し，飼料などにする。	エネルギー大 引き取り手の確保
バイオ処理式	堆肥化式	微生物の力によって，減量化および堆肥化する。	引き取り手の確保
	消滅化式	微生物の力によって，90%以上減量し，消滅させる。	微生物の環境管理が重要

● 図3-9　生ごみ処理機の種類

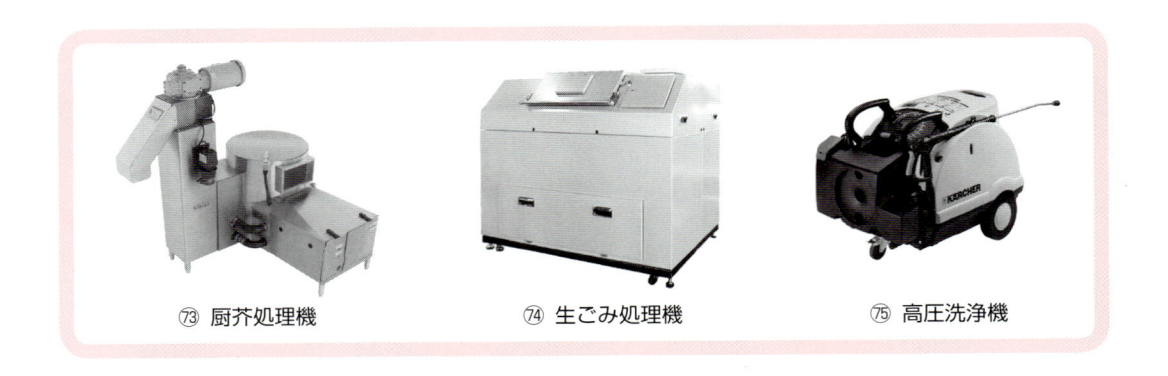

㊷ 厨芥処理機　　㊸ 生ごみ処理機　　㊹ 高圧洗浄機

2．清掃機器

衛生管理およびキープドライを進めるうえで，清掃は非常に重要であり，各種の清掃機器を利用することも効果的である。

（1）高圧洗浄機

温水または冷水を高圧で噴射し，洗剤の力も借りて厨房内の各種の落ちにくい汚れを強引に落とす装置である。

（2）床洗浄機

手押し式で洗剤散布，洗浄，汚水の回収までを行い，厨房を清潔に保つことができる。

（3）スチームクリーナ

清掃が難しい厨房，ダクト，調理機器など特に落ちにくい油汚れなどをスチームの力で清掃するものである。

（4）乾湿両用クリーナ

ごみの吸引から液体の吸引までできるため，普通のごみやほこりだけでなく，床にこぼれた水や食品，汚泥まで吸い上げることができる。キープドライの推進に便利である。

3．衛生管理機器

（1）手洗い機器

衛生管理の基本である確実な正しい手洗いの励行のために，手洗いシンクには，センサー感知で，せっけん液・給水・消毒液を自動供給するものがある。これにより一切手を触れずにスピーディな洗浄・消毒が可能である。

また，手を差し込むだけで自動的に消毒液を噴霧する自動手指消毒器などもある。

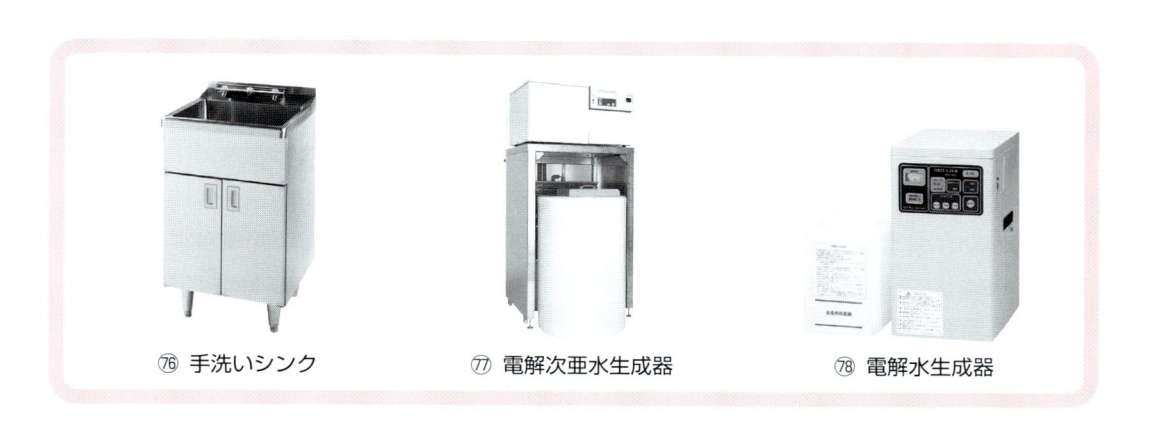

⑯ 手洗いシンク　　　⑰ 電解次亜水生成器　　　⑱ 電解水生成器

（2）電解次亜水生成器

　水道水に食塩を添加して電気分解することにより，次亜塩素酸ナトリウムを主成分とする微アルカリ性水を生成する装置である。生成された電解次亜水は，優れた殺菌効果があるため，調理機器，調理道具，床，壁などの除菌洗浄に幅広く使える。

（3）電解水生成器

　水を電気分解することにより，洗浄効果のあるアルカリ水と除菌効果のある酸性水を生成する装置である。食器や調理道具，調理機器，床などの汚れをアルカリ水で落とした後，酸性水で除菌することで衛生管理が行える。

〔第3章写真提供〕
・株式会社フジマック（図3-5，①〜⑰，⑲〜⑫，⑭〜⑱）
・ニチワ電機株式会社（⑱）
・ホバートジャパン株式会社（⑬）

8　その他

第4章 関連設備の実際と動向

　厨房に使用されている設備は数多くある。調理するための熱源を供給する'熱源設備'，調理や洗浄，清掃作業などに使われる水・お湯を機器・器具に供給し，排水を衛生的に排出するための'給排水設備'，作業環境の改善を目的とする'空調設備'，そして照明や厨房機器や付帯設備を稼動させるために必要な'電気設備'などの主な設備のほか，厨房内で効率よく，安全に作業するために必要なさまざまな関連設備が集中している。これらの各設備は施設の規模や条件，給食システムなどさまざまな諸事情により必要量が異なり，材料や施工方法も予算や建物条件により異なってくる。

　したがって，建築内装・各設備関連業者との打ち合わせを密に行ったうえで，計画変更や増改築，機器の入れ替えなども考慮し，全体のバランスを考えてある程度，余裕をもった設備計画を行う必要がある。きちんと打ち合わせを行わずに，設計者任せにしたり自己の経験のみに頼り，見学をした施設をそのまま参考にすると建物の規制や条件もわからずに図面だけが一人歩きすることになるので，注意が必要となる。

●表4-1　厨房に使用されている設備

熱　　源	電気・ガス・蒸気設備
給 排 水	給水・給湯・排水設備
空調換気	冷暖房・換気設備
電　　気	照明・コンセント・動力設備
衛生器具	衛生器具設備
輸　　送	搬送設備（エレベータ，リフト，コンベア）
通　　信	電話・インターネット
防　　災	防火・消火設備

1　電気・ガス・蒸気設備

　調理の熱源は，人類が初めて焼く調理を行ったたき火に始まり，その火を効率よく利用するためにかまどに発展し，燃料を炭，コークス（石炭），灯油，ガスと変えながら，さまざまな調理機器が開発されてきた。近年では電気も調理の熱源として使用されるようになり，さらに機能的で使いやすく，安心して利用しやすいものへと移り変わっている。

　また，簡単に使用できるだけでなく，近年は諸官庁からの指導，認証や製造会社の

自主対策により安全性にも重点が置かれ，安全装置などが整備された製品がみられるようになり，機器を購入する際には参考にする必要がある。また，調理作業においての熱効率，清掃性にも考慮することも大切となる。

1．電気設備

（1）電化厨房機器（電気式厨房機器）

これまで業務用厨房の分野では燃焼式の機器が大半を占めていたが，近年，電化厨房機器が設置されるケースが増えてきている。電化厨房の特徴として，① 熱効率が高いこと，② 燃焼を伴わないため厨房内を清潔に保つことができること，③ 機器排熱が少なく，厨房内の温湿度環境を快適に保てること，④ 清掃性がよいこと，⑤ ランニングコスト*を低減できることなどがあげられる。こういった利点が食品衛生や省エネルギーなどに関心の高い外食店，病院，福祉施設，学校給食施設などで受け入れられ，普及拡大につながっている。

電気機器の採用にあたっては，実際の作業工程や内容を十分に検討し，厨房機器の特性と機能を理解して目的とする調理に合った加熱方式や機器を選定する。

● 表 4-2　電気機器の加熱方式

加熱方式	加熱原理	主な用途
抵抗加熱	ジュール熱	コンロ・フライヤ・消毒保管庫など
誘導加熱	電磁誘導	コンロ・フライヤ・グリドルなど
マイクロ波加熱	誘電体運動	電子レンジ
遠赤外線加熱	遠赤外線	グリラ

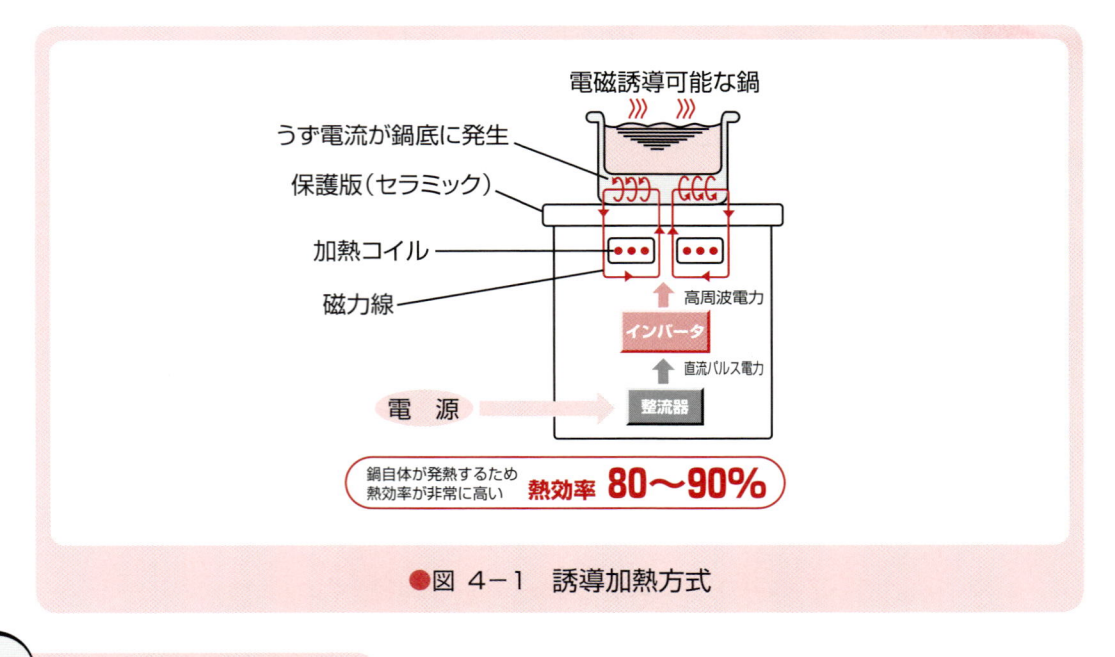

● 図 4-1　誘導加熱方式

電化厨房機器のデメリットとしては，一般的にガス機器と比較してイニシャルコスト*が高いといわれるが，スチームコンベクションオーブン（第3章，pp.53～54参照）のように熱源が違うだけで性能，機能が同じ機器はほぼ同一価格であり，食器消毒保管庫のように単独シェアをもつ機器は電気機器のほうが安価である。

***ランニングコストとイニシャルコスト**：機器・システムを運転し，維持管理していくのに必要な費用のことをランニングコストという。それに対し，機器・システムの初期投資費用のことをイニシャルコストという。

電化厨房のメリット

- 非燃焼で燃焼排ガス（CO，CO_2）が出ない
- 放射熱が少ない
- 熱効率が高い

（2）電気の種類と電気用品安全法

日本で一般的に厨房機器に用いられる電気の種類を表4-3に示す。電気設備の電源周波数は50Hz地区と60Hz地区があり，大型機器は特に電動機などの性能に影響する場合があるため注意が必要である。小型機器などはフリーHzで地域を選ばない製品が多いが必要に応じて確認が必要である。輸入機器については，日本の代理店からの購入が望ましい。電気用品の安全確保のために，「電気用品安全法」（2001年4月1日施行）で製造・販売について規制している。電気用品は，「特定電気用品」と「特定電気用品以外」に区分され，製造，輸入事業者は販売するまでにマーク（図4-2）を表示しなければならない。しかし，表示が義務づけられている電熱器具は，電圧が100V以上300V以下，容量が10kW以下で交流の電路を使用するものと限られているため，大容量で特殊な業務用の厨房機器の場合，対象から外れている機器もかなり存在するが，メーカーによる製造基準にて管理されている製品の購入が望ましい。

●表4-3 電気の種類

種 類	用 途
単相100V	ミキサ，冷蔵庫，包丁まな板殺菌庫，照明
単相200V	電子レンジ
三相200V	スチームコンベクションオーブン，プレハブ冷蔵庫　洗浄機，IH調理器，ウォーマテーブル，温蔵庫

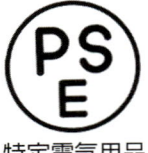

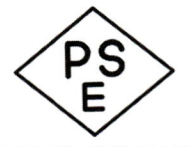

●図 4-2　電気用品のマーク

（3）電気の接続
　機器との接続は，メンテナンスや安全性の面から，手元開閉器または，コンセントによる接続が望ましい。その高さは床面から60cm以上とし，水がかかりそうな位置は防水コンセント（図 4-3）を使用することで安全に使用できるようにする。また将来的に厨房設備を増設することを考慮すると，予備コンセント（小型調理機器は移動させて使用することを考慮する，第6章，p.126参照）を適所に設けておくとよい。

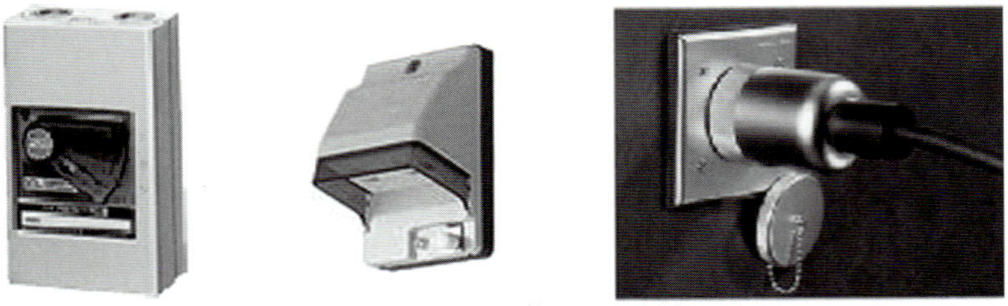

●図 4-3　手元開閉器・防水コンセント

2．ガス設備
（1）ガスの種類
　ガスは都市ガスとLPG（液化石油ガス）に大別され，発熱量，性質，取り扱い方法が異なる。LPGは「液化石油ガス法」により成分が定められているが，都市ガスの場合は主成分と製造工程により14種類に分けられる。
　代表的な都市ガスとして12A，13A，6A，6B，6Cの五つに分類できるが，将来的に増大していくガスは13Aである。13Aガスは天然ガス（メタン）を主成分としており世界中に広く分布，埋蔵され，世界各国の先進国（アメリカ，イギリス，フランス，ドイツなど）は都市ガスのほぼ100％が天然ガスでの供給となっている。日本でも主要都市のガス種は13Aでの供給エリアが多くなってきており，増加傾向にある。

都市ガスの特徴

- 火力調節が容易である。
- ガス導管で供給されていて貯蔵が不要であり，安定している。
- ほかの燃料と比べて点火・消火が瞬時で，立ち上がりも早い。
- 多くの加熱厨房機器で使用されている。

(2) ガス配管設備

　ガス設備の設計・施工はガス事業者が行うことが義務づけられており，まず厨房内のガス使用量を算出することから始まる。ガス使用量合計値から大元の配管口径と配管ルートを導き出し，ガス流量からガスメータの大きさと取りつけ位置を決める。その後，ガスメータからガス機器までの配管経路を元管のガス圧と配管口径から合理的な配管設計を計画する。

　その際，ガス機器までの配管経路は埋設配管（シンダー内と壁面内），露出配管を選択できるが，建物の規制や施主の意向などがないかぎり，施工後の移設や厨房計画の変更などを考慮すると露出での配管が望ましい。また露出での配管を計画する際も清掃面の観点から床上での露出配管は極力避け，支持金物による壁面取りつけ（高さは500mmほど）とし，工事会社，厨房メーカーへの指示事項として厨房機器背面を配管経路として横引きできる仕様とすることや配管のメンテナンス用開口部分の確保させる。

(3) ガス設備と厨房機器

　先述のような理由から，厨房機器の主熱源としてガス設備は使われるようになり，さまざまな開発，改良が行われていくうちに機器の値段は安価となり，多機能なものや特殊な機能に特化した厨房機器が増えてきた。

　ガス設備による加熱調理の主役はガスの燃焼炎（図4-4）であり，燃焼には空気（酸素O_2）が必要であり，ガスのなかの炭素Cと水素Hが酸化して二酸化炭素CO_2と水蒸気H_2Oと熱を発生さ

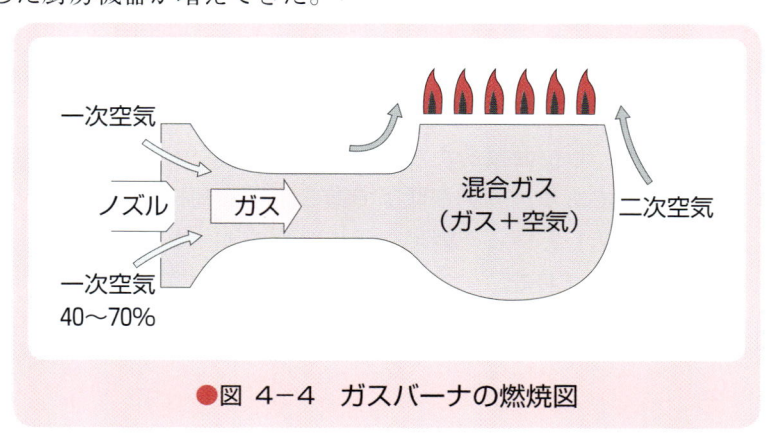

● 図4-4　ガスバーナの燃焼図

せることを燃焼という。ガスが燃焼する部分をバーナという。

　ガスバーナが酸素の不足などで不完全燃焼を起こすと，一酸化炭素 CO が発生し，一酸化炭素中毒を引き起こす可能性があるので，使用する際は換気には十分な注意が必要である。

　また，燃焼機器を設置する際厨房メーカー，工事会社との事前協議や現場確認（可燃物との離隔距離など），調理担当者の意識改革（調理作業中にその場を離れない）などが重要になる。手軽に扱える分，安全に対する設備や知識，理解を設計・施工者だけでなく，購入する側，使用する側も知っておかなければならない。

　ガス設備の接続は家庭用であればゴムホースにより簡単に接続ができるが，業務用もフレキ管やゴム管（9.5mm か 13mm）による接続も可能だが，業務用厨房機器はガス消費量が大きいため，基本的には鉄管で確実に接続する。

　ガス機器は，財団法人「日本ガス機器検査協会」（日ガス検）の認定証を取得した製品を使用することが望ましく，消防の製品検査や設置検査の規制内容を緩和することができることもある。

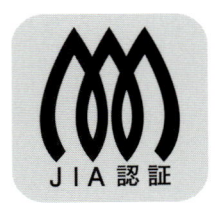

●図 4-5　日本ガス機器検査協会（日ガス検）（JIA）認証

3. 蒸気設備

（1）厨房機器の蒸気設備

　学校給食センターや病院，従業員食堂，食品工場などの大量調理を行う施設においては，厨房機器に使用される熱源を蒸気とする場合があり，主な利用先として調理釜の加熱や食器洗浄機，消毒保管庫などがあげられる。蒸気はその圧力によって温度が異なるが，単位面積あたりに保有する熱量が大きく，大量の熱量を必要とする大型機器に有効であり，蒸気が低圧である場合は食材が焦げないといった利点があるため，長時間煮込むといった調理や学校給食のような大量の食材を短時間で加熱調理させることに有効である。

　利用範囲は多く，最近では真空冷却機の減圧機能や連続焼き物機の加湿，また供給した蒸気をさらに電気ヒータなどで過熱して過熱蒸気をつくり，蒸し物から焼き物調理（温度は 100 ～ 350℃まで使用可能）まで，素材のおいしさや栄養素を逃がさないへ

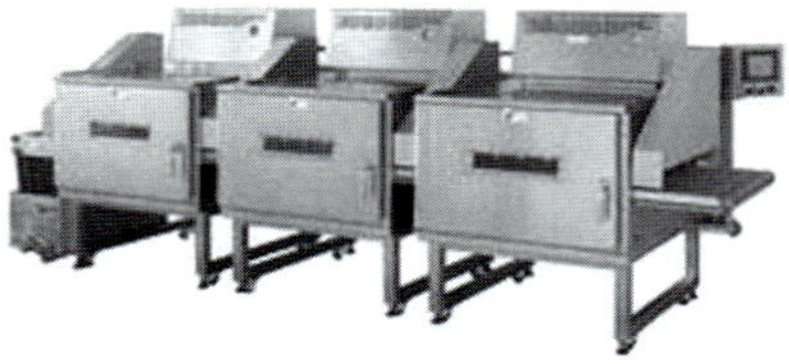

過熱連続オーブン（ディプロオーブン） 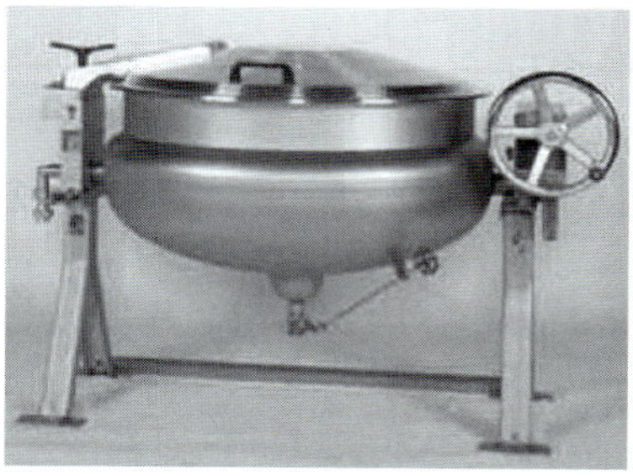　　　蒸気回転釜

●図 4-6　過熱蒸気

ルシー調理対応の調理機である過熱蒸気オーブン（図 4-6）にも利用される。
　学校給食センターや機内食工場にて使用されている大型洗浄機などは，タンク水，すすぎ水などの大量の水をお湯に熱交換させ，洗浄温度を安定させる必要があるが，蒸気は小さい配管で高い熱量を搬送供給できることから有利である。

（2）蒸気の利用と特性

　蒸気の利用においては，食品に直接吹きかける利用ではなく間接利用することが，安全性や水質（蒸気ボイラーに用いられる水は通常防錆剤などの薬剤が含まれる）管理，食品衛生においても必要である。また，厨房内に露出する蒸気配管の断熱に使用される保温材（グラスウールなど）が経年劣化とともに破損，飛散しないように注意しなければならない。また蒸気はボイラから使用機器との配管や厨房機器で放熱した後は凝縮して水となり，スチームハンマなどで配管や機器を痛めるため，蒸気配管は2相配管として設計施工し，安全装置としてスチームトラップを取りつける。

（3）使用圧力

　調理機器による使用圧力は表 4-4 のとおりである。

●表 4-4　調理機器別使用圧力

蒸気熱源利用機器	使用圧力
蒸気回転釜	0.2〜0.25MPa（2〜2.5kgf/cm^2）
スープケトル	0.25MPa（2.5kgf/cm^2）
食器消毒保管庫	0.2〜0.4MPa（2〜4kgf/cm^2）
真空冷却機	0.25〜0.5MPa（2.5〜5kgf/cm^2）
洗浄機	0.2〜0.3MPa（2〜3kgf/cm^2）

注）0.3MPa＝約134℃

2 給水・給湯・排水設備

1. 給水設備

(1) 給水用途と圧力

厨房での給水用途は，調理用，飲料用，洗浄用，清掃用などである。このうち清掃用と調理用の水栓は別に設置する。一般水栓への給水圧力は 0.3kgf/cm² 以上で，厨房器具や給湯器への給水圧力はそれより高め（0.5～0.7kgf/cm² 以上）にする必要があり，各厨房機器仕様を確認し機器の要求する容量，圧力を確保するように注意する。

(2) クロスコネクション防止

飲料水の配管設備とその他の配管設備とは，直接連結させてはならないことが「建築基準法」で規定されている。このため，図 4-7 に示すように流しなどの水受け容器に給水する水栓と容器のあふれ縁とは，「建築基準法」で定められた一定距離以上の吐水口空間を保ち，逆流防止のための措置を講じなければならない。

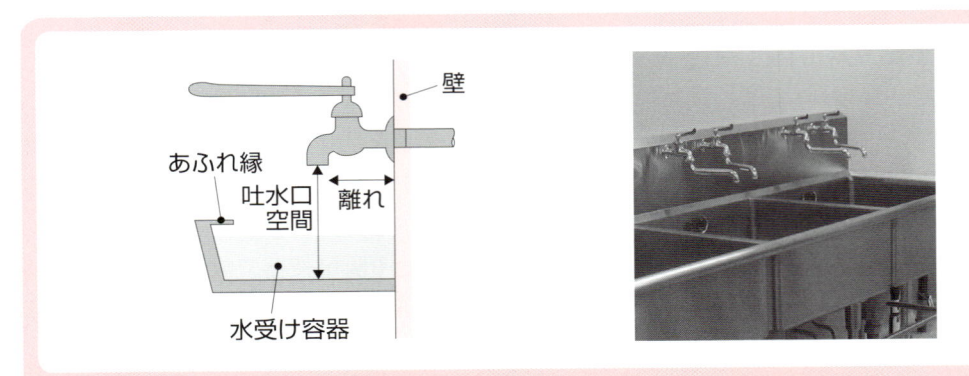

● 図 4-7　給水栓とシンクなどの設置方法

(3) 水道水の水質

人の飲用に適する水として供給される水道水は「水道法」により，水質基準が定められており，厚生労働省の基準である「水道法」第4条第1項（表 4-5）の基準で供給されている。しかし，厨房に使用する水は必ずしも水道事業者が供給するとはかぎらない場合もあるが，その場合でも基準に準ずる必要がある。「大量調理施設衛生管理マニュアル」（第2章，pp.39～41参照）では水道水の使用を推奨している。また，厨房機器に接続される給水には地方自治体の条例により日本水道協会（日水協）の認証を受けた機器もしくは金具を使用することを義務づけている都市もあるため，厨房機器を選ぶ際に注意する。

● 表 4-5 水道水の水質基準

項目名	基準値	項目名	基準値
健康に関連する項目		総トリハロメタン（22,24,28,29の総和）	0.1mg/L 以下であること。
一般細菌	1mL の検水で形成される集落数が100以下であること。	トリクロロ酢酸	0.2mg/L 以下であること。
大腸菌	検出されないこと。	ブロモジクロロメタン	0.03mg/L 以下であること。
カドミウム及びその化合物	カドミウムの量に関して，0.01mg/L 以下であること。	ブロモホルム	0.09mg/L 以下であること。
水銀及びその化合物	水銀の量に関して，0.0005mg/L 以下であること。	ホルムアルデヒド	0.08mg/L 以下であること。
セレン及びその化合物	セレンの量に関して，0.01mg/L 以下であること。	亜鉛及びその化合物	亜鉛の量に関して，1.0mg/L 以下であること。
鉛及びその化合物	鉛の量に関して，0.01mg/L 以下であること。	アルミニウム及びその化合物	アルミニウムの量に関して，0.2mg/L 以下であること。
ヒ素及びその化合物	ヒ素の量に関して，0.01mg/L 以下であること。	水道水が有すべき性状に関する項目	
六価クロム化合物	六価クロムの量に関して，0.05mg/L 以下であること。	鉄及びその化合物	鉄の量に関して，0.3mg/L 以下であること。
シアン化物イオン及び塩化シアン	シアンの量に関して，0.01mg/L 以下であること。	銅及びその化合物	銅の量に関して，1.0mg/L 以下であること。
硝酸態窒素及び亜硝酸態窒素	10mg/L 以下であること。	ナトリウム及びその化合物	ナトリウムの量に関して，200mg/L 以下であること。
フッ素及びその化合物	フッ素の量に関して，0.8mg/L 以下であること。	マンガン及びその化合物	マンガンの量に関して，0.05mg/L 以下であること。
ホウ素及びその化合物	ホウ素の量に関して，1.0mg/L 以下であること。	塩化物イオン	200mg/L 以下であること。
四塩化炭素	0.002mg/L 以下であること。	カルシウム，マグネシウム等（硬度）	300mg/L 以下であること。
1,4-ジオキサン	0.05mg/L 以下であること。	蒸発残留物	500mg/L 以下であること。
1,1-ジクロロエチレン	0.02mg/L 以下であること。	陰イオン界面活性剤	0.2mg/L 以下であること。
シス-1,2-ジクロロエチレン	0.04mg/L 以下であること。	ジェオスミン	0.00001mg/L 以下であること。
ジクロロメタン	0.02mg/L 以下であること。	2-メチルイソボルネオール	0.00001mg/L 以下であること。
テトラクロロエチレン	0.01mg/L 以下であること。	非イオン界面活性剤	0.02mg/L 以下であること。
トリクロロエチレン	0.03mg/L 以下であること。	フェノール類	フェノールの量に換算して，0.005mg/L 以下であること。
ベンゼン	0.01mg/L 以下であること。	有機物等（TOC）	5mg/L 以下であること。
クロロ酢酸	0.02mg/L 以下であること。	pH 値	5.8 以上 8.6 以下であること。
クロロホルム	0.06mg/L 以下であること。	味	異常でないこと。
ジクロロ酢酸	0.04mg/L 以下であること。	臭気	異常でないこと。
ジブロモクロロメタン	0.1mg/L 以下であること。	色度	5 度以下であること。
臭素酸	0.01mg/L 以下であること。	濁度	2 度以下であること。

2．給湯設備

（1）給湯用途と温度

厨房での給湯用途は，洗浄用が主である。一般の給湯水栓への給湯温度は40～45℃程度，食器洗浄機へは60～90℃のお湯が必要となる。洗浄機への供給は1度の加熱で高温供給できないため，洗浄機本体側で再加熱させるブースタを用意する場合が多い。また飲料用は高温のお湯（95℃以上）を必要とするため，飲料専用給湯器（給茶機，電気温水器など）を使用する。

（2）給湯用熱源機

給湯用熱源機には，規模・用途により，ガス瞬間湯沸器，ガス・油焚き温水ボイラー，電気温水器が用いられてきたが，最近は熱効率がよい電動ヒートポンプ給湯機が用いられることも多くなっている。給湯用熱源機は，水温・外気温が低くなる冬季にも十分な加熱能力を有する機器を選定する。また，電気式熱源機では多量の給湯が行えるように，貯湯タンクを設置する。

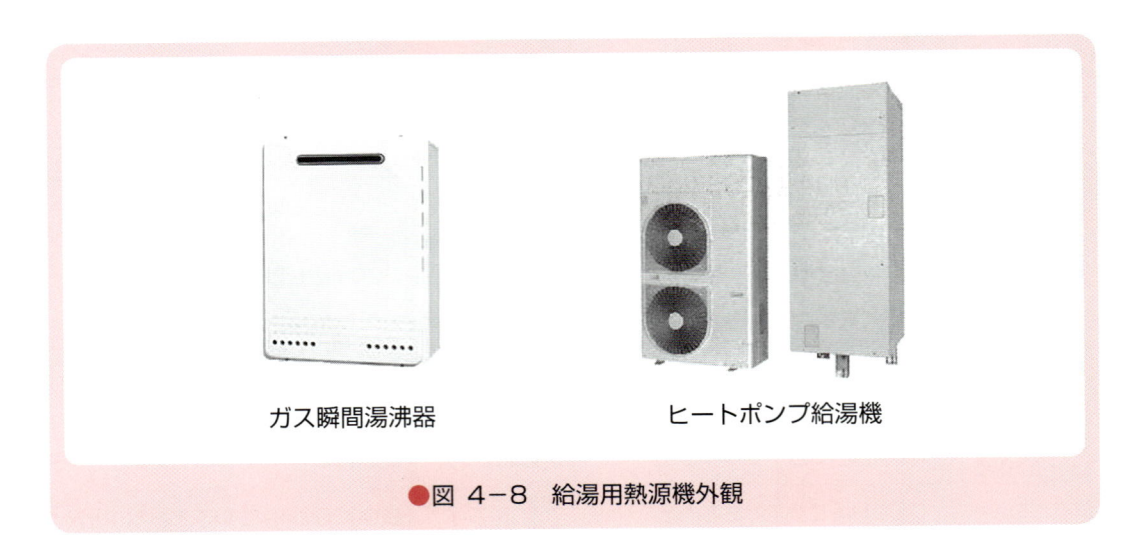

ガス瞬間湯沸器　　　ヒートポンプ給湯機

●図4-8　給湯用熱源機外観

（3）給　湯　量

熱源機の選定を行う際には給湯使用量の想定を行う。給湯量は，水栓数，湯使用機器の必要量，給湯温度，同時使用率を考慮し計算する。給水・給湯量の目安値を表4-6に示す。

● 表 4-6 厨房給湯量の目安値

出典文献			①	①	②	③	④
単　位			L/食	L/m²日 L/床日	L/食	L/m²日	L/食
業　態	学　校	単独	5〜10				5
		共同	5〜10		12〜15		5
	外食店	喫茶				32	
		飲食店		30〜70 (平均72.8)		48	8
		ファースト フード				16	
	社員食堂		3.1〜16 (平均8.6)				
	病　院			40			8
給湯温度			60℃	60℃	42℃	43℃	45〜65℃

出典文献：① 空気調和・衛生工学会監修：空気調和・衛生工学便覧　第13版
　　　　　② 日本電熱協会監修：電化厨房マニュアル
　　　　　③ 建築環境・省エネルギー機構監修：建築物の省エネルギー基準と計算の手引き
　　　　　④ 日本厨房工業会監修：業務用　厨房設備設計事例集

3．排水設備

（1）排水の種類と排水方式

　厨房排水には，厨房機器や冷蔵庫からの排水，排水側溝・床排水がある。厨房機器からの排水には食材等の油分が混じっており，グリストラップ（グリス阻集器）を用いて油分を除去してから下水道へ放流しなければならない。また，厨房機器や冷蔵庫からの排水は，一般排水系統からの逆流，下水臭気・衛生害虫の侵入の防止を考慮し，一般排水と直接接続せず図4-9に示すように間接排水とし，排水口空間を確保することが「建築基準法」で規定されている。

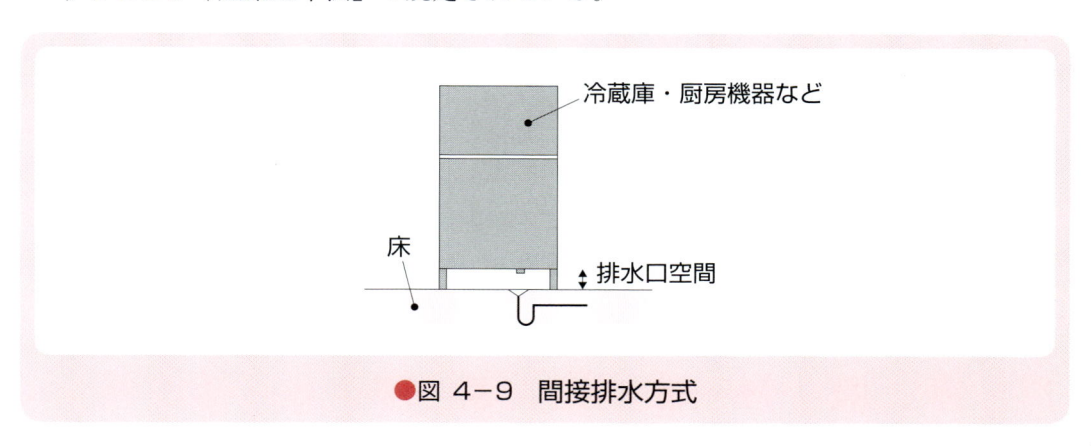

● 図 4-9　間接排水方式

（2）排水側溝

厨房における排水は必ず非汚染作業区域から汚染作業区域に流れるように設計する。厨房床排水や厨房機器排水を間接排水としてグリストラップ（グリス阻集器）へ導くために，厨房床には排水側溝が設置される。また，厨房床は常に乾いた状態としたドライシステムとすることが望ましい。このために，床や側溝排水が流れやすいように勾配（$1/100 \sim 4/100$）を適切に確保し，開放型排水溝の有効幅はデッキブラシが入る幅（20cm 以上）で，排水のはね返り防止と作業従事者の安全確保から防滑式のふたを設置する。最近では，図 4-10 に示すように床面開口面積を少なくした側溝も設備されている。

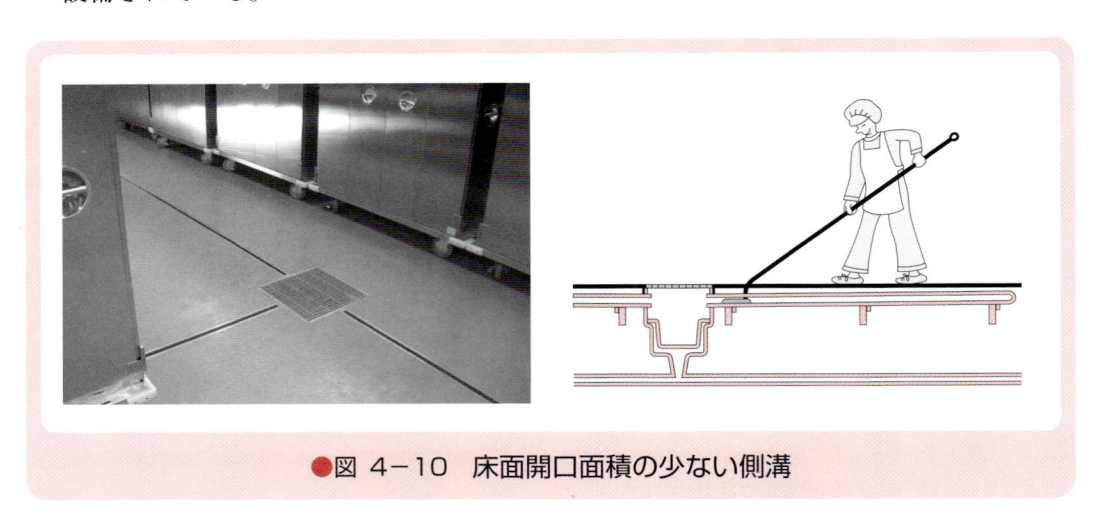

●図 4-10　床面開口面積の少ない側溝

（3）グリストラップ（グリス阻集器）

厨房排水は油脂を含むため，グリストラップで油分を除去し，下水道へ放流する。なお，排水規制により，公共用水域に直接排水する場合など，「水質汚濁防止法」，「下水道法」の水質基準を満たせないときは，汚水処理設備（厨芥処理）が必要となる。

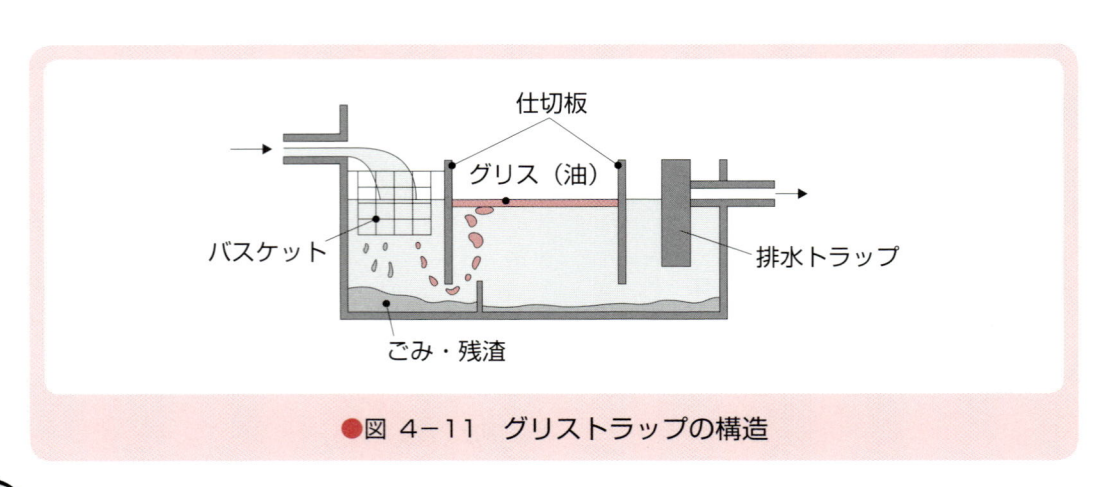

●図 4-11　グリストラップの構造

4．衛生器具設備

　「大量調理施設衛生管理マニュアル」（厚生労働省），「学校給食衛生管理の基準」（文部科学省）において，水栓は，従業員に付着した微生物による汚染防止の目的から，直接，手を触れない仕様（レバー式・足踏み式・自動式）とされている。厨房出入口近傍には手洗器を設置するが，手洗器は自動式水栓で手・ひじまでの洗浄を考慮して水が床にこぼれにくい大型のものが望ましく，調理担当者の多い施設では複数台並べることを考慮して十分な間隔と壁との距離を十分に取る必要がある。

　図4-12は自動的に吐水，止水する水栓（せっけん液，消毒液とも），ペーパーホルダを装備した衛生的な手洗器とレバー式，足踏み式水栓の例である。

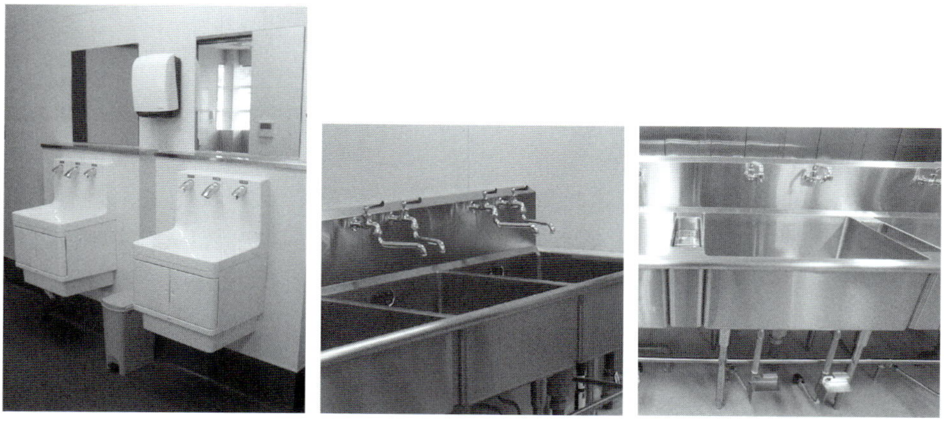

●図4-12　手洗器の例　HACCP対応（左）レバー式水栓（中）足踏み式水栓（右）

3　空調・換気設備

1．厨房の空調設備

（1）空調設備と厨房室内環境

　空調設備とは，従業員が快適に室内で作業をするため，また食中毒防止の観点から，温度，湿度，空気清浄，気流をコントロールする設備のことをいう。

　厨房室内環境は，表4-7に示すように食品衛生管理の観点から厚生労働省や文部科学省では室内温度25℃以下，室内湿度80％以下が望ましいとしている。なお，作業環境の快適性の観点からは，「建築物衛生法」で規定している室内温度17～28℃，室内湿度40～70％，粉塵濃度$0.15mg/m^3$以下であることが望ましい。

● 表 4-7　厨房室内温熱環境

目　的	対象負荷	設計許容基準	根拠・基準
衛生環境の確保	食中毒菌（大腸菌など）	温度 25℃以下 相対湿度 80%以下	大量調理施設衛生管理マニュアル（厚生労働省）
温熱快適性確保	顕熱・潜熱	温度 17～28℃ 相対湿度 40～70%	建築物衛生法
空気清浄の確保	粉塵など	浮遊粉塵 0.15mg/m³	建築物衛生法

（2）空調システム

　厨房に設置される空調機は，表 4-7 の厨房室内温熱環境を満たす能力を有するものでなければならない。空調機で処理する厨房の熱負荷は，外気負荷，厨房機器発熱負荷，外壁負荷，照明・人体発熱負荷であり，そのうち外気負荷が70～80%を占める。このため，換気量を適切に設計することが省エネルギーのポイントとなる。

　厨房の換気量は大きく，外気を直接室内へ供給するシステムでは室内温度の均一化が図れないため，室内環境を衛生的かつ快適に維持する観点から図 4-13 に示すように外気を室温状態まで冷却加熱する全外気式空調を行うことが望ましい。

　厨房は多湿で油分を含んだ水蒸気が発生するため，空調機は耐久性を考慮し機械室や天井内に設置することが望ましい。厨房に露出して設置する場合は外装がさびないステンレス製のものを選定する。空調吹出口は厨房排気を阻害しないこと，水蒸気により結露が発生しないことに留意して設置する。

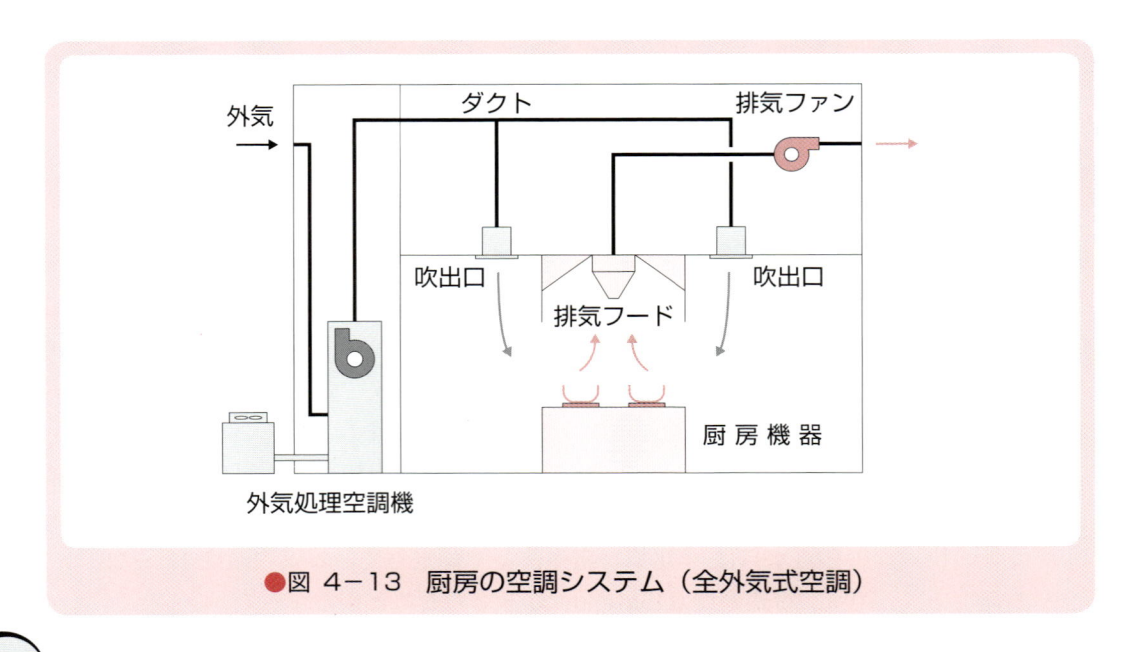

● 図 4-13　厨房の空調システム（全外気式空調）

2. 厨房の換気設備

（1）換気の目的と方式

　換気は，室内発生負荷（機器発熱，水蒸気，油煙，二酸化炭素，臭気）の除去，燃焼空気の供給，酸欠防止を目的に行うものである。厨房は室内発生負荷が非常に多いため機械で換気を行う。換気方式には，給気（外気の取り入れ）も排気も機械で行う第1種換気，給気は機械で行い排気を自然で行う第2種換気，給気は自然で行い排気を機械で行う第3種換気がある。厨房の換気設備では図4-14に示す第1種換気または第3種換気が採用されるが，換気量が多い場合は，第1種換気方式が採用される。

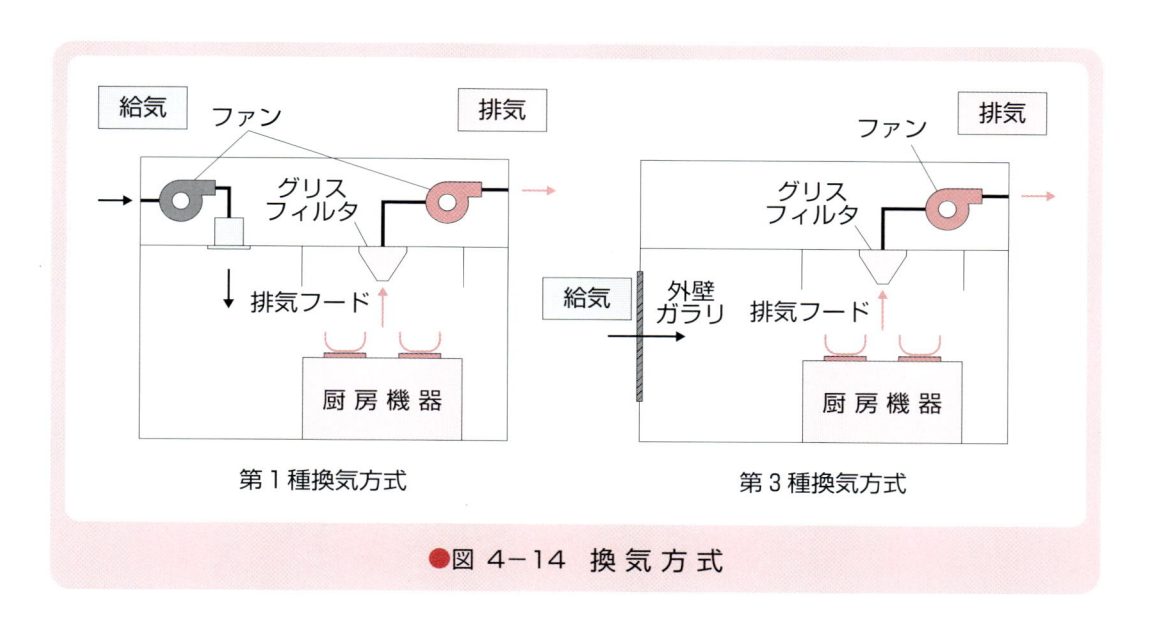

●図4-14 換気方式

（2）換気システム

　換気設備には，ファン，ダクト，排気フード，吹出口，吸込口，フィルタなどがある。燃焼式厨房では燃焼空気供給が必要なため，「建築基準法」で排気フードの形態と必要換気量が規定されている。電化厨房では，燃焼を伴わないため「建築基準法」の規定は受けないが，調理に伴う熱，水蒸気，臭気排出のための換気を行う。

　厨房の換気計画の留意点を以下に示す。

① 汚染作業区域と非汚染作業区域を分けて別々の換気設備を設置する。また，厨房以外の換気設備とは系統を分ける。
② 燃焼排ガス（二酸化炭素など）や油煙などは極力厨房へ拡散しないように，発生箇所には局所排気装置（排気フード）を設置する。
③ 油脂を含む蒸気を排気する排気フードには油分除去するためのグリス除去装置を設置する。

④ 外気取り入れのための外壁給気ガラリや給気ファン吸込口には，必ず除塵フィルタや防虫網を取りつけ，ほこりや害虫が厨房内に侵入しないようにする。
⑤ 厨房の給排気のエアバランスは，全体としては等圧（給気量＝排気量）もしくは，厨房からの臭気が他室へ漏れないように，若干負圧（給気量＜排気量）として計画することが望ましい。

また最近では，厨房全体を置換換気方式により効率よく換気する天井換気システムの導入事例が多くなってきた。このシステムのメリットとして，室温に近い温度を低速で吹き出し，室内発生負荷を厨房機器から出る上昇気流を利用して排出するため，少ない換気量で効率よく換気できる。それにより通常，調理担当者に向かって吹くパンカールーバなどと違って疲労感も少なく，排気フードが吊り下がっていないので見通しがよい。またクッキングエリア全体を天井換気方式で覆うことにより，排気フードによる設置制限が出ないので加熱機器の配置変更や入れ替えが容易に行える。

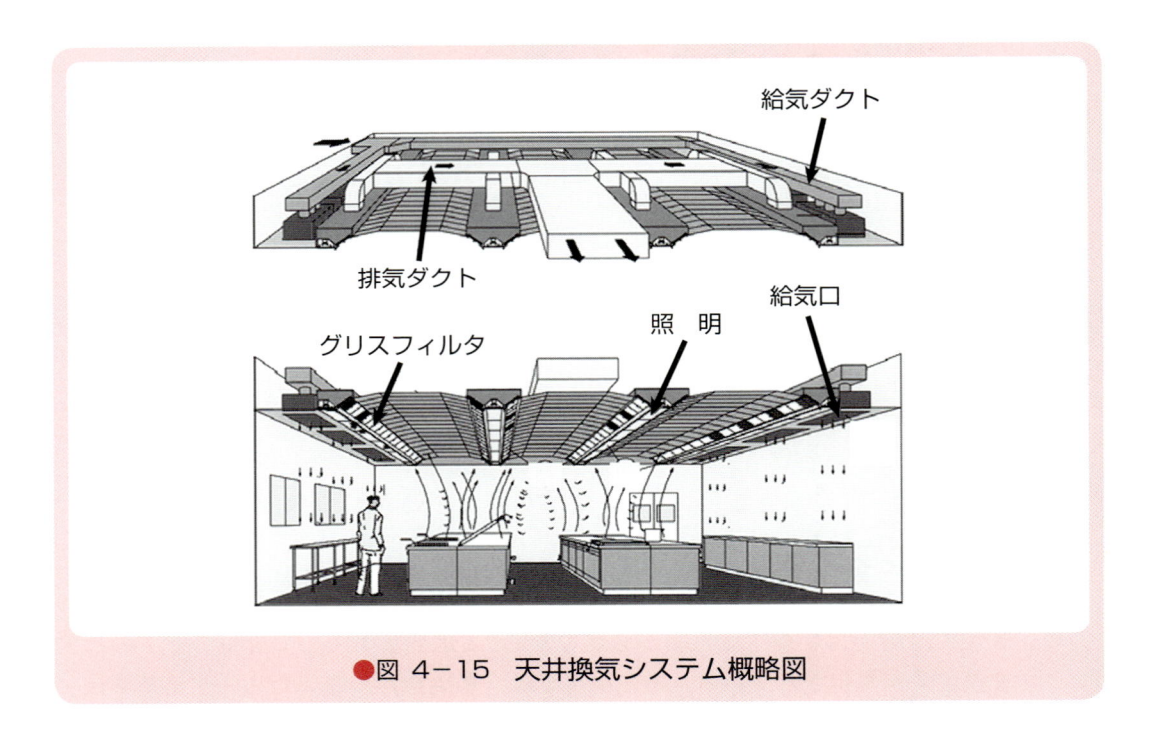

●図 4-15 天井換気システム概略図

（3）厨房の換気量
一般的な厨房の換気量の算出方法を以下に示す。
1）燃焼式厨房の場合
以下の①～③の算出方法のうちもっとも大きい量とする。

① 厨房機器の燃料消費量から算出する方法（「建築基準法」で規定している方法）

　　必要換気量 [m³/h] ＝ A × K × Q

　　　A：フードの形態による係数

　　　　　フードのある場合：Ⅰ型フード 30，Ⅱ型フード 20

　　　　　フードがない場合：40

　　　K：燃料単位消費量あたりの理論廃ガス量 [0.93m³/h・kW]

　　　Q：単位時間あたりの燃料消費量 [kW]

② 排気フード部の面風速から算出する方法

　　必要換気量 [m³/h] ＝ 3,600 × F × v

　　　F：排気フードの水平投影面積（排気フードの幅×奥行き寸法）[m²]

　　　v：排気フード面での吸い込み風速 [m/s]（0.3m/s 以上とする）

③ 換気回数から算出する方法

　　必要換気量 [m³/h] ＝ N × V

　　　N：換気回数（＝換気量÷室容積）[回/h]（40回/h 以上とする）

　　　　室容積に対し1時間に何回室空気が入れ替わるかを示す指標

　　　V：室容積 [m³]

2）電化厨房の場合

以下の①～③の算出方法のうちもっとも大きい量とする。

① 厨房機器の消費電力から算出する方法

　　必要換気量 [m³/h] ＝ A × Q

　　　A：単位消費電力あたりの必要換気量 [30m³/h・kW]

　　　Q：消費電力 [kW]

② 排気フード部の面風速から算出する方法

　　必要換気量 [m³/h] ＝ 3,600 × F × v

　　　F：排気フードの水平投影面積（排気フードの幅×奥行き寸法）[m²]

　　　v：排気フード面での吸い込み風速 [m/s]（0.3m/s 以上とする）

③ 換気回数から算出する方法

　　必要換気量 [m³/h] ＝ N × V

　　　N：換気回数（＝換気量÷室容積）[回/h]（20回/h 以上とする）

　　　V：室容積 [m³]

4　その他の関連設備

厨房は多量の火気を使用する場所であるため，消火設備は特に配慮して設置しなければならない。消火設備には火災が起きないように防火する設備と，火災が起きた際に消火する設備がある。以下に厨房における消火設備として一般的なものを示す。

（1）グリス除去設備

「消防法」では，油脂を含む蒸気を発生する厨房機器に設置する排気フードには，排気中に含まれる油脂を除去するグリス除去装置（グリスフィルタなど）を設けることを義務づけている。グリス除去装置としては排気中に含まれる油脂を75％以上除去し，容易に取り外し清掃できるグリスフィルタと，油脂分を90％以上除去できるグリスセパレータ，そして油脂分90％以上の除去率で自動洗浄装置を搭載したグリスエクストラクタの3種類がある。機構的に水幕などで油脂分を凝縮させて除去するグリスセパレータもあるが，自動洗浄がないものはグリスセパレータに分類される。

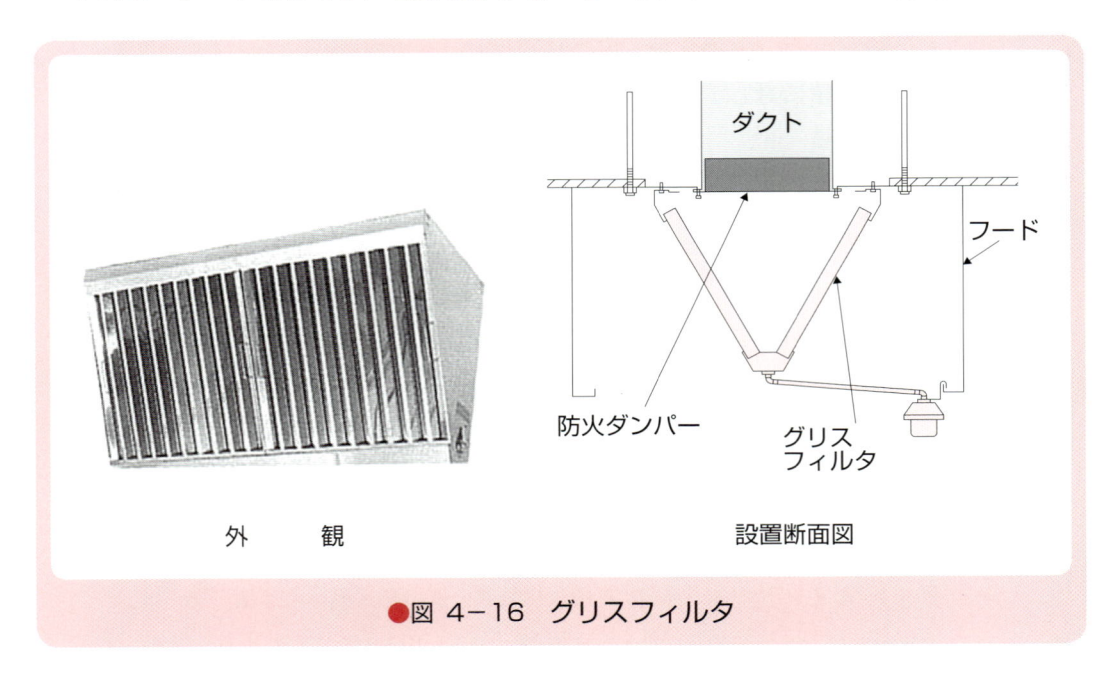

外　観　　　　　　　　　設置断面図

●図 4-16　グリスフィルタ

（2）火炎伝搬防止装置

「消防法」では，厨房機器で万一火災が発生した場合に，排気フード，排気ダクトを通して隣室へ火災が拡大しないように，排気フードには火炎伝送防止装置を設けなければならないとしている。火炎伝送防止装置には，温度上昇を感知してシャッターを閉じて火炎を防止する「防火ダンパー」と，火炎を感知して自動的に消火する「フ

ード等用簡易自動消火装置」(図 4-17 参照) がある。
　フード等用簡易自動消火装置は，厨房機器，排気フード部，排気ダクト内部の初期火災に対して消火剤を自動的に噴射し，ガスや電気を遮断するものであり，消防基準に従って設置されるが，おおむね規模の大きな厨房の場合に設置される。

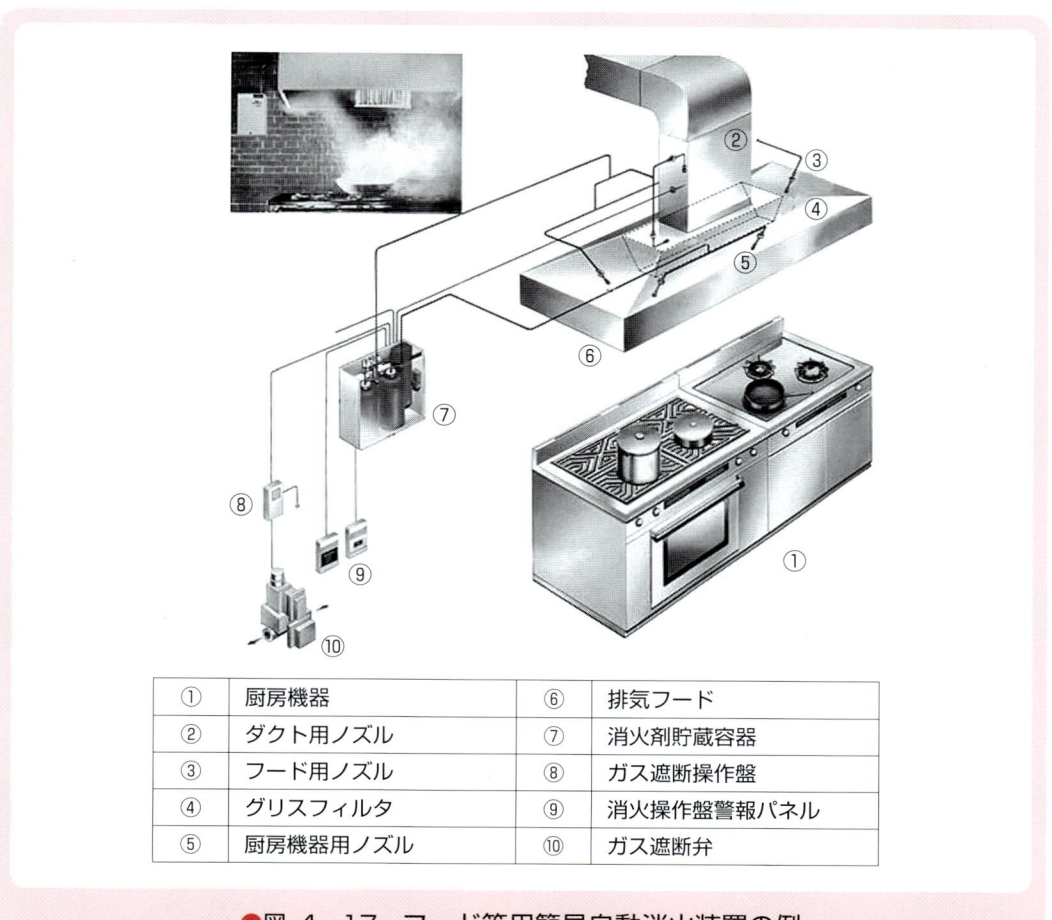

①	厨房機器	⑥	排気フード
②	ダクト用ノズル	⑦	消火剤貯蔵容器
③	フード用ノズル	⑧	ガス遮断操作盤
④	グリスフィルタ	⑨	消火操作盤警報パネル
⑤	厨房機器用ノズル	⑩	ガス遮断弁

●図 4-17 フード等用簡易自動消火装置の例

第 5 章 ゾーニング計画とレイアウト

　給食施設は，厨房（つくる場）と食堂（食べる場：ダイニングまたはホール）に大別されるが，いずれも施設・設備管理の対象である。特に，学校，事業所，福祉施設などセルフサービスシステムの施設では喫食対象者動線を十分考慮することが大切である。したがって，給食施設のゾーニング計画およびレイアウト計画をする場合には，厨房と食堂の接点となる配膳システムを計画当初から設定しなければならない。

1　ゾーニング・レイアウトを行う際の基本姿勢

1．施設を計画する際の仕組み

　一般に日本の施設計画にかかわる仕組みは複雑である。図5-1に仕組みの概要を示した。図の左側が現状，右側が改善策である。

　計画に関連する企業（部署）には，設計会社・建設会社・ゼネコン*・設備会社・厨房会社がある。大規模施設では，ゼネコンが建物全体を一括受注するケースが多い。

　現状では，設計，設備上の問題を優先し，実際に運用する側の意見や要望が入らない状態で計画が進められることがある。

　計画当初から，コンセプトや将来展望，メニュー構成，オペレーションシステム（調理工程やサービス方法など），安全性や衛生管理など，運用上必要とされることを明確にしておくことが大切である。

　ことに，施設・設備は設備投資額も多く，完成後の手直しがほとんど不可能である。したがって，最初から計画に参画できるよう，日ごろの勉強が必要となる。

　図5-1に示す改善案のように，複雑な要素が混在する厨房設備は，オーナーおよび給食担当者が中心となって，運用側の考えを十分取り入れ計画を進めなければならない。

　また，新しい調理システムの開発やサービス方法，環境問題など規制も厳しく，専門的なより高度な知識やコンサルタントの活用なども，今後考える必要がある。

　　＊ゼネコン：general contractor の略。土木・建築工事の一切を請け負う，総合建設業者のこと。

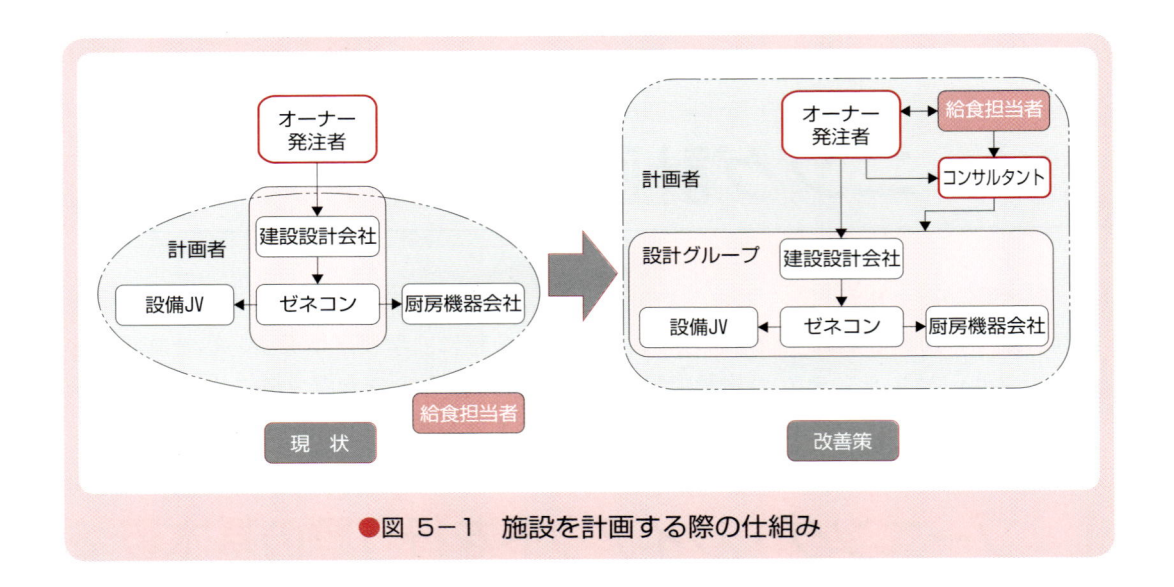

●図 5-1　施設を計画する際の仕組み

2．ゾーニング計画の進め方

　施設を計画する場合，施設全体の目的とする機能を中心に計画が立てられ，厨房施設・設備エリアの計画は後回しにされることが多い。したがって，理想的な位置・面積を確保できないこともある。

　食材の流れに従って，割り当てられた厨房施設・設備エリアに，搬入検品エリア・一次ストックエリア・下処理エリア・加熱調理エリアなど，必要な機能別のブロックをあてはめていくことをゾーニング計画という。

　ゾーニング計画で重要なのは，以下の3点を確認することである。
　① 必要な機能ブロックが漏れなく計画に入っていること。
　② 機能ブロックの面積比率が合っていること。
　③ 機能ブロックの連携に，整合性があること。

　理想的なゾーニング計画を作成できることは，きわめてまれなことなので，いくつものプランを作成して，それぞれのメリット・デメリットをピックアップし，もっともよいプランを採用することが必要である。

　食堂エリア計画では，厨房との関連性（料理の提供方法と物量，使用した食器のバッシングの方法や物量など）に加えて，喫食対象者の「動線」をわかりやすくスムーズにすることを優先して，形状を決めていく。

　セルフサービス，フルサービス，ハーフセルフサービスなどの提供方法の違いや，提供する料理の品数，提供に使用する機器の種類や容量，朝食・昼食・夕食・夜食などの提供時間帯，最大提供数と最小提供数，提供シフトの有無，品切れなどに対する制限，精算方法，ダイニングの多目的利用計画やその利用方法，建築的な制限など，さまざまな検討項目の複合によって，食堂の必要スペースや形状は変化する。

さらに，計画する施設の性格によって，食堂計画で留意するポイントは変化する。計画者の経験などから，改善したいポイントに執着しすぎると，違う不具合ポイントを生み出す結果となる場合があるため，同規模程度で類似の性格の施設を，できるだけ多く見学して，運営担当者からよい点・悪い点のヒヤリングを行い，視野を広げることが必要である。フードサービス施設を専門に計画している専門コンサルタントに，計画提案や検証を依頼する方法もある。

3. レイアウト計画のポイント

　ゾーニング計画で決定した機能ブロックの配置のなかに，必要な厨房機器や家具を配置していくことをレイアウト計画という。レイアウト計画にはラインレイアウト，レイアウトの2段階あり，ラインレイアウト計画，厨房機器レイアウト計画，家具レイアウト計画の順に進めていく。

① 厨房ラインレイアウト計画：機能ブロックのなかに，厨房機器の配置ラインと，作業・移動スペースのラインをレイアウト検討していく。

② 食堂ラインレイアウト計画：テーブルや椅子などの家具の配置ラインと，喫食対象者やサービスの通路スペースのラインをレイアウト計画していく。
　必要なラインを配置することができなければ，ゾーニング計画に戻って再検討を行う。

③ 厨房機器レイアウト計画：ラインレイアウト計画で決めた厨房機器の配置ラインに，必要な厨房機器をレイアウト検討していく。厨房機器の配置ラインに，必要な厨房機器が納まらない場合，厨房機器の変更を行うか，ラインレイアウト計画を変更するかを検討する。

④ 家具レイアウト計画：家具配置ラインのなかに，必要な席数や雰囲気を考慮して，2人席・4人席・6人席・大テーブル・変形席などを，レイアウト検討していく。家具の配置方法は無限にあるため，1席あたり面積が大きな対面4人席（正方形テーブル）などの，特定家具などにとらわれないように注意する。テーブルの配置角度を変化させることや，斜めや蛇行する通路を設けることなどで，雰囲気が大きく変化するため，さまざまなプランを試すことが必要である。

4. 計画上の注意点

　計画するうえで注意すべきことは，作成した計画（プラン）を，複数の立場から検証することである。施設・設備のオーナーの立場，実際に施設を使用して運営する従業員の立場，施設を利用する喫食対象者の立場，施設をつくっていく建築関係者の立場，施設をメンテナンスする管理者の立場など，さまざまであるが，一つの立場を重視してしまうと，全体としてバランスの取れない施設になってしまう。
　例えば，建築のしやすさを優先してしまったために，施設に段差が生じてしまい，重いものや汁物の移動が大変になってしまったり，清掃がしにくい部分ができてしま

ったりすることがある。また，運営者の作業をしやすくすることを優先してしまったために，喫食対象者が使いにくい施設になってしまったり，動線がわかりにくい施設になってしまったりすることも，よくあることである。もし，複数の立場の主張がぶつかってしまって進まなくなってしまった場合には，喫食対象者の立場を最優先に考え，予算の範囲内であれば，サービスオペレーション，厨房オペレータの立場の順に考えていく。

　ゾーニング計画➡ラインレイアウト計画➡レイアウト計画の順に，計画を進めていくが，どの段階であっても，計画に無理が生じて妥協できる解決案が見つからない場合は，一つ前の段階に戻るか，場合によっては最初のゾーニング計画に戻ってやり直す勇気が必要である。検討した履歴は，プロジェクトの財産として必ず保存しておきたい。

　① ゾーニング計画では，計画する施設・設備で行われるであろう'作業のフローチャート'の流れをイメージし続けながら，どうしても障害が出てしまう場合は，障害の重要度によって優先順位をつけて決めていく。プロジェクトの基礎部分であることを強く認識する。

　② ラインレイアウト計画では，調理担当者等従業員の体型も考えながら，作業スペース・通路スペースの幅を決めていく。一般的には，一人の作業するスペース間隔は，90～120cm，二人が作業するスペース間隔は，120～150cmである（レイアウトの基準寸法は第2章，p.17，表2-2参照）。

　③ 厨房機器レイアウト計画では，絶対に必要な機器，あれば業務に貢献する機器，できればほしい機器に分類して，この優先順位でレイアウトしていく。調理担当者ごとの手順を想像して，作業で歩く距離を少なくしていくことを考える。汗をかくことは，味覚を変化させることを意識する。

　　筆者は，味を決める調理長の作業エリアは，3歩以内であることを目ざして計画をしている。

2　施設の必要機能

1．作業のフローチャート

　図5-2は，一般的なレストランを想定した作業フローチャートである。厨房を伴う施設には，大きく「作業の動線（食事を提供→片づける動線）」と「喫食対象者の動線（施設を利用する動線）」がある。施設のなかで二つの動線が重なる部分は必ず生じる。この重なる部分を中心に，施設全体を考えていく。施設のもつ特性によって，作業フローチャートは千差万別である。計画する施設で想定する作業フローチャートを作成して，動線同士がスムーズに流れるように基礎をつくっていく。

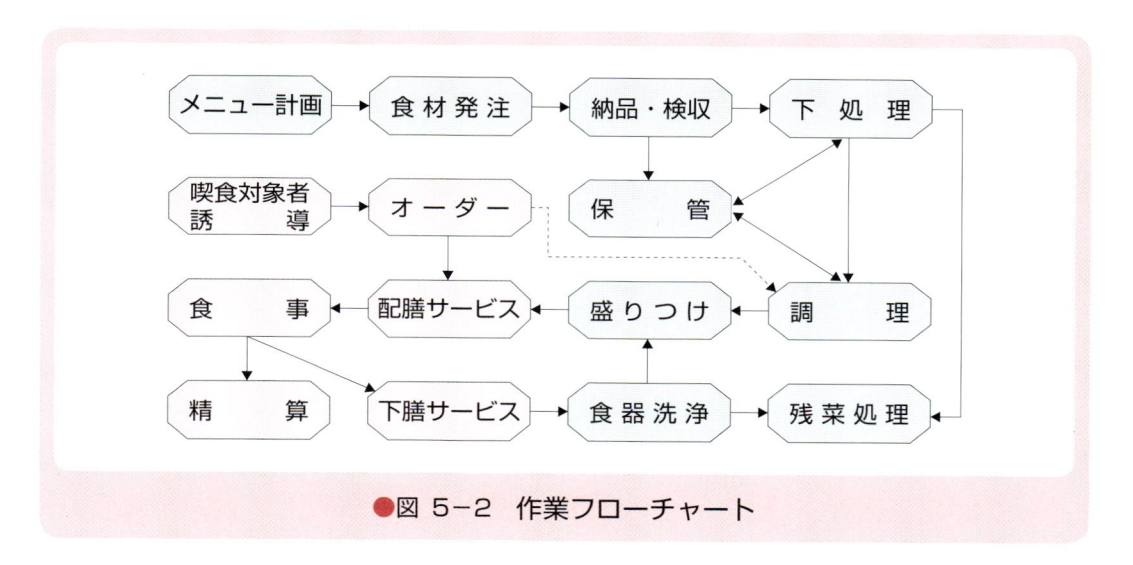

● 図5-2　作業フローチャート

2．エリアの設定

　エリア設定では，施設として必要なすべての機能が，どのエリアに含まれるのかを設定していく。建築上必要な機能などは，建築設計者や設備計画者と協議のうえ，もれのないようにそれぞれにエリアのなかに想定する。
　必要な機能は，以下のようなものが考えられる。
　① 食堂エリア：喫食対象者用出入り口・精算レジ・喫食対象者用トイレなど
　② バックヤードエリア：施設関係者が業務専用に使用するエリア；事務室・更衣室・従業員用トイレ・ごみ置き場・休憩室など

3．必要面積の算出方法

　食堂施設（厨房や食堂を含む総称）の面積を決める際は下記のような，想定できうる多くの条件を考慮に入れる。施設によって，条件の組み合わせがさまざまであるため，1食あたりの基準面積は決めることはできない。また，提供できる食数に幅があるため，面積に対する対応食数をグラフに示すと，階段状になる（図5-3）。

- 提供種別（朝食・昼食・夕食・深夜食など）
- 提供種別ごとの想定食数（最大食数と最小食数），提供時間帯，シフト
- 提供方法（フルサービス・セルフサービス・ハーフセルフサービス・ビュッフェ・配膳など）　● 提供料理数　　● 食堂回転数の設定と満席率の設定
- 10分ごとの来客想定数（最大数と最小数）　● 喫食対象者の想定食事時間
- 食材の下処理必要度　● 食堂の雰囲気レベル（席数あたりのゆとり度など）

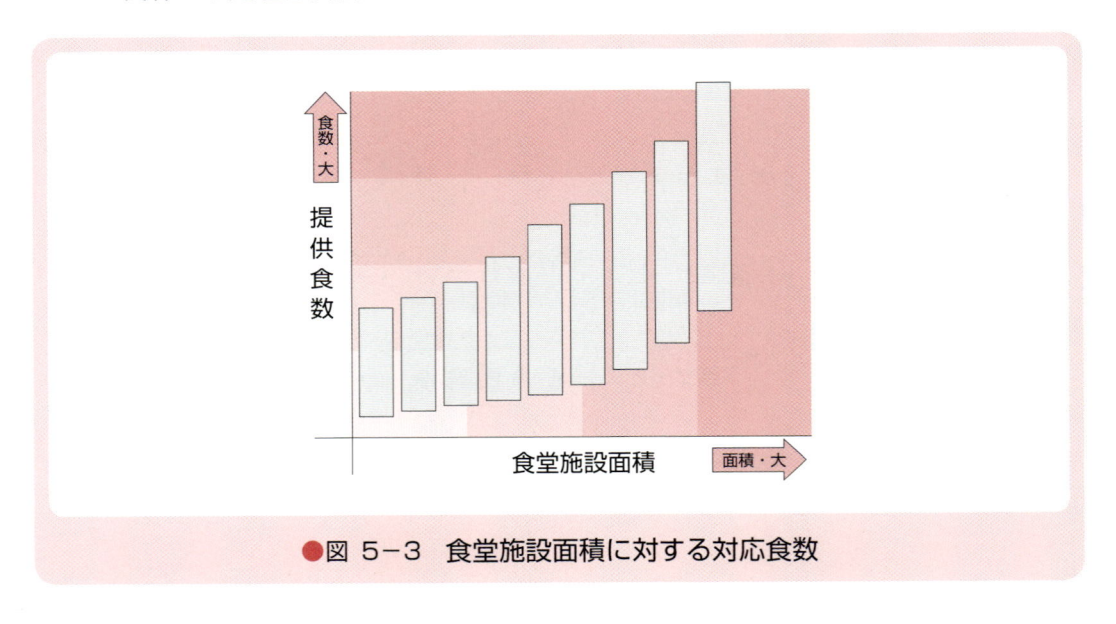

● 図5-3　食堂施設面積に対する対応食数

（1）厨房施設の面積計算例

　計画する厨房施設の必要面積は，下記のように算出する。

$$\text{計画する厨房施設の必要面積（m}^2) = \frac{x \times 1.5}{2 \times (0.75 \times 2 + 1.2)}$$

x：必要な厨房機器の幅寸法の合計(m)　　1.5：作業台分の乗数
2：基本のライン数　　　　　　　　　　　0.75：厨房機器の基本奥行き寸法(m)
1.2：2ラインの場合の作業幅寸法

　例えば，必要な厨房機器の幅寸法の合計が6mであった場合は以下のようになる。

$$6 \times 1.5 \div 2 \times (0.75 \times 2 + 1.2) = 12.15\text{m}^2$$

3　図面の見方

　施設の計画検討は，図面をもとにして参画している各担当者間で打ち合わせを行っていく。すべての記号やルールを覚える必要はないが，計画検討をスムーズにするためには，最低必要な図示記号やシンボルは覚えていたい。また，わからないものがあれば，臆せずにそのつど質問をして，自分の知識を積み重ねていくべきである。

1．図面に使われる記号

　図面は，共通のルールによって，最小限の記号などで確実に意味が伝わるようにして作成されている。柱や壁，扉などは，絵と同じ感覚であるため理解がしやすい。図 5-4 に記した図示記号を理解することによって，図面を見ただけで厨房機器の熱源がガスなのか電気なのかなどを判断することができる。

　平面図は，建築の略号や図示記号，厨房機器などのシンボルを使って，細かな図面をわかりやすくしている。表 5-1 と図 5-4 に，一般的によく使用される略号・図示記号，厨房機器シンボルと，その意味や厨房機器名称を記すが，建築設計者によって，さまざまな略記号を使用している場合があるため，わからない略号や図示記号があった場合には，建築設計担当者や設備設計担当者に確認をする。

　厨房機器は，それぞれに特徴的なシンボルを使用して図面に表す。厨房機器メーカーによって多少の違いがあるが，形をアレンジしているものなので，全く違ったシンボルになっていることはない。図面上に知らないシンボルがあった場合には，厨房機器メーカーの担当者に確認をする。

●表 5-1　よく使用される建築設備の説明

名　称	内　容	図示記号
ダクトスペース	吸気管，排気管，空調配管などの空気を通す配管を，建物を縦に通すスペース。基本的に，上下階において，同じ場所に設定される。	DS[1]
パイプスペース	給水管，給湯管，蒸気管，配水管，ガス管などを，建物を縦に通すスペース。基本的に，上下階において，同じ場所に設定される。	PS[2]
エレクトリックパイプスペース	動力線，弱電線，テレビのアンテナ線などの，電気的配線を建物を縦に通すスペース。	EPS[3]
エレベータ	人が乗ることができるエレベータ。人専用のものと，人と荷物の両方を載せる人荷用がある。	EV
ダムウェータ	荷物専用の，エレベータのようなもの。カート利用ができるものと，荷物を持ち上げて乗せるタイプのものがある。	DW
機械室	施設を稼働させるための，空調機械やポンプ，ファンなどの設置スペース。	機械室 or MR

*1　DS：ダクトスペース。排気管を通すスペース。
*2　PS：パイプスペース。給水管やガス管などのパイプを通すスペース。
*3　EPS：エレクトリックパイプスペース。電気線を通すスペース。

名　称	図示記号
給　水	○
給　湯	●
排　水	⊕
床排水	⊖
蒸気入口側給気	◯
蒸気出口側排気	●
ガス立上り	▲
ガス1口ホースカラン	⌀
ガス2口ホースカラン	⌀

名　称	図示記号
配電盤または分電盤	■
電燈用分電盤	◣
動力用分電盤	⊠
電力または電熱用分電盤	▶◀
スイッチ（単相）	S
スイッチ（三相）	Ⓢ
10Aコンセント	⦂
20A以上コンセント	⦂
10A壁付コンセント	◐
20A以上壁付コンセント	◐
10A 2口壁付コンセント	◐
20A以上3極壁付コンセント	◐

名　称	図示記号
換気フード	⊠
電話機	Ⓣ
電灯	Ⓛ
電熱器（単相）	Ⓜ
電熱器（三相）	Ⓜ
ヒーター（単相）	Ⓗ
ヒーター（三相）	Ⓗ

名　称	機器シンボル
ガスレンジ	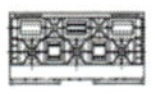
回転釜	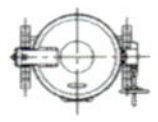
ティルティングパン	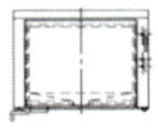
スチームコンベクションオーブン	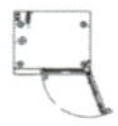
フライヤー	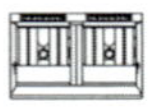
2槽シンク	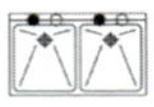

名　称	機器シンボル
立体式炊飯器	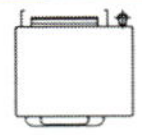
戸　棚	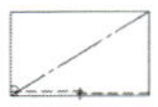
作業台	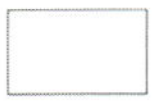
ワイヤーシェルフ	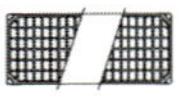
ハンドシンク	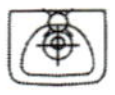

●図5-4　主な厨房設備図示記号・シンボル

4 ゾーンと衛生管理

1. ゾーニング計画と衛生管理

　施設の給食の目的や規模にもよるが，搬入・検収・保管・移動など作業の流れを考慮した人や食材，物のワンウェイの厨房ゾーニングを行うことで，外部からの汚染を防止することができる。

　以下に計画のポイントを示す。

① 厨房施設の位置の把握
② 厨房の各調理工程コーナーの区分
③ 汚染作業区域と非汚染作業区域の区分
④ 動線計画（人・食材料・食器什器）

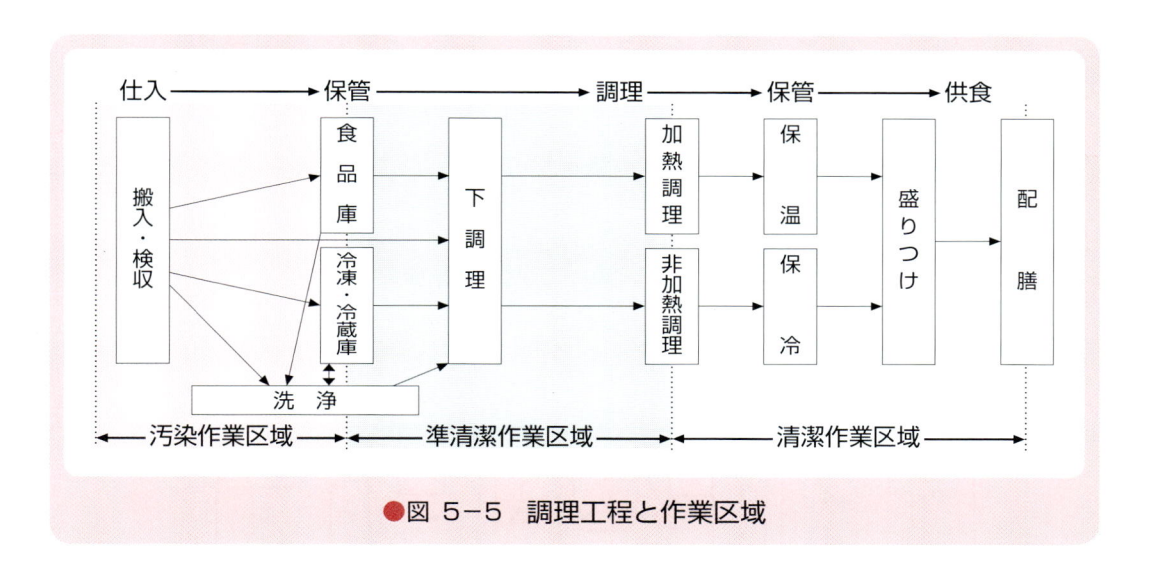

●図 5-5　調理工程と作業区域

●表 5-2　汚染作業区域と非汚染作業区域の区分の基準例（学校給食）

区　分	作　業　区　域	
汚染作業区域	検収室－原材料の鮮度等の確認及び根菜類等の処理を行う場所 食品の保管室－食品の保管場所 下処理室－食品の選別，剥皮，洗浄等を行う場所 食品・食缶の搬出場 洗浄室（機械，器具類の洗浄・消毒前）	調理場
非汚染作業区域	調理室－食品の切断等を行う場所 　　　　－煮る，揚げる，焼く等の加熱調理を行う場所 　　　　－加熱調理した食品の冷却等を行う場所 　　　　－食品を食缶に配食する場所 洗浄室（機械，器具類の洗浄・消毒後）	
その他	更衣，休憩室，便所，事務室等	

出典）文部科学省：学校給食衛生管理の基準（1997.4.1）

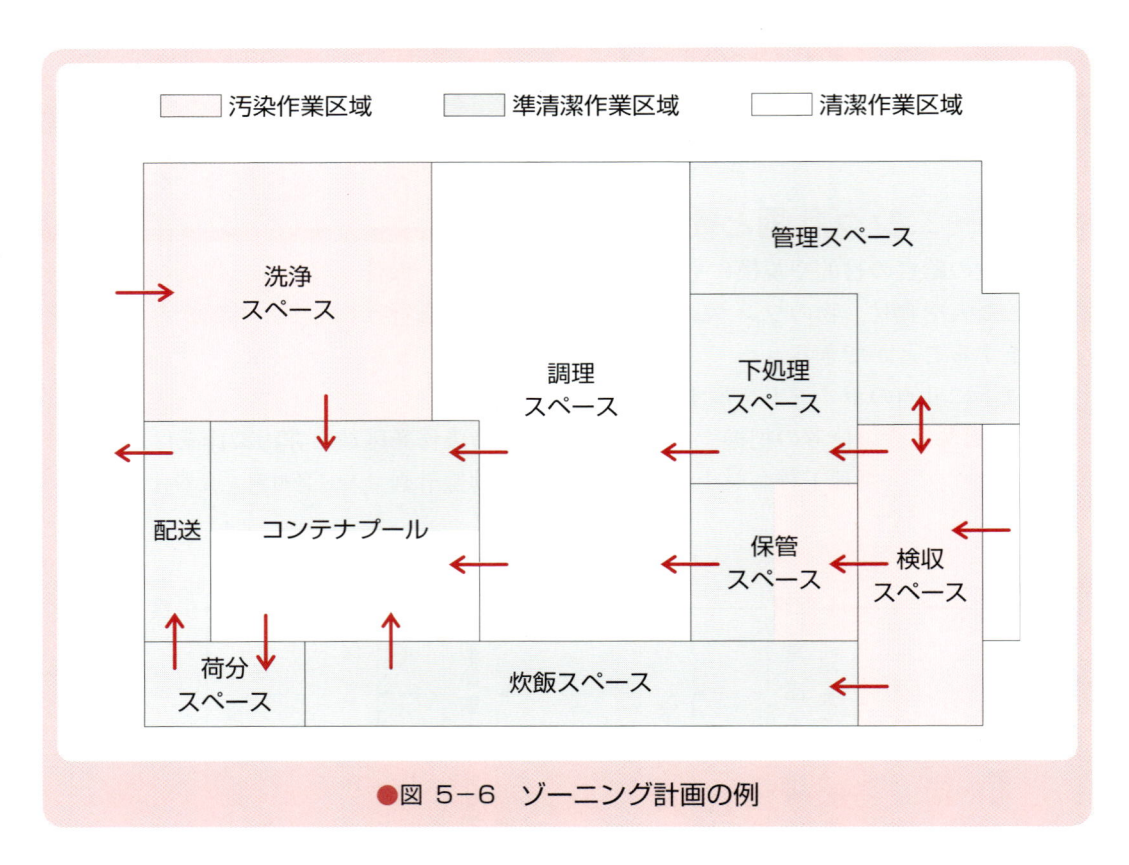

●図 5-6 ゾーニング計画の例

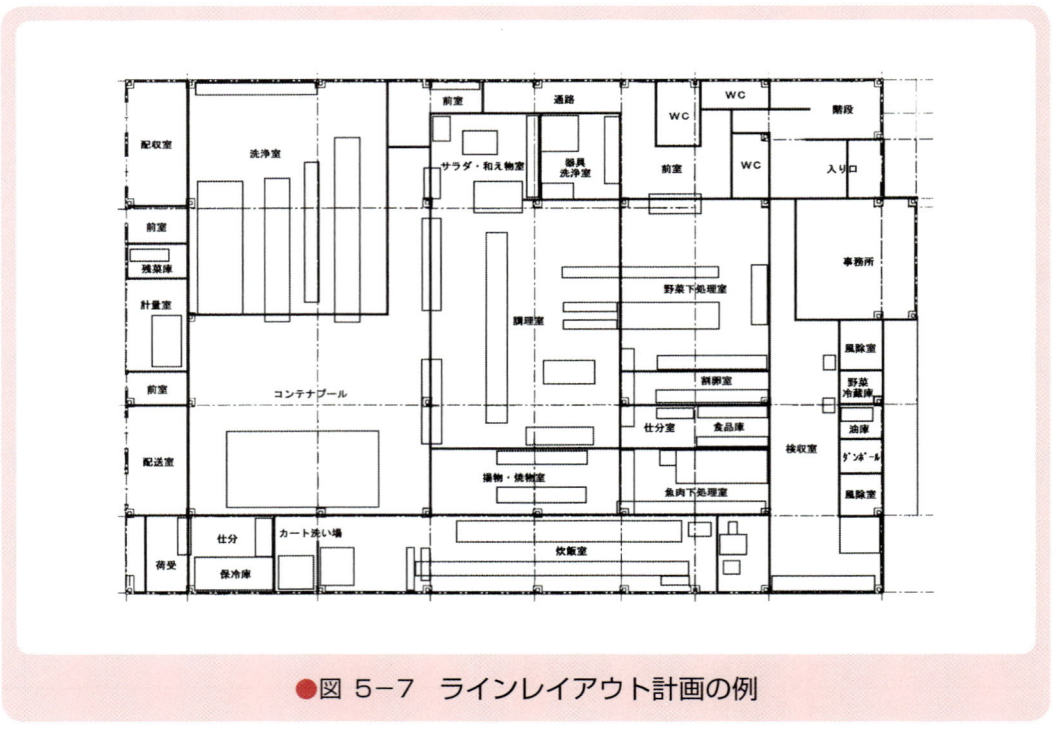

●図 5-7 ラインレイアウト計画の例

●図 5-8　レイアウト計画の例

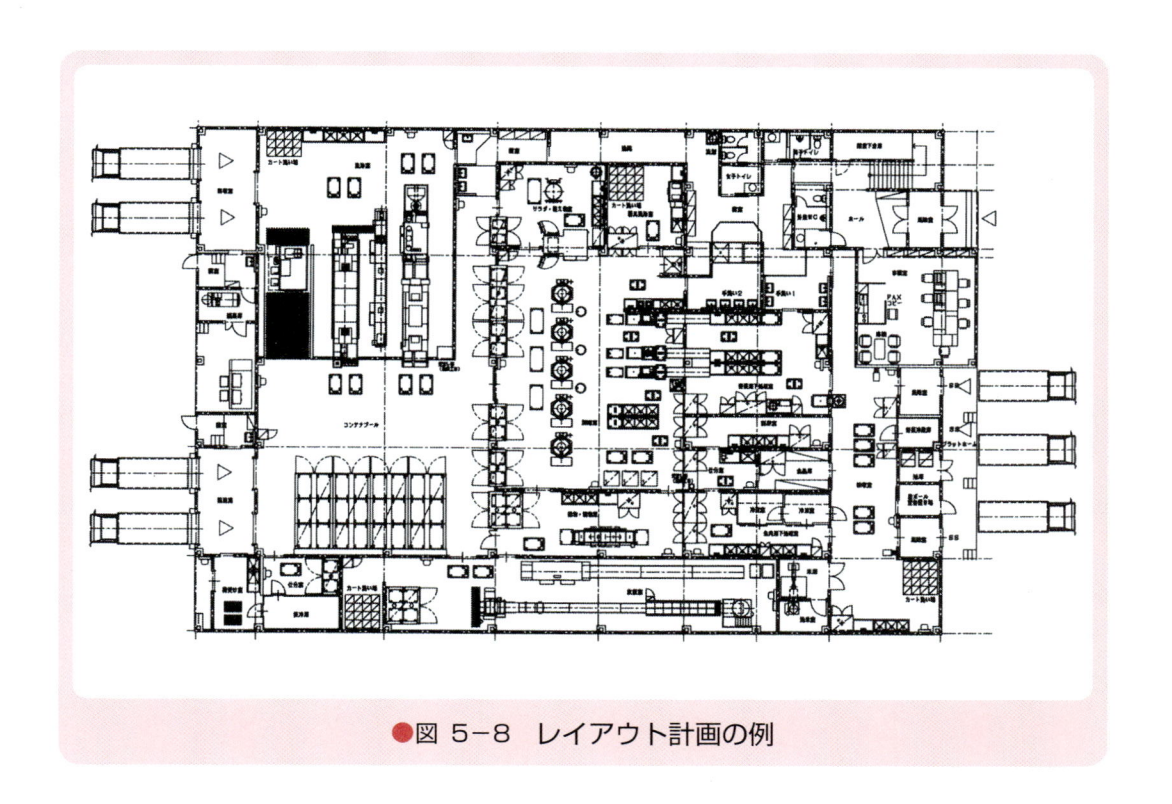

第6章 内装設備の動向と実際

　内装設備は，床，壁，天井など建物の内側の内装仕上げをさす。給食施設では，「厨房の内装設備」と「食堂（ダイニング）の内装設備」に大別され，それぞれ建物の構造や用途が異なるため，内装材や仕上げも異なる。

1　厨房の内装

　厨房の内装の仕上げ状態は，運用後の衛生管理や異物混入防止につながるものとして，都道府県の施設基準をクリアしていればよいとか，建築コスト最優先などと，安直に考えるべきではない。コストを考えるのであれば，その施設を使用している期間の，人件費や洗剤などの消耗品，メンテナンスなどすべての合計コストの比較を行うべきである。建築コストを下げたために，日々の清掃時間が30分余計に掛かっている施設を見かけることがあるが，年間にすると100時間×人数分の人件費コストがかかってしまう。

　また，厨房機器が故障したときなどの，機器入れ替え時にも考慮する必要がある。ほとんどの場合，モデルチェンジした新製品は，従来製品に比較して同じ性能であればコンパクトになる傾向がある。建築コスト削減を優先して，厨房機器に隠れて見えない部分の内装仕上げを省略した場合，入れ替え時に内装仕上げといった余分なコストがかかる。

　総合的に考えて，厨房の内装仕上げは，同一エリア内は床材・壁材・天井材など，統一するほうがよい。

1．床

（1）床の構造

　厨房の床についての考え方は，単純なものではない。移動台などを使用するオペレーションを考える場合，床の水切りを優先して排水側溝などに大きな床勾配をとった床にしてしまうと，キャスターのついた台はストッパーがないと止まっていることはできないし，台の上の物も傾いてしまう。主に食数などが多く，移動台を使用するオペレーションを計画するような施設の場合，厨房の床はフラットを基本に考えるべきである（厚生労働省が出している「大量調理施設衛生管理マニュアル」では，大きな床勾配をとることにしているが，実際の労働環境には即していない）。きれいにフラットに施工することができた厨房床には，水たまりができることはない。ゴムヘラ状の清掃器具を

使用することで，簡単に床の水分を除去することができる。調理担当者も，常に坂道の状態を感覚的に補正するよりも，楽に作業できる。

床と壁の接合部分である巾木には，丸みをつけてデッキブラシなどの清掃器具を使いやすくすることで，清掃漏れのないようにする。

（2）床　　材

主に，厨房専用床タイル，塗り床，長尺シートなどがあるが，厨房のエリアの特性に合わせて床材を選定する。

高温のお湯を流す可能性があるような加熱調理エリアには，高温に強く耐久性がある厨房専用床タイルを選定する。タイル材を選定する場合，一般的な目地材では含有水分量が多く，かび発生の温床となる場合があるため，水分量がタイルと同等の特殊な目地材を指定し，タイル面と目地面がフラットになる工法を指定することによって，移動台を使用するときにがたつきがなくなる。下処理エリアや冷菜調理エリアなどには，比較的コストがかからない塗り床を選定してもよい。塗り床材は，耐摩耗性に弱点があるケースが多いため，選定した材質についてメーカーに確認を取り，必要な塗り床厚を指定する。缶詰などをストックする倉庫エリアには，耐衝撃性がある長尺シートや塗り床を選定する。

床に油分や水分があると，非常に滑りやすくなるため，床材にはノンスリップ加工を施したものを選定するようにする。

（3）作業区分の明確化

衛生区分ごとに認識できるように，色分けすると便利である。

乾物倉庫なども，定期的に水洗い清掃を行う必要があるため，清掃時に必要な排水目皿を設定する。排水目皿は，害虫などの侵入を防止するためにふたつきのものが望ましい。

厨房の床レベルは，食堂などの床レベルに比較して，50 mm 程度低くしておくと，万が一大量の水が厨房に発生した場合でも，対処することができる。その場合，段差には緩やかな傾斜をつけることが望ましい。

2．壁

（1）壁の構造

厨房関係の壁は，結露しない構造であることが重要である。結露の発生は，かびの発生に直結する。結露は，壁の内外の温度差が伝わることによって生じるため，壁の内外で温度差が生じる可能性がある壁には，確実な断熱処理をする必要がある。結露発生防止構造の壁になっているかどうか，建築関係者への確認を怠ることのないようにする。

（2）壁の仕上げ材

　壁の仕上げ材の選定も，床材の選定と同様にエリアの特性を考慮して決定する。

　直接調理を行うエリアの壁には，耐水性のある仕上げ材が求められる。壁仕上げ材としては，清掃が容易で衛生管理がしやすい，表面の含有水分が少なく気泡などのない，磁器質タイルなどが望ましい。タイル材など施工に目地が必要な仕上げ材を選定した場合は，床材と同様に，水分量がタイルと同等の特殊な目地材を指定し，タイル面と目地面がフラットになる工法を指定する。パネル接続部分に段差が生じる工法は好ましくない。

　移動台などのカートを使用する場合，移動機器が壁にぶつかるなど，壁への損傷が想定される場合は，ぶつかる可能性のある部分に，ステンレスなどの保護材を指定する。壁の角部分などは，床面から損傷の可能性のある部分全体を，同様に保護する。

　床仕上げと同様に，缶詰などの重量物や角部分がぶつかる可能性があるエリアの壁には，タイルなどの耐衝撃性の弱い材質は適さない。耐衝撃性・耐水性のあるパネル仕上げにする方法や，清掃性を考慮して，耐水性のある壁紙などを選定し，損傷した場合には，容易に補修できるようにする方法もある。

　塗装仕上げという方法もあるが，経年劣化して剥がれ落ちた塗装材による異物混入の可能性があるため，好ましくない。

　床と同様に，エリアによって色を変えることによって，従業員のエリア意識を強くすることができるが，汚れが目だつように濃い色は選定しない。

3．天　　井

（1）天井の構造

　天井も，壁と同様に結露が発生しないように，断熱などの結露防止処理の確認を，建築関係者に行う。天井で発生する結露の場合，食材やでき上がった料理に結露水が落下することが想定できるため，確実な処理を求めることが必要である。特に，プレハブ冷凍冷蔵庫前や加熱調理エリアや洗浄エリアなどに接する，結露の発生しやすいエリアに注意する。天井内で，排気ダクトに結露を起こし，天井裏から厨房エリアに落水するケースもあるため，空調設備関係者にも配管保護の方法やレベルを確認する。

（2）天井の仕上げ材

　天井仕上げ材の選定には，エリアによる違いはないが，凹凸や気泡などの細かな空間のない平滑な表面をもつ，耐水性のあるものが望ましい。特に，加熱調理エリアや洗浄エリアなど，大量の水蒸気が発生する可能性のあるエリアには，水蒸気や熱による劣化のない素材を選定する。

　壁材と同様に，塗装仕上げという方法もあるが，経年劣化して剥がれ落ちた塗装材による異物混入の可能性があるため，好ましくない。

（3）排気用フード

天井に設置される排気用フードについても，水蒸気や熱気によってさびやすい環境になるため，さびにくいレベルのステンレスを選定するようにしたい。

2　食堂（ダイニング）の内装

　食堂の内装は，計画する施設・設備に設定された，食堂エリアのリニューアル間隔（運用する期間）によって，考え方を変化させる。商業ベースとして運用期間の短いテナントレストランなどの計画では，設定されたリニューアルまでの期間（例えば2〜3年）の使用に耐えることができ，視覚的に問題がない低コストの素材を選定する。福利厚生施設など運用期間の長い施設の計画では，設定されたリニューアルまでの長い期間（例えば10年程度）の使用に耐えることができ，補修するケースを想定して，モデルチェンジ期間が長い定番の素材を選定する。

　食堂の内装は，デザイン性が重視される。計画する施設の性格や設定している喫食対象者などから，デザインコンセプトを設定していく。しかし，内装デザインをすべて自分自身で行うことは，建築や電気などの各種設備についての知識が必要であるため，デザインコンセプトとイメージ（利用したことのあるほかの施設や写真など）を，内装デザイナーなどの専門家に伝えて，提案されてきたデザインなどについて検討する方法がよい。

　食堂から見える厨房などのバックヤード部分については，内装デザイナーにも完全に理解できない部分であるため，食堂からどのように見えるのかを，デザイナーに正確に伝えることが必要である。より正確に計画するためには，フードサービスコンサルタントに，計画全体の取りまとめや調整を依頼する方法もある。

　内装計画には，施設に必要な看板などの告知方法や，喫食対象者から見る施設入り口の雰囲気，食堂での喫食対象者の動線とサービス動線，精算カウンター位置や，必要であればクロークなどの施設を設定していく。

　内装を計画するうえで注意したいことに，「音」がある。デザイン上の見た目にこだわって，床・壁・天井の素材に，硬質のものばかりを選定すると，話し声や物音が反響して，施設内が雑然とした環境になってしまうため，音を吸収する部分を必ず設定するように計画していく。

　内装材を選定する際には，法令で定められている防火・防炎などの基準をクリアすることを忘れないようにする。

1．床

　食堂に使用される床素材は，カーペット・石材・タイル・木材・Pタイル・長尺シート・コルクなどさまざまなものがあり，それぞれにレベルがあり，コストは千差万別である。

床は，喫食対象者が直接歩く部分であり，物をこぼす・食器などを落とすなどの事故の発生が多い部分であるため，壁や天井などに比較して劣化が激しい。

　内装デザインを計画するときに，食堂のエリアごとに通行量や特性などを考えて，床材を選定する。椅子・テーブルをレイアウトする部分と，通路として使用する部分の床材を，違う素材にすることも検討する。ただし，あまり複雑に違う床材を使用すると，食堂の床清掃に使用する洗剤や清掃器具を多数用意する必要が生じ，清掃方法も複雑になるなどの弊害が大きくなるため，もっとも効果の大きな選定をするようにする。

　カーペットは，足音などが低く抑えられることや，喫食対象者が歩くときに高級感を演出しやすいメリットがあるが，清掃性や物をこぼしたときのメンテナンス性が，ほかの材質に比較して劣ることと，比較的高コストになる。シミなどができたときに，部分的に交換補修・専用洗浄できるタイル状の床材を選定することもできる。

　カーペット・コルクなどの軟質床材を選定する場合，ごみや菌類などが入り込む隙間や気泡状の部分があることを考慮し，対策清掃方法や周期を検討しておく。

　石材を選定する場合には，高級感を演出することができるが，高コスト・硬質の床材であること，耐酸性・耐衝撃性などの欠点があることを十分に理解し，対応策を検討しておく必要がある。比較的耐酸性などが向上し，コストを抑えることができる人造石材を選択する方法もある。

　石材・タイル・木材・Ｐタイル・長尺シートなどを選定する場合には，喫食対象者の靴のゴム底との擦れによって付着する「ピッチ」を考慮し，対策清掃方法と周期を検討しておく。

2．壁

　食堂の壁の仕上げ材には，クロス（壁紙）・石材・タイル・木材・コルク・ガラス・各種金属板・布材・プラスチック材・塗装など，非常に幅広く，最近では床材や外装材などを使用するケースも増えている。

　壁の仕上げ材は，内装デザインと密接にかかわっていることから，選定時にはデザイナーと協議を密接に行い，納得したうえで計画を進める必要がある。デザイナーは，見た目のデザインにこだわる傾向があるため，清掃のしにくい細かな隙間や，スリット状や格子状の仕上げ，清掃方法や清掃時に使用する洗剤の異なる素材の組み合わせなど，運用後の清掃やメンテナンス，破損などをしたときの補修などがしにくいものが提案される場合がある。運用者側として，日々の清掃や補修のことをデザイナーに積極的に質問し，デザインコンセプトを維持したうえで，日々の運用に問題がないか，増えた手間を納得することができるように，修正をしていく。

　食堂の内装壁には，絵画などの美術品や，カーテンやブラインドなど，竣工後に加えるもの，定期的に変更するものがつくことを考慮し，重量物を取りつけるような部分には，壁補強の有無とそのレベルを確認する。

壁に取りつけられるスイッチ類の位置や，見えがかりについて，検討図面の段階で確認を行う。

3．天　　井

食堂の天井は，事務所などの天井と違い，デザイン上の掘り込みやフカシ，吊り天井などの装飾を施すケースが多い。食堂の天井を計画していくうえで注意することは，次の項目である。

① 天井につくアネモスタットなどの空調吹き出し口や点検口，消防関係の感知器やスプリンクラーヘッドなどさまざまな設備の位置とデザインとの関係や見えがかりを確認する。
② 吸音性のある天井材を選定しているか。
③ 清掃は容易かどうか。羽ばたきなどの清掃器具が，デザイン上の突起などに引っかからないかどうか。
④ 空調吹き出し口など，汚れの付着しにくい材質になっているかどうか。
⑤ ペンダント式の照明器具などを吊るす場合，天井補強が入っているかどうか。
　食堂の照明計画は，テーブルのレイアウト計画と連動している場合が多いため，照明の位置には特に注意し検討を行う。

3　ドライシステム（キープドライオペレーションシステム）

ドライシステムは，床を乾いた状態で使用することといわれているが，本来は床だけの問題ではなく，オペレーション全体に考えることの必要性から，乾いた状態を維持するキープドライオペレーションシステムという考え方が正しい。

厨房のもっとも大切な条件である，衛生面と機能性を改善したシステムで，従来の床や機器を水で洗い流す・ごみを水圧ではじき出す方式ではなく，水を流して清掃などを行う時間を限定して，むだな水を使わずに厨房の床を乾燥した状態にして，菌類やバクテリアなどの増殖を防止し，湿気を抑えることによって，厨房の作業環境を改善することができる。この運用システムにすることで，厨房の防水構造が不要になることはなく，このシステムに適した構造設備にすることが必要である。

メリットとして，衛生環境の向上，清掃制の改善，臭気の防止，転倒などの事故の抑制，作業者のストレスの軽減，節水などがあるが，設備計画に適した初期投資の費用がかかる，ドライシステムに対する作業員の教育・指導が必要などの，デメリットもある。

① 床の構造は，前節の床（p.114）を参照する。
② 厨房機器の構造としては，シンクや作業台などから水分や調味料などが，床にこぼれ落ちることを防ぐようなマリーンエッジなどのエッジ構造を採用する。
③ 厨房機器の設置は，機器の下にごみが入ることを防止し，清掃を容易にするべ

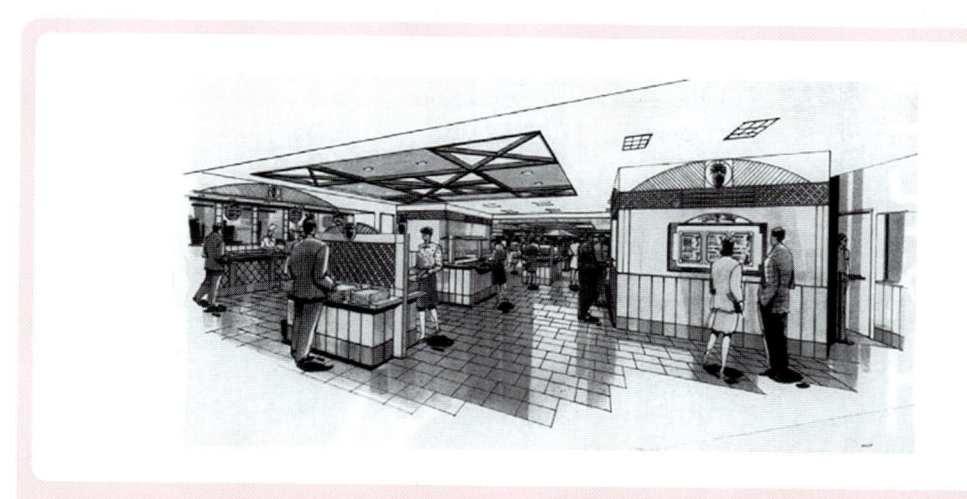

●図 6-1 内装イメージパースの例（1）

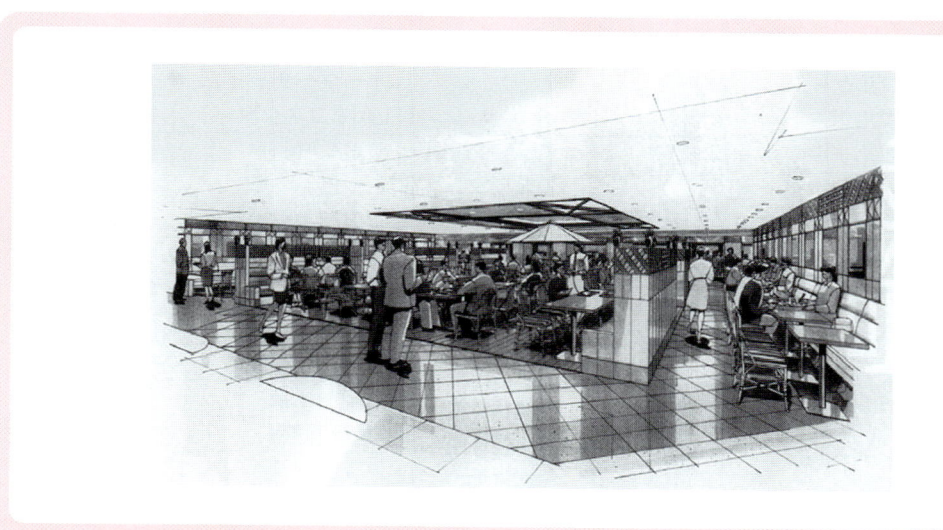

●図 6-2 内装イメージパースの例（2）

ース工法（厨房機器の下の隙間をなくす工法）やウォールマウント工法（厨房機器を壁に取りつける方法）などを検討する。予算に余裕がない場合は，厨房機器の下部の清掃を容易にするため，厨房機器の下に 200mm 以上のスペースを確保する。
④ 給水管・給湯管・ガス管などの床上の横引き配管は，管にごみなどが引っかかるため，水圧による清掃を助長するため，ユーティリティ・ディストロビューション・システム（配管専用集合設備システム）などの採用，あるいは厨房機器背面などに配管スペースをつくることなどを検討する。

3 ドライシステム（キープドライオペレーションシステム）

4　給食施設に必要な什器・備品

　一般に，給食施設は大きく分けると"厨房設備"と"食堂設備"によって構成される。施設単独で，喫食対象者用のトイレを設置するかどうかなど，施設の特性や周辺設備の状況によって，必要な設備は異なる。本章では主として食堂（ダイニング）に必要な設備について説明する（厨房内の設備は各章参照）。

　食堂を計画する場合に，計画施設の性格と喫食対象者層などによって，独自の設備を設定することもできる。現在，給食施設においても食堂の内装および什器・備品ともかなりレベルアップしてきている。事例としてレストラン例を示す（表6-1）。

●表6-1　エリア別の什器・備品（レストラン例）

エリア	検討項目	チェック
店舗入り口	看板	
	パネル	
	カラーコルトン*	
	サンプルケース	
	サンプルボード	
	サンプルテーブル	
	ウェイティングチェア	
	フロントカウンター	
	精算カウンター	
	予約カウンター	
	予約ボード	
	クローク	
	シャッター	

エリア	検討項目	チェック
店舗内	ウェルカムバー	
	個室	
	オーダーパネル	
	オーダーチャイム	
	LANコネクター	
	無線LAN	
	テレビ	
	プロジェクター	
	舞台	
	音響設備	
	BGM	
	カラオケ設備	
	客用トイレ	
	電話用個室	
	アフターティダイニング	

エリア	検討項目	チェック
照明など	スタンドライト	
	ブラケット	
	ペンダント	
	ダウンライト	
	スポットライト	
	間接照明	
	シャンデリア	
	厨房内照明計画	
	フード内照明	
	ヒートランプ	

エリア	検討項目	チェック
飾り物など	絵画	
	彫刻	
	書	
	タペストリー	
	フラワーアレンジメント	
	フラワーボックス	
	リースグリーン	
	レンタルフラワー	
	季節もの展示	

＊**カラーコルトン**：電飾パネルのこと。

1．食　　　堂

　喫食対象者に，快適な食事などをする時間と空間・環境を提供するために必要なものや設備を設定するように，喫食対象者の視点に立ちながら計画を進めていく。サービス方式が，フルサービスなのか，セルフサービスなのか，もしくはハーフセルフサービスなのかによっても，食堂に必要な設備は違ってくる。

　食堂に設定する設備や，快適空間の演出などによって，喫食対象者の層が変化することを十分に理解して，計画推進者が，施設全体のバランスを考えて必要な設備を選択していく。複数の食堂施設が集合して「街」を形成するような施設では，一つの食堂施設のバランスだけではなく，「街」全体の構成からバランスを考える。

（1）家具の考え方

　食堂に設置する家具には，テーブル・椅子，サービステーブル・カウンタ，プランターボックス，パーティションなどがある。

　家具を選定する際に大事なことは，必要な機能が満足していること，必要以上の耐久性があること，補修・交換が容易にできること，予算範囲内であること，デザインが合っていることである。

　食堂の家具のなかで，必須なものはテーブル・椅子である。食堂では主に，2人席，4人席，対面4人席，6人席，8人席，大テーブル，カウンタテーブルのなかから，必要な席数を考慮して選択していく。

　テーブルを選択する際には，テーブルに食器などが問題なく載るサイズであるかどうかを確認する。テーブルに常時セットするもの（カスターセット，卓上POP，花など）と，利用時に載せる食器などが，テーブルの人数分が無理なく載る大きさが望ましい。小さなサイズでは，食器を重ねる，トレーなどを相互にずらして載せるなどの工夫が必要になる。大きなサイズでは，利用時にテーブル上が寂しいイメージになる，会話が遠くなるなどの弊害がある。一般的には，対面4人席は，1,000 mmの正方形，その他のテーブル・カウンタでは，1人あたりの幅は，600 mmが基準となる。

　サイズだけではなく，食堂の機能として，レイアウトを変更して宴会・集会などに利用するのであれば，移動しやすい重さや収納しやすい形状のものを重視する。

　椅子を選択する際には，テーブルに無理なく収まる形状であるか，容易な清掃性であるかどうか，セルフサービスであれば，片手で容易に動かせるかどうか，食堂の機能として，レイアウトを変更して宴会・集会などに利用するのであれば，移動しやすい重さやスタッキングできる形状であることを重視する。

　女性の喫食対象者が多い，もしくは重視する場合は，ハンドバッグなどの置き場所を考え，テーブルに棚をつける・バッグ用のフックをつける・椅子にバッグ置き場をつける・バッグを掛けられる形状のものにする，などを検討する。

食堂スペースのなかに，十分な収納を確保できていない場合，収納機能をもたせたベンチシートを選択することも検討する。

　家具のデザインとしては，内装デザインのなかで，調和して違和感を出さないこと，想定した数の喫食対象者が来店したときに，喫食対象者にはどう見えるのかを考えることである。例えば，制服のある施設の福利厚生の食堂では，制服を着た喫食対象者が利用しているときの食堂を想像して，家具のデザインや色などを決めていく。

（2）家具レイアウト－スペース構成の考え方－

　食堂の特徴や性格などから，1席あたりに必要な面積が変化する。近年の傾向としては，食堂施設の比率として，厨房よりも食堂を大きくするようになり，1席あたりの面積を大きくすることで，ゆとりのある食空間を演出するようになっている。1席あたりの面積が，1.5 m^2 を超えると，販売価格の高いフード施設といえる。

　食堂の家具レイアウトは，一つの食堂内にいくつものレイアウトプランを作成することができるうえ，照明などの制約がない場合，運営を行いながら，簡単にレイアウト変更を行うことができる。いくつかのレイアウトプランを作成しておき，季節ごとにレイアウトを変更して，喫食対象者に変化を楽しんでいただくこともできる。

　家具レイアウトでは，食事をする環境を考え，喫食対象者やサービスの動線としての通路を確保し，レイアウトしたテーブルから簡単に通路に出られ，かつ，テーブルで食事をしているときには，通路を歩く人が気にならないように，プランターボックスやパーティションなどを組み合わせるようにする。各種の動線は，できうる限り自然に同じ方向に流れるようにすることで，食空間の環境を向上させることができる。

（3）必要な設備

　家具レイアウトを検討する際には，食堂として必要な設備を，建築関係者や設備関係者と協議して用意する。

　サービステーブルは，サービス方式にかかわらず，設置するケースが多い。

セルフサービス方式	はし・ナイフ・フォークなどのシルバー類，冷水・給茶機，小皿などの食器類，調味料類などがセッティングされる場合が多い。
フルサービス方式	テーブルセッティング類一式，サービスシンク，冷蔵庫，製氷機などがセッティングされる。

　サービステーブルには，給水管，排水管，電気（単相・三相）が必要となる場合が多い。サービステーブルは，食堂の家具レイアウトに大きな影響を与えるため，家具レイアウトを検討する際には，重点項目としたい。建築条件などから，排水管などをとることができない場合，排水をタンクにためる方法を検討することもできる。この場合，1回の営業時間にたまる排水量を綿密に計算し，漏水などのトラブルが発生することを防止するとともに，運営上でもマニュアルなどを整備して，確実なメンテナ

ンスを行うことが条件となる。

　食堂に必要な設備は，フロアスタンドライトや，モニターなど，多様化多種類化しているが，そのほとんどが電気を使用する傾向にある。場合によっては，各テーブルに電気を使用する設定になるケースも，社員食堂などの福利厚生施設では出てきている。後から電気設備などを追加する場合，床のハツリ工事（床の一部分を削る工事）が発生したり，天井内の工事が必要なケースが多いため，食堂計画の初期段階で，現在必要な設備，短期で必要になるであろう設備，中長期で必要になる可能性のある設備をピックアップし，実現しておくべき設備を予算の範囲内で決定する。

２．事務室および関連施設

　事務室のほか，男女別の更衣室・トイレ，休憩室などが関連施設として計画する必要がある。油煙が多い厨房施設などではシャワールームが，朝の開店の早い施設では，宿泊・仮眠施設が必要な場合もある。計画する施設で必要としている関連施設は，運用後に追加設置することは困難になるケースが多いため，運営にかかわるさまざまな担当からヒアリングを行い，必要施設をピックアップし，計画実現していく。

　ただし，このようなバックヤード関連施設は，近年面積が縮小計画される傾向にあるため，'必要だから'，'欲しいから' だけではなく，経営的に設置することができるかどうか，設置しない場合の運営回避方法など，さまざまな検討を行ったうえで，最終的に必要なものだけを，厳選していく。

- ●事務室では，近年の急速な OA 化によって，設置される機器類の種類が増えている。事務室に必要なものは，事務用の机・椅子，書庫，金庫，戸棚などの一般的な事務家具のほかに，打ち合わせ用・会議用・来客用家具，水屋家具などの家具類，電話，ファクシミリ，コピー機，パソコン，プリンタなどの事務 OA 機器，ホワイトボード，スケジュールボード，時計，モニタ，電気盤，計器盤，消火設備盤などの壁取りつけ備品や設備などがある。事務室は，食堂施設の中心で，運営機能を取り仕切る場所として，必要な機能を取りそろえ，配置を計画する。事務机については，個人用として必要な台数と，共用事務机として必要な台数を検討する。OA 機器のなかでもパソコンは，精算システムとして POS システムが普及し，売り上げなどの各種データを集積分析するために不可欠となってきているうえ，通信手段として情報収集手段としての，インターネット環境があたりまえの条件となっている。

　事務室に必要なインフラ*としては，各種電気製品を稼動させることができる容量の電気コンセントに，追加機器の使用が可能となる容量の予備コンセント，通信設備，インターネット設備（通信環境によって用意する設備名さまざま），食堂施設内通信設備，精算システム接続環境設備などがある。

　*インフラ：infrastructure インフラストラクチャの略。基盤の意。何らかのシステムが有効に機能するための基盤として必要になる設備のこと。

- 更衣室には，必要な人数分の更衣ロッカー，クリーニングラック（分別ができるもの）などの通常必要な器具備品に加えて，作業着に着替えた後に全身の状態を確認するための，全身を映すことができる大きさの鏡を設置するようにしたい。
- ジャニタールーム（清掃用具室）を設置し，クレンリネスの意識を向上させ，施設の衛生環境を向上させる施設もある。

資源の回収・リサイクルを確実に行うため，ごみを資源活用するための分別機能を考えたごみ庫には，ごみ収集に使用したポリペールなどを洗浄するための，専用土間シンクを用意することが望ましい。

5 照明

照明計画は，明るさ・色を中心に考える。同じデザインの施設でも，照度や照明の当たる角度，直接照明か間接照明か，照明の色（白色・昼光色など），照明器具の個数，照明の種類（蛍光灯・白熱灯・ハロゲン灯など）などによって，また，その組み合わせによって，全く違ったイメージの施設にすることができるインパクトのあるものである。しかし，一般的には積極的に計画を行っているケースは少ないものでもある。

例えば，料理がおいしそうに見える照明と，まずそうに見えてしまう照明がある。

照明計画でよく使用される用語（表 6-2）は，数多くあり，専門的な知識を得ることは困難であるので，設備担当者から，照明の当たる位置やその照度分布などの，照明計画の説明を受け，特に照明の色による影響については念入りに，納得できるまで確認をするようにしたい。

照明の種類によって，メンテナンスの方法や消耗品の交換方法やそのしやすさ，コストが違う。特に，メンテナンスや消耗品交換など，施設を使い続けるかぎり継続する項目は，特に注意して検討を行う。照明に関してのJIS規格（日本工業規格）は，形式や形状，光源色，性能，寿命，安全性など，さまざまなものが決められている。照明器具の選定では，JIS認定製品であることを前提条件とすることが望ましい。

1．厨房内の照明

厨房内照明は，労働事故予防・調理レベルの安定化を中心課題として検討する。

厨房内では，包丁や各種カッターなどの刃物を使用した作業，高温の鍋などを使用した作業を行うため，確実な視界を確保することができる照明計画が必要である。厨房内には，背の高い冷凍冷蔵庫や戸棚などの厨房機器や，天井からつり下げられているフードや吊戸棚などがあり，照明器具の設置位置によっては，これらが障害となって，作業する手元が暗がりになってしまうケースがある。厨房内の照明は，作業台の上面（床から，800～850 mmの高さ）で，500～700 luxを確保することが理想である。さらに，厨房の照明については，厨房機器レイアウトの各方向からの展開図に，照明位置を記入し，影ができて見えなくなる位置があるかどうかを確認することが必

●表6-2 照明に関係する用語（光に関するもの・ランプに関するもの）

	名称	単位	意味など
光の性質に関する用語	光束	lm（ルーメン）	光の量のこと。ランプ（電球・蛍光灯など）から放射される，光の量を表すときに使われる単位。
	光度	cd（カンデラ）	光の強さのこと。単位立体角内に放射される光の量を表すときに使われる単位。
	照度	lx（ルックス）	光を受ける「面」の明るさのこと。単位面積あたりに，どれだけの光が到達しているかを表す単位。照明設計の基本指針となるもので，もっとも一般的に使用される単位。
	輝度	cd/m^2（カンデラ/平方メートル）	ある方向からみた，物の輝きの強さのこと。ある物に，光が到達した結果，ある方向からみたときに，どれだけ明るくみることができるかを表す単位。
ランプに関する用語	定格ランプ電力	W（ワット）	電球や蛍光灯などのランプに，表示されている消費電力の量のこと。
	ランプ効率	lm/W（ルーメン/ワット）	1ワットの電力で，どれだけの光束（ルーメン）を発生させることができるかを示すもの。ランプの全光束を，その消費電力で割って算出する。
	定格寿命	h（時間）	決められた条件で試験したときの，ランプの寿命の平均値のことで，カタログなどで公表されている寿命。ランプの種類によって条件は異なる。
	全光束	lm（ルーメン）	光源が，すべての方向に放出する光の量のこと。初持性の全光束とは，電球やハロゲン電球では時間の，蛍光灯や高輝度放電灯などでは，100時間点灯後の光束を示すもの。
	色温度	K（ケルビン）	光輝の，光色を数値化したもののこと。赤味がかった光ほど，色温度の数値が低く，青みがかった光ほど，高い数値で表される。光源によって，同じ色温度の数値でも，赤の強いもの，緑の強いものなどの，多少の違いが出てくる。
	平均演色評価数	Ra（アールエー）	光源で照らした，色彩の見え方（再現度）を数値化したもののこと。JISで規定された基準光（Ra100）と比較して，色がどの程度忠実に見えるかという指数である。

要である。特に，忘れがちなのが，厨房機器を使用して作業する「人」の位置である。人が立つことで影が生じるケースが，ガスレンジなどのフードがある厨房機器でよく見受けられる。計画を検討するうえで，どうしてもフードで障害が発生し，回避できない場合は，法令で認可されている種類の，フード内照明の設置を検討する。フードによる障害が発生しない場合でも，フード内照明を設置することでよりよい作業環境を得ることができるのであれば，積極的に検討を行う価値がある。

厨房内の照明の色は，食材や料理が自然な色に見える「昼光色*」を中心に選択する。

＊昼光色：太陽光に似せた人工の光の色のこと。

2．食堂の照明

　食堂の照明は，蛍光灯・ダウンライト・ブラケット・ペンダントなど，さまざまな種類の器具を組み合わせて計画を行う。厨房内とは違い，作業環境照度よりも，喫食対象者の食事環境の雰囲気の演出を中心に考える。明るすぎる照明では，高級感を演出することはできないが，メニューなど最低必要な文字が読める 200 lux 以上を目安とする。

　食事の雰囲気を演出する環境として，食堂内に光の強弱をつくる，影をデザインの模様として利用する，目だたせたい所にスポットライトを当てて強調する，テーブル上の料理だけを光で浮き出させる，料理の色を強調する，光で動きを演出する，フロアライトで通路を意識させる，調光＊をして，昼と夜のイメージを変えるなど，「光」を照明で演出するイメージをもつことが必要である。

　厨房の照明の項と同じく，光の色や強度によっては，料理がおいしく見えたりまずそうに見えたりするので，色は特に注意したい。蛍光灯や白熱灯などの消耗品は，徐々に劣化するが常に作業している従業員には，劣化が認識しにくいため，照度計などを利用して，ダイニングの照明量をできるだけ一定に保つようにしたい。

　　＊調光：照明の強度を調整する機能のこと。

3．その他の照明設備上の注意点

　食堂の入り口を照明で演出することも検討する。看板や告知板にスポットライトを当てて目だたせる，入り口の床マットにピンスポット＊を当てる，入り口に照明で店名の影を演出するなど，喫食対象者が入りやすい空間演出を，照明を利用して行う方法もある。

　照明計画は，パース＊などの絵に描きにくく理解しにくいものであるので，計画推進者は，照明設備担当者と綿密な打合せを行い，全体計画として考えることが必要である。

　作業を行う厨房や事務室では，業務を円滑に行う照明量の確保や影をつくらない照明計画が必要であるが，更衣室や休憩室では，照度を作業エリアと比較して落とすことによって，リラックスする空間をつくることができる。

　　＊ピンスポット：集光レンズで配光制御したライトで，アクセント照明として使われる。
　　＊パース：空間イメージがわかりやすいように一定の図法で立体的に描いた透視図のこと。
　　　　p.117，図6－1，6－2を参照。

6 精算システム

近年，精算システムに大きな変化が生じ，現金からカード決算，さらに電子マネー決算へと移行している。計画する施設で，喫食対象者や単価，施設の性格や特徴などを総合的に考慮して，どのような精算システムを採用するのかを決めていくことが必要である。

1. 種　　類

大きく分けて，単純なレジスタイルの精算と，POSシステム*などに代表される，システム構築によってさまざまなデータ収集を行うことができる精算とに，分類することができる。数年前までは，POSシステムを導入するには，高いコストがかかるため，導入には至らないケースがあったが，最近では，収集できるデータを利用して各種の運営分析ができることと，システム自体のコストが下がってきたこともあり，比較的POSシステムを導入するケースが増えている。

これからは，POSシステムは導入するが，クレジットカードや前払い精算カード，電子マネーなど，どの種類の精算まで対応するのかを，検討する方向になっている。

各種カードに対応するためには，それぞれにロイヤリティや取り扱い手数料を支払うことになるため，計画している施設の売り上げ想定や想定利益率などから，どこまで対応をするのかを検討する。

　　*POSシステム：point of sales systemのことで，品物単位で売上の実績を集計できるシステム。

2. 必要な設備（インフラ）

単純な精算レジを採用する場合は，精算データはレジ内部に蓄積され，レジシートに印字する方法になるため，精算システムとして必要な設備は，必要な容量を確保した電気コンセントだけである。

POSシステムを採用する場合は，電気コンセントに加えて，精算の各種データを事務室などのパソコンに転送するための，LAN回線，無線LAN，光通信ケーブルなどの設備が必要になる。

また，クレジットカードに対応するためには，カード照合を行うための通信設備を併設させる必要がある。

将来，さらに高度な精算システムが開発されたときに，スムーズに移行することを考慮する場合，現状必要な回線を通す事務室などへの配管に加えて，同容量以上の空配管を設置しておく方法がある。

7　予備コンセントについて

　給食施設では，定期清掃などで大型の専用清掃機器や器具を使用するため，食堂や厨房，バックヤード（第5章，p.103参照）に予備コンセントを設定しておく。

　食堂では，基本として4隅と4辺の壁に，それぞれ予備2口程度のコンセントを設定しておく。食堂で，可動式の電気厨房機器を用いたデモンストレーションクッキングサービスなどを計画している場合，使用する場所をあらかじめ複数想定し，使用する容量の予備コンセントを設置する。

　厨房では，清掃などに使用する上記の予備コンセント以外に，卓上機器を使用することを想定して，作業台上部の吊戸棚の下などに，予備コンセントを設定する。厨房内部は，水分が多い場所であるため，予備コンセントに水がかかってショートするトラブルを想定して，場所によって防水タイプの予備コンセントを設定する。

　事務室では，将来的にOA機器やその周辺機器が，複合化されて大きな電気量を使用する傾向にあるため，想定している使用量の1.5～2倍の容量を確保することができる，予備コンセントを設定する。

　更衣室などのバックヤードでも，上記と同様に清掃用の予備コンセントに余裕のある容量もコンセント数を設定する。

　コンセントからたこ足状に分岐して使用することは，電気トラブルや事故につながる可能性が高くなるため，計画時に想定することができる電気容量の，2倍程度を設定することが望ましい。

8　バリアフリー施設

　現在，フードサービス業界でもバリアフリーを計画に取り入れる施設が増えてきている。

　バリアフリーは，さまざまなバリア（障害）を取り除くことであり，建物や設備面での対応を検討することが必要となる。

　給食施設では，障害をもつ従業員への対応（厨房設備）と，喫食対象者（食堂設備）への対応が必要となる。

① 厨房内や施設のオペレーションを，スムーズにすることや障害のある人などの，雇用を受け入れることができる施設・設備にすること。
② 高齢者や障害のある喫食対象者に，快適に利用していただくことのできる施設・設備にすること。

1．バリアフリー導入時のポイント

（1）厨房のバリアフリー

① 建築的な，床の段差の解消，勾配の角度，柱や壁の角の面取り，車椅子や松葉づえを使用することができる通路幅の設定，ゴム製のタイヤやつえが滑らない床材の設定，特殊なトイレの設定，避難経路などの検討。

② 機器的な，作業面の高さの設定，機器の奥行きの設定，作業時にお湯をこぼすなどのトラブルに対処するセーフティバーの設定，昇降式上棚の設定などの検討。

③ 設備的な，照明などのスイッチの高さの設定，オートドアの設定，レバー式カランや自動水栓の設定などの検討。

（2）食堂のバリアフリー

① 食堂の家具レイアウトで，車椅子が楽に通ることができるための通路やテーブル間隔の検討。

② 看板などの告知設備の位置の検討。

③ メニューなどの表示文字の大きさの検討。

④ 精算カウンターの高さ，レジでの数字表示の大きさなどの検討。

　また，バリアフリー（障害者対象）と同様に使われている言葉にユニバーサルデザイン（第2章，p.36参照）がある。ユニバーサルデザインは，建物，環境，用具，容器などについて，障害者だけでなく，高齢者や子どもを含め，すべての人びとが利用可能なデザインとされている。

ユニバーサルデザイン7原則

① だれにでも公平に利用できること
② 使ううえで自由度が高いこと
③ 使い方が簡単ですぐわかること
④ 必要な情報がすぐに理解できること
⑤ ミスや危険につながらないデザインであること
⑥ 少ない力でも楽に利用できること
⑦ アクセスしやすいスペースと大きさを確保すること

第7章 給食における食具・備品類

　給食における食具や小器具類は，目的や用途により多種類使用されているが，あらゆる人が食事を楽しめ，使いやすい，施設に応じたものを選ぶ必要がある。またメニューの多様化，カフェテリアやバイキングなどの選択食の増加，適時適温供食の導入，安全性や衛生性の追求，保温・冷蔵やサービス機器等の機能性の進展により種類や材質も多様化してきている。

1　食器・食具の分類と選定上のポイント

　日本をはじめ，食器と食具の区別は，あいまいであるらしい。食具とは，「食事に用いる器具」，「食器」と広辞苑には示されている。食器は，料理を盛りつけたり，料理の移動のために使用する器の総称である。図7-1に飲食器具のカテゴリー分類例を示す。ここでは，はし，スプーン，フォーク，ナイフ，その他を食具とし，主に食事を口に運ぶ際に使用する道具としている。その他とは，具体的には，ストローや串などである。カトラリー類と称される場合もある。

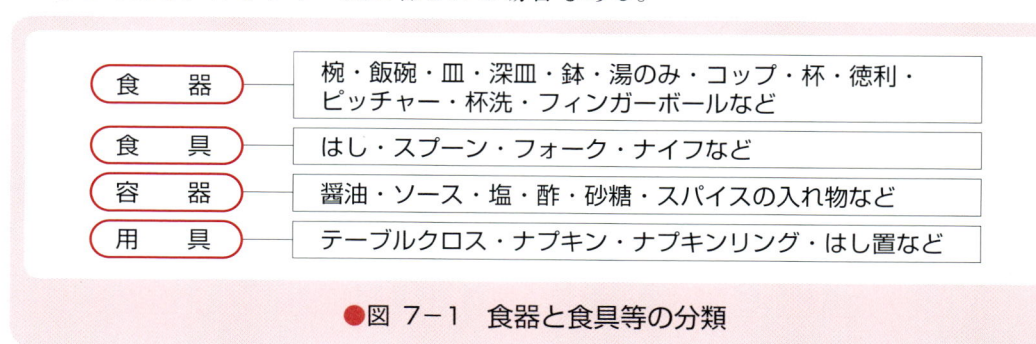

食　　器	椀・飯碗・皿・深皿・鉢・湯のみ・コップ・杯・徳利・ピッチャー・杯洗・フィンガーボールなど
食　　具	はし・スプーン・フォーク・ナイフなど
容　　器	醤油・ソース・塩・酢・砂糖・スパイスの入れ物など
用　　具	テーブルクロス・ナプキン・ナプキンリング・はし置など

●図7-1　食器と食具等の分類

1．材　　質

　食器・食具の材質には，主に陶器・磁器，ガラス，メラミン，ステンレス，アルミニウム，アルマイト，鉄，ホーロー，木，竹，樹脂などがある。それぞれ材質，構造，加工状態，使用頻度，環境などにより耐熱性，耐久性などが異なり取り扱いに注意が必要である。

　給食の食器には，メラミン，ポリプロピレン，PEN，ポリカーボネイトなどの樹脂や陶器，ガラス，セラミック，強化磁器の使用が多く用いられている。陶器やガラ

スの材質の食器は、料理の盛りつけ器としては好ましいが、重く、破損率が高いので、給食施設では、軽くて破損率の少ない樹脂の材質のものを用いることが多い。近年、陶磁器風の質感と重さ、キズや汚れがつきにくいメラミンウエアや、日頃親しみをもつ磁器食器にアルミナを配合し、破損率を低下させた強化磁器の使用が増加している。また、伝統や文化を重んじ教育的な面から地場産物や地域性のあるものを採用、環境問題等の関連でバイオマスプラスチック*製品など、強度が高い材質のものや木製や伝統技術品（漆器・瀬戸・紙）、リサイクル技術品などの食器の採用もされるようになってきている。

> *バイオマスプラスチック：とうもろこしなどのでんぷん・糖、食品廃棄物のバイオマスを原料としてつくられる植物由来のプラスチックで、石油由来のプラスチックと同様に使用できる。バイオマスプラスチックは、植物などを原料としており、微生物によって

●表 7-1　主な食器の材質と特徴

材質	耐熱温度 (℃)	比重	漂白剤 酸素系	漂白剤 塩素系	電子レンジの使用	着色に注意する食材
陶器	-	1<	○	○	○	-
	吸水性がある。適度な重さがある。					
強化磁器	-	1<	○	○	○	-
	伝統の磁器食器アルミナを配合し、破損率を低下させている。家庭的な雰囲気が出せ、教育指導面からの採用が増えている。					
強化ガラス	150	1<	○	○	○	-
	強い衝撃で細かく鋭利な破片となって飛散することがあるため、JIS では、厚さ5mm 以上のものは、割れたとき、5cm 四方が40 個以上の破片になるよう規定している。					
メラミン	120	1<	○	×	×	紅生姜・梅干し・ソース
	熱伝導率が低い。丈夫で積み重ねに適す。大量の食器を扱う施設では作業効率が高い。形状・デザインが豊富で質感と適度な重さは陶磁器的である。傷や汚れがつきにくい。					
ポリプロピレン	120	1>	○	×	△	ケチャップ・カレー・スイカ
	やわらかく、割れにくい。水に浮くので浸漬が難しい。					
ポリカーボネイト	130		○	○	△	生姜おろし・紅生姜
	金属に強く触れると、落ちない汚れがつく場合がある。メラミンに似た質感。					
PEN（ポリエチレンナフタレート）	120	1<	○	○	△	-
	適度な弾力があり変形しにくい。適時適温サービスが可能な耐熱材封入構造による保温食器である。肉厚が薄く、軽量設計に適し、作業性が上がる。					
ABS（アクリロニトリル・ブタジエン・スチレンからなる熱可塑性樹脂の総称）	125～140	1<	○	○	△	-
	耐熱と耐熱でないものがあるので注意を要する。陶器調漆器で陶器感覚で使用できる。適度な重量感があり丈夫で傷がつきにくい。					
ステンレス	-	1<	○	×	×	-
	熱伝導率が高い。					
アルマイト		1<	○	×	×	-
	熱伝導率が高い。ステンレスに比して、傷がつきやすい。					

注）電子レンジの△は、短時間の加熱ならよいが、長時間もしくは、連続的な使用は不可能であることを示す。
資料）各社カタログより抜粋

最終的に二酸化炭素と水に分解されること，塩素を含んでいないこと，有害なダイオキシンの発生がないうえ，焼却時に二酸化炭素の排出量が非常に少なく，地球温暖化問題への影響がない。焼却時の燃焼カロリーは，紙と同等かそれ以下で焼却炉を傷めないなどの点が普通のプラスチックと異なる。

　食器・食具は，用途に応じて多種類使用されている。ステンレスやアルミニウム，アルマイト，ホーロー，鉄などの種々の材質のものが主に用いられている。ステンレスは，鋼板表面を覆い鉄の酸化防止をしたものでクロム系（430番），クロムニッケル系（304番），モリブデン系（316番）などがある。アルミニウムは，アルマイト加工したものが使われており，酸，アルカリ，食塩に弱いが熱伝導がよい。ホーローは，酸，アルカリ，食塩に強く，汚れや臭いが落ちやすい。しかし，はげると腐食しやすく取り扱いに注意が必要である。また，鉄は，油の吸収がよいがさびやすいので水気を十分にふきとる必要がある。プラスチックには，熱硬化性のあるユリア樹脂やメラミン樹脂，熱可塑性のあるポリプロピレン樹脂，ABS樹脂などがある。

　それぞれ長所や短所があるので，使用目的や用途に合わせて選択する必要がある。主な食器の材質の特徴について表7-1に示した。

2．種類と形態

　食具・食器の種類や形態は，和・洋・中の料理様式による場合や材質によって分類されることが多く，近年，一般の食具・食器だけでなく，給食用に開発されたものについても，材質，種類，大きさなど多岐にわたる。また，適温供食に対応して断熱材使用の保温食器や保温食缶，保温ケース等の使用のほか，介護福祉施設や高齢者施設などでは，傾斜や滑り止め，フードガードがついているもの，手の形に合わせて自由に変形するもの，ホルダーやバネ付きのもの，食べやすい高さや形を考慮したものなど自助用食器・食具も使用されている（後出図7-3参照）。

　一般的に食器には，飯碗，汁椀，主菜皿，副菜鉢などの種類がある（表7-2）。学校給食では，食器の種類が少ないことから，一つの食器が多様に使用できるようにされている。

　配膳システムで再加熱カートを使用している場合は，専用の食器やヒーター付き専

●表7-2　一般的な食器の種類

主　食　用	飯丼・飯碗・ライス皿
汁　物　用	汁椀・スープ皿・スープカップ
主　菜　用	和皿・焼き物皿・角皿・ミート皿・丸皿・中華皿・八角皿
副　菜　用	小鉢・刺身鉢・ベリー皿・サラダボール・蒸し茶碗・小皿・漬け物皿
スナック用	ランチ皿・ミート皿・カレーベーカー・グラタン皿・プレート皿
丼・麺用	種丼ぶり・うどんそば丼ぶり・ラーメン丼ぶり・冷やし麺丼ぶり
弁　当　用	幕の内・弁当・ランチボックス
そ　の　他	グラス・湯飲み・ティーカップ・シルバー類・トレー・はし

用トレイで加熱する。また，高速ファンによる熱風を利用するコンベクションヒーティング方式の場合は材質も形もさまざまなものが適応できる。

　従業員食堂などでは，サービスの向上と運営の効率化の一つとしてオートレジ清算システムの採用で，ICチップのタグを埋め込んだ食器の運用もしている。

3．利用動向

　給食では，和・洋・中などのさまざまな料理様式を取り混ぜた食事が提供される。供食形態もカフェテリアや選択メニューの導入，ランチルームの利用など，喫食対象者の特性により，食器に対するニーズやしつけや道徳の観点からの食育，社会・経済性の観点から地産地消，環境に配慮した循環型や再利用，伝統・伝承や文化・豊かさを重んじた理解や教育的な観点からその利用動向が多種多様になってきている。日常的に使われている素材を使った食器を導入したり，伝統地場産業である陶磁器や漆器，木製食器，エコ食器，白木を採用する学校・地域も徐々に増えている。学校給食の利用動向を表7-3に示した。学校給食の場合，3～5アイテムの食器，トレイがセットで多く使用されているが，材質や保有種類数などは，給食の提供方法や自治体の給食に対する方針によって異なっている。他の給食施設の利用動向については，各施設の給食に対する考え方によって，食器・食具の保有種類数，材質などが異なっている。

4．選定条件

（1）食　　　器

　給食で使用される食器は，扱いやすく，衛生的で耐久性があり，安価であることが重要である。さらにメニューの条件を考慮した食事を予定の分量で収め，盛りつけ・配膳などの作業性と料理を演出で高めるデザイン性を兼ね備えていることが，おいしく食べるための条件としてとらえることも必要である。

　また，選定するうえで，もっとも基本的で重要なことはどのような給食の提供方法なのか，どんな料理が提供される給食であるのか，また行事食などのイベントの有無などによって，条件は異なってくる。例えば，高齢者施設で，行事食を松花堂弁当にしたいということであれば，使用頻度が高いようであれば，松花堂弁当容器をそろえる必要があるということになる。したがって，栄養士がどのような給食を提供するのかを決定しないと，食器の選定をすることはできない。

　食器選定の基本的な条件を表7-4に示す。

　また，プラスチック製品には，品質や安全性を示す表示やマークあるいはリサイクルマークが付けられており，商品を選択するときの目安になる（図7-2）。

（2）食　　　具

　給食において，もっとも使用されているものは，おそらくはしである。その他には，食事の内容によって，スプーンやフォークなどが使用されている。学校給食にお

● 表7-3　東京都の食器の使用状況（％）

	総　数	アルマイト	メラミン	ポリプロピレン	耐熱強化ガラス	強化磁器	その他
小学校 (n=1,323)	100	10.9	11.3	11.9	6.6	75.1	3.1
中学校 (n=635)	100	2.0	8.0	12.9	19.8	60.0	2.2

資料）東京都教育委員会：東京都における学校給食の実態（2007年度）より作成

● 表7-4　食器選定の基本的な条件

法規・規格基準等	「食品衛生法」，「日本工業規格」，「PLマーク」，「プラスチック製品マーク」，「家庭用品表示」など。
衛　生　面	傷や汚れがつきにくく，洗浄・漂白・消毒が容易で取り除きやすい。汚れや色素が沈着しない。酸・アルカリ・その他の薬品に強い。熱や衝撃に対して強く破損しにくい。
耐　久　性	洗浄・漂白・消毒に耐え，変形や変質を起こさない。臭気がない。着色しない。火熱処理に強い。
能　率　性	持ち運びに便利である。積み重ねが可能でスペースを取らない。調理作業に合った種類や大きさである。洗浄及び収納しやすい形態。配膳車やコンテナに合う。補充が速やかにできる。
感　覚　性	適度な重量感や質感，手に持ったとき・口に触れたとき違和感がない。
盛りつけ効果上 （色・模様・形態・材質）	料理様式との調和，食器相互の調和，盛りつけ量との調和，適正な大きさ，盛りつけの方向性，料理の特性との調和

原表）照井眞紀子（2008）

いてもはしの利用率が高くなった。東京都では，完全学校給食実施校のはしの使用状況は100％であった。はしは，鉛筆のような形状でもちやすい六角ばしや先端がすべりにくい角型形状シボ加工のもの，PEN樹脂再生原料使用のものなどがある。事業所などでは，環境への配慮から割りばしから給食用のはしに切り替えているところも見受けられる。

（3）特殊な食器・食具－自助・介助用の食具

　病院や高齢者施設においては，喫食対象者の状態に合わせた食器・食具の選択が必要である。さまざまな障害の状態などに対応し機能を補う自助・介助用の食器・食具を採用する場合がある。自助用食器には，「すくい上げて口に運ぶ」動作が円滑に行えるように，食器の底面にシリコン塗装を施し滑りにくくしたものや，すくいやすいように皿底が傾斜したり使いやすいように形状に工夫をしたものがある。また自助用

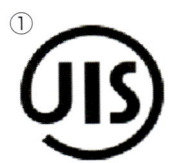

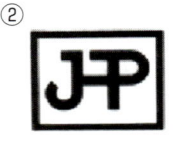

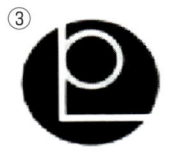

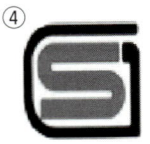

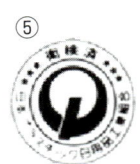

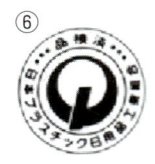

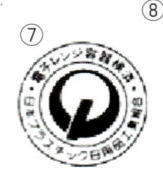

原料樹脂	ポリエチレン
耐冷温度	－30℃
寸　法	外形 500×700（mm）
厚　さ	0.038（mm）
取り扱い上の注意	火のそばに置かないで下さい。
表示者	○○○株式会社
	住所　電話番号

① JIS マーク
日本工業規格（Japanese Industrial Standards）のことで，日本工業規格表示制度（JIS マーク制度）は，企業における工業標準化の促進や品質管理の向上ばかりでなく，建築基準法等の規制法規での引用や公共調達での指定，企業間取引での購入要件から消費者の判断材料に至る幅広い分野で活用されている。技術振興課工業標準化チームでは，鉱工業品の品質改善，生産能率の増進その他生産の合理化，取引の単純公正化及び使用又は消費の合理化を図り，あわせて公共の福祉の増進に寄与すること目的として，JIS マーク表示制度（工業標準化法）に関する業務を行っている。このマークがついていれば，JIS に適合していることを示す。

② JHP マーク（塩ビ食品衛生協議会確認証明　付帯マーク）
塩ビ食品衛生協会（JHP）では，合成樹脂，添加剤，加工，流通食品関連企業が会員となって，食品用容器・容器包装等に安心して使用できる原材料（合成樹脂，添加剤，色材）をリストアップしたポジティブリストと，樹脂ごとに製品規格を定めた衛生試験法で構成する自主基準を制定している。自主基準に適合した製品またはその原材料に自主基準に適合した製品またはその原材料に確認証明書を交付することにより，器具・容器包装に起因する衛生上の危害の発生を防止するための活動を行っている。このマークがついたプラスチックは，ポリ塩化ビニル製品で他の材質のものはない。

③ PL マーク（ポリオレフィン等衛生協議会自主規制基準合格のマーク）
ポリオレフィン等衛生協議会が食品向けプラスチック製品の衛生安全確認・識別のため，協議会の自主基準に適合した容器，包装，器具類等プラスチック製品につけられる。このマークが付いたプラスチックは，ポリエチレン，ポリプロピレン，ポリスチレン，AS 樹脂，ABS 樹脂，メタクリル樹脂，ポリメチルペンテン，ポリブテン－ 1，ポリブタジエン，ナイロン，ポリエチレンテレフタレート及びポリカーボネートのいずれかの製品である。

④ SG マーク
safty goods（安全な製品）の略号で，（財）製品安全協会が，構造・材質・使い方などからみて，生命または身体に対して危害を与えるおそれのある製品について，安全な製品として必要なことを決めた認定基準を定め，この基準に適合していると認められた製品のみに付けられている。なお，SG マークの貼付された製品は，万一の製品の欠陥に備えて人身事故に対する対人賠償責任保険が付いている。

⑤ 衛検済マーク
日本プラスチック日用品工業組合が，自主衛生規格基準に合格したプラスチック日用品・器具（飲食器および割烹具）につけているマークである。

⑥ 品検済マーク
日本プラスチック日用品工業組合が，プラスチック日用品，器具に関する品質（機能）の安全性を確保するため自主規格基準を定め，23 品目に対して製品規格を設け，合格した製品につけているマークである。

⑦ 電子レンジ容器検済マーク
電子レンジ容器検済マーク　日本プラスチック日用品工業組合が，プラスチック製電子レンジ容器に対して品質に関する自主規格を設け，衛生検査と併せて合格した製品につけるマークである。また，誤用を避け，安全性を高めるために使用上必要なデメリット表示が義務づけられている。

⑧ 家庭用品品質表示法に基づく表示
家庭用品品質表示法の合成樹脂加工品質表示規定により，次にあげられる家庭用品を対象に，原材料名，耐熱温度，耐冷温度，取り扱い上の注意，表示者などの表示が義務づけられている。
①洗面器，たらい，バケツ，浴用器具　②かご　③ぼん　④水筒
⑤食事用，食卓用品又は台所用器具（ごみ容器，洗い桶，皿，椀，コップ，弁当箱，まな板，製氷器具など）
⑥ポリエチレン製，ポリプロピレン製の袋　⑦湯たんぽ
⑧可搬型便器及び便所用の器具

● 図 7-2　食器などの表示・マーク

食具では，スプーンやフォークなどは，食べやすくする工夫をし，手の形に合わせて柄が自由に変形する形状記憶ポリマーを使用したものなどがある。いずれもサイズやアイテムが豊富で食事を楽しめるよう用意されている。自助・介助用の食器・食具等の種類を図 7-3 に示す。

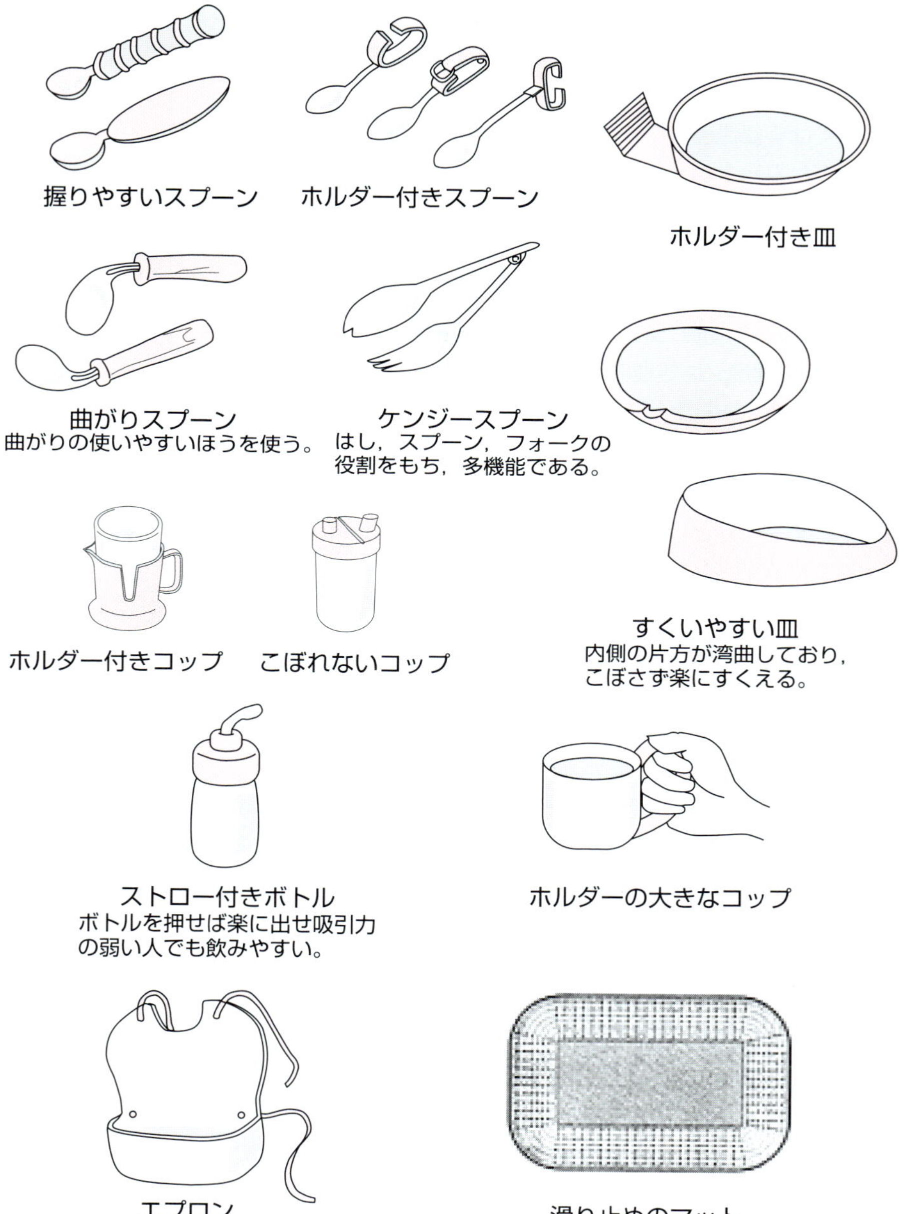

握りやすいスプーン

ホルダー付きスプーン

ホルダー付き皿

曲がりスプーン
曲がりの使いやすいほうを使う。

ケンジースプーン
はし，スプーン，フォークの役割をもち，多機能である。

すくいやすい皿
内側の片方が湾曲しており，こぼさず楽にすくえる。

ホルダー付きコップ

こぼれないコップ

ストロー付きボトル
ボトルを押せば楽に出せ吸引力の弱い人でも飲みやすい。

ホルダーの大きなコップ

エプロン
食べこぼしても寝具や衣類を汚さない。

滑り止めのマット
食器の下に敷くことで，食器が滑らない。

●図 7-3 自助・介助用の食器・食具等

参　考　（食器の材質がかかわる法規－食品衛生法第15条）

　食品，添加物，器具および容器包装の規格基準，表示および広告等，営業施設の基準，またその検査などについて規定している。「食品衛生法」第15条は，「営業上使用する器具及び容器包装は，清潔で衛生的でなければならない」と定められている。また，第9条では，「有毒な若しくは有害な物質が含まれ，若しくは付着して人の健康を害うおそれがある器具若しくは容器包装又は食品若しくは添加物に接触してこれらに有害な影響を与えることにより，人の健康を損なうおそれがある器具若しくは容器包装はこれを販売し，販売に供するために製造し，若しくは輸入し，または営業上使用してはならない。」と記述されている。したがって，有害な物質が溶出して人の健康をそこなうおそれのあるような食器具は使用できないことになっている。また，「人の健康をそこなうおそれがない場合」とは，食品衛生法施行規則第1条に次のように記されている。

> 1　有毒な又は有害な物質であっても，自然に食品又は添加物に含まれ又は附着して入るものであって，その程度又は処理により一般に人の健康を損なう恐れがないと認められる場合。
> 2　食品又は添加物の生産上有毒な又は有害な物質を混合し又は添加することがやむを得ない場合であって，かつ人の健康を損なうおそれがないと認められる場合。

　したがって，食器具から溶出する化合物の量が，人に影響を与える量に比べて明らかに少なければ，その食器具は安全なものと考えてよい。
　「食品衛生法」では厚生労働大臣が食器具について規格基準を設けることができることとなっている。その規格基準が厚生労働省告示第370号に示されている。材質については，次のような基準が定められている。

> 【合成樹脂】
> 　ポリカーボネートなどの合成樹脂には，合成樹脂一般についての規格（一般規格）と特定の樹脂に対しての個別の規格（個別規格）とがある。個別規格のある樹脂の製品は，一般規格のほか個別に定められた基準に合格しなければならない。規格には材質試験と製品の溶出試験とがある。
> ●注意・警告マーク：お湯を注ぐ際，やけどなどしないよう注意を促すマークや，電子レンジで調理すると，レンジ内で放電するなどのトラブルが発生し危険で調理ができないというマークがある。このようなマークや表示は，平成7年7月のPL法（製造物責任法）施行に伴い，警告や注意を促す多くのものに付けられるようになった。
> ●グリーンプラ識別マーク：「グリーンプラ」とは生分解性プラスチックの愛称である。使用時は従来のプラスチックと同様な機能を持ち，使用後は自然界の土や水中に生息する微生物の働きにより分解され，最終的には水や二酸化炭素に分解されるプラスチックである。トウモロコシやサツマイモなどの成分からつくるものもある。基本的には重金属類を含まず，生分解性と安全性が一定基準以上にあることが確認された材料だけから構成されるプラスチック製品をグリーンプラ製品と認定し，シンボルマークをつけて判断しやすくする制度である。

5．選定事例

（1）病　　院

　一般食や特別食があり，食種も多くメニューに合わせた組み合わせのできる食器が必要で，食器の種類を区別している場合もある。また調乳，小児食，流動食などの専用食器も使用されている。断熱材使用の保温食器やプレヒート（予熱処理）により食器を温め保温力の向上と作業性をよくしたディスペンサカート（第3章，p.69，71参照）で適温サービスができるものもある。配膳方法によって使用する食器が異なっている。ここでは，保温・保冷配膳車（第3章，p.69，71参照）を使用している病院を例に取り上げる。選定のポイントは，保温・保冷配膳車用のトレイに納まることが必要である。

〔A病院〕　270床－保温・保冷配膳車を使用

主食用	飯碗（3種類）・種丼・うどん鉢・パン皿
主菜用	ミート皿・焼き物皿・煮物碗・種丼・深皿・カレー皿・丸鉢（身とふた）
副菜用	丸皿・サラダボール（2種類）・丸小鉢（3種類）・花小鉢・小鉢・中皿
汁物用	汁椀
その他	深皿・飯丼・汁椀（すべて小児食用）

（2）高齢者施設

　一般に小型で扱いやすいものが多く，組み合わせのできる食器が必要で，使用している種類が多い。また，行事食や間食の回数が多いので，行事食用の食器についてもそろえている場合が多い。さらに刻み食やペースト食，ソフト食に対応するための食器などがある。身体的機能を補う道具として形状や大きさの異なった食具も利用されている。また，温冷の適度な温度で食べられるように宅配用の保温食器や，耐久性や衛生面に配慮したPEN製のランチボックスなどがある。

　病院と同様に配膳方法によって使用する食器が異なる。ここでは，特別養護老人ホームを例に取り上げる。

〔特別養護老人ホーム〕　入居者約200名－保温・保冷配膳車使用

主食用	飯碗（身・ふた）・パン皿・うどん丼・ラーメン丼・和皿
主菜用	各皿（2種類）・和丸皿（2種類）・ひし形皿・洋皿（大・小）・クープ皿・スープ皿・グラタン皿・カレー皿・刺身鉢
副菜用	八角鉢・深小鉢（2種類）・ぬり鉢・角小鉢・浅皿・サラダ皿・中浅皿・丸小鉢・茶碗蒸し碗・小付け鉢
行事食用	船盛り容器・松花堂弁当・大皿（和・洋）・大鉢・中鉢

（3）保育所

　保育所では，離乳食に使用する食器から，園児が給食で使用する食器までが必要である。保育所の給食の内容にもよるが，ご飯茶碗，汁椀，主菜皿，小鉢，おやつ用の皿などが必要である。保育所の場合には，園児の食べる量に応じた食器の選択や園児の手になじむ大きさ・手触り・ソフトな口触りのものが必要である。また，家庭らしさを求め楽しい絵柄や質感，デザインなどによる採用もある。

（4）学　　校

　学校給食の食器の使用状況は，自治体によって異なっている。ここでは，東京都を例に取り上げる。材質別の使用状況では，陶磁器が75.4％でもっとも多く，それ以外では，メラミン，ポリプロピレン，耐熱強化ガラスなどであった。1回に使用する食器の種類は，盆を使用している学校では，3～4点であった。パン用皿，主菜深皿，主菜浅皿を中心としてそろえている。また，パレット皿を使用している学校や児童の食文化への教育的指導面から強化磁器やポリ乳酸樹脂，再生原料の食器や食具を採用している学校もある。

マイはし運動

【割りばしと再利用のはし】 日本では，外食や給食の場面で多くの割りばしが利用されてきた。割りばしは，間伐材でできているため，環境にやさしいという説もある。しかしながら，現時には，大量の割りばしの供給を海外に依存している。2006（平成18）年には，約250億膳の割りばしが輸入されている。輸入量の99％が中国産である。割りばしの回収運動が行われており，回収して紙パルプの原料や炭，パーティクルボード（集成材）をなどに行われている。しかし，リサイクルするには人手やエネルギー，コストがかかるため，割りばしが大量に流通している現状では，回収・リサイクルには限界がある。ほとんどの割りばしは使用後にゴミとして捨てられているのが現状である。資源を大切にすることを目的に割りばしから，樹脂などでできた何度も使用可能なはしに切り替える外食産業や給食施設が増えてきた。

【マイはし運動】 "自分用の持ち歩きのおはしをもとう！" という運動で，「割りばしを1回使っただけで捨ててしまうのはもったいない」，「使い捨てのライフスタイルを見直したい」，「おはしの先に見える『食』そのものを大切に考えたい」という理念にも基づいたものである。最近では，この運動に共感して，利用者がはしを持参すると，ちょっとうれしいサービスや特典を受けられる所も出てきた。

2 小器具類

1．種類と形態

小器具類については，以下のような分類が可能である。
① 調理に使用する包丁，まな板，鍋などの調理器具類。
② 食材および調味料類，料理などを保管するキッチンポット，バットなどの容器類。
③ 食材の取り分けなどに使用するトング類，調理器具を使用する際に使われるゴムベラなどの調理小物。
④ 食材を計量する計量スプーンや料理の中心温度を測定するデジタル温度計，室温を計測する温度計など。
⑤ 器具洗浄に使用するタワシや，オーブンを使用する際の手袋，清掃に使われる布巾や消耗品などの小物類。
⑥ 衛生保持のための検査計。

近年のオール電化厨房の普及により，一部電磁調理器対応のフライパン，鍋類などが必要とされるケースも目だっている。

2．選定条件

小器具類の種類や必要個数については，提供されるメニューアイテム数，作業の内容や人数，使用する機器，提供食数，保管スペースや保管機器などの，諸々の要因によって決定する。

選定に際しては，機能性や安全性に十分に考慮し，「大量調理施設衛生管理マニュアル」（第2章，pp.39～41参照）に沿って選定することが条件となる。特にまな板，ざる，バット，容器類は，衛生の保持から，肉用，魚介用，野菜用，調理済み食品用，生食野菜用など，食材，使用用途ごとに色分けして分類した器具が使用される。

材質はステンレス，アルマイト，鉄，ホーロー，プラスチック，ゴム，木製などのものがあるが特に，木製のものについては，衛生的な配慮が重要である。

3．小器具類のリスト

通常使用されている主な小器具類のリストを表7-5に示した。また，食中毒予防，環境衛生，品質管理，作業管理などに使用されている計測・計量器具（表7-6），衛生管理用品（表7-7）のリストを示した。

● 表 7-5　主な小器具類リスト

調理器具	半寸胴鍋 フライパン まな板 卓上フードプロセッサー	寸胴鍋 玉子焼き 卓上フードスライサ	雪平鍋 蒸し器 柄の長いガス着火器具	片手鍋 包丁
容　器	キッチンポット 調味料缶 ボール	バット（大・小・深・浅・穴あきなど） シールウエア	 ざる	薬味入れ 米揚げざる
調理小物	調理用トレイ キッチンハサミ 木柄皮引き カス揚 スキンマー 各種レードル（スープ・横・深型・穴あきなど） しゃもじ ストレーナー ゴムベラ 巻すだれ	スパテル パックカット うろこ取り 油こし コックフォーク 玉子切り器 スチール棒 スケッパー 菜箸	泡立器 万能トング 栓抜き キッチンネット あく取り チーズカッター 砥石（荒砥・中砥・仕上など） 卸金 炊飯ネット	ロート アイストング 缶切り 裏ごし ターナー バターピーター ポテトマッシャー 網式スープこし
その他	金タワシ スコッチブライト ボロ手 耐熱エプロン	ワイヤーブラシ 布巾 ゴム手袋	アメリカンスポンジタワシ ピーラー 耐熱手袋	 ディスポ手袋 メッシュ手袋

● 表 7-6　計測・計量機器

計量マス	計量スプーン	ハカリ（平皿・折皿・デジタルなど）	
デジタルタイマー	デジタル温度計	隔側温度計	塩分計
糖分計	温湿度計	pH 計	タイマー
芯温計	計算機	計量棒	ストップウオッチ
数取器			

● 表 7-7　衛生管理用品

残留塩素計	放射温度計（非接触）	検食容器	爪ブラシ
簡易細菌検査キッド（試験紙・生理食塩液・恒温器）			粘着ローラー
残留物テスト試薬（希ヨード液・ニンヒドリンブタノール溶液・オイルレッドアルコール溶液）			
手洗い・消毒機器	ペーパーホルダ	エンボス手袋	

3　備　品

　備品は，栄養事務室や厨房などで，合理的にかつ安全に運用されることを目的とする機能・効率性と，喫食対象者に給食施設を気持ちよく利用してもらうための快適性を考慮して整える必要がある。

1．選定条件

（1）栄養事務室

　栄養事務室は，給食計画を作成し，オペレーションをコントロールする給食運営の要となる所である。したがって，計画のためのデスクワークや帳票の管理のために，デスクやキャビネットが必要である。

　日常のオペレーションにおいては，従業員のコントロールルームとなるので，スケジュール表や作業シフト・指示表などのホワイトボード類が重宝されている。

　近年，コンピュータによる管理が必須となってきたため，パソコンをはじめ，プリンタなどのOA機器のためのスペースが必要とされている。

　更衣のためには，更衣ロッカーと履き替えのためのシューズロッカー，身だしなみをチェックするミラーを設置する。

（2）食　　堂

　食べる空間である食堂には，以下のようなそれぞれの場所と機能に応じた備品類が必要である。

- 食事を食べる際に必要な調味料や食具と，それを置くテーブルなどの機器や備品。
- 湯飲み・コップなどとそれを収納するディスペンサや給茶器などのサービス機器や備品。
- 食後の下膳の際に，残菜，食具を受けるボックスや，ごみ受けなど。

　調味料やドレッシング類は，サービステーブルにまとめて置くタイプと，各テーブルにそれぞれセッティングするタイプがある。また，食具は，サービスカウンタに置くタイプと，給茶器や調味料などといっしょにまとめて設置するタイプがある。利用者数，提供方法やメニューの種類，あるいは，食生活習慣や風土の違いなどによって適切な方法が選定される。

（3）厨房内の収納

　厨房内には，使用される小器具類や調味料・消耗品などが点在するために，それを衛生的・効率的に収納できる戸棚やワゴン類が必要となる。

　収納戸棚は，作業台下などを使って格納されるテーブルキャビネットタイプ，床から2m程度までのキャビネットタイプおよび，空間利用のための吊戸棚タイプなどがある。収納は，小器具類の重さや使用頻度によりそれぞれ収納先が決定されるが，衛生面から，ステンレス製のものが主流となっている。また，セクションごとに包丁・まな板殺菌庫も必須の収納機器である。

（4）清掃用具

　日常清掃には，ちりなどを掃くほうきとちりとり，汚れや水をとるモップやモップ絞り，厨房内の床の水を排除するドライヤーなどが使用されるが，それを衛生的に収納する掃除用具入れが，各セクションに必要となる。

●表7-8　主な備品リスト

栄養事務室	パソコン一式	パソコンラック	机	椅子
	タイムレコーダー	キャビネット	棚（戸棚・本棚など）	
	金庫	ホワイトボード	ごみ箱	ロッカー
	シューズボックス	ミラー		
食堂用品	カスターセット（醤油さし・ソース入れ・ようじ入れ・ナフキン立て）			
	オーガナイザー	冷水器	給茶器	ごみ箱
	カップディスペンサ		分別ペール	アンケートボックス
	サンプルケース	プライスカード立て		
厨房の収納用品	ワイヤーシェルフ（吊タイプ・テーブルキャビネット・キャビネットタイプ）			
	調味料ワゴン	包丁・まな板殺菌庫		
清掃用具	クリーナ	ポリッシャー	モップ	モップ絞り器
	ドライヤー（水切り）	デッキブラシ	ほうき	ちりとり
	ごみ箱	バケツ	ポリペール	ペール台車
	雑巾掛け	清掃用具ロッカー		
トイレ	トイレブラシセット	衛生容器	サニタリーラック	ミラー
	手洗い・消毒機器	ペーパータオルホルダ		ごみ箱
食品庫・雑品庫	ワイヤーシェルフ各種		台車	すのこ
	食品用コンテナ	温湿度計		

（5）トイレ

　トイレおよび前室には，履き替えのためのサンダルやユニフォーム掛け，それに手洗いと消毒のための備品，および身だしなみチェックのためのミラーなどを設置する。

（6）食品庫・雑品庫

　食品庫・雑品庫には，古くは，つくりつけの木製の棚が数多くみかけられたが，近年では，衛生的な見地からステンレス製，メッキ仕上げの鉄製ラックなどが主流となっている。

　食品を収納する食品庫と小器具類・備品類を収納する備品庫とは，可能であればそれぞれに分けて設けることが理想であるが，同一の部屋となる場合は，衛生に配慮されたレイアウトを行うことが重要である。

　食品庫内は，食品を床にじか置きしないためのすのこや，袋から取り分けた小麦粉などを衛生的に，密封状態で保存することのできるコンテナなどを配置するが，運搬用の台車などを置くことが多いので，常に整理整頓が必要である。

　また，食品保管のためには，温度や湿度の管理も必要となるので，そのための温度計等計測器が必要とされる。

4　作業のためのユニフォーム

　一般的に使用されている作業のためのユニフォームを表7-9に示した。近年，給食施設では，食品安全・衛生上の観点から，HACCPの概念を導入することにより，作業のためのユニフォームを食品工業と同様の考え方で採用するところが増えてきている。

●表7-9　作業用ユニフォーム

白　衣	コート	インナー	パンツ
帽　子	キャップ	エプロン	防水エプロン
マスク	クリーンスーツ	クリーンフードキャップ	サンダル
クッキングシューズ	作業長靴		

第 8 章

機器・設備の維持管理

　厨房設備が良好に維持管理されるためには合理的な設計と適切な施工や機器の選定および従業員への教育が不可欠で，計画的に行われることが必要である。

1　機器の上手な扱い方

　維持管理の良否は，機器の上手な扱い方により耐用性ばかりでなく，能率・効率・安全・衛生などすべてに影響を及ぼす。

1．取扱説明書および設置工事説明書

（1）機器取扱説明書

　機器を購入すると，必ず機器取扱説明書が添付されている。この機器取扱説明書は，現在では，PL法（製造物責任法）に基づいた内容が記載されている。取扱説明書の構成はメーカーによって順序に違いはあるものの，はじめに，目次，警告事項，各部の名称，用語の解説，注意事項，使用前の確認事項，使用方法，オプション，保守・点検，清掃方法，異常時の処理，製品仕様，連絡先などである。特に，警告事項については，PL法に準じて，文字での説明と同時に絵柄での表示がされている。以下に例を示す。

- 各部の名称と働き（図または写真を入れる）
- 機器の設置の確認（可燃物との離隔，充電部への水はねの恐れの有無，接地など）
- 故障および異常の見分け方と処置方法（表またはフローチャートなどで）
- 下調理機器清掃の際のけが，感電など
- フライヤでの清掃の際のセンサの破損防止および油抜きの際のやけど防止など
- ガス機器の燃焼状態，ガス漏れの疑いがあるときの対処，排気設備の運転など

（2）設置工事説明書

　この説明書には例として以下に示すような項目が主に記載されている。
① 品名，型式，製造社名
② 設置する機器の確認（ガス種別，ガス消費量，電源など）
③ 工事する方へのお願い（設置工事説明書に従い工事すること，適法であることなど）
④ 設置場所の確認（床面の強度，火災予防上の注意，給排気設備など）
⑤ その他（搬入方法，付属品，部品の取りつけ方，説明書保管のお願いなど）

2．機器取り扱いマニュアル

　機器取り扱いマニュアルとは，機器取扱説明書をもとに各施設に必要な情報をまとめたものである。したがって，その施設での使用状況に応じた独自のマニュアルの作成が必要である。

　独自のマニュアルは項目別に作成しておくとよいが，施設に応じて必要な項目は異なってくる。例えば，厨房作業初心者ばかりの施設の場合には，機器のスイッチの「ON・OFF」からの説明が必要であるし，その機器の基本的な使用方法について，すでに熟知している場合には，その機器の料理に応じたマニュアルが必要である。

　具体的には，例えば，スチームコンベクションオーブン（第3章，pp.53～54参照）の場合には，料理ごとの1回あたりの仕込み量，1天板に入る量，1回の投入量，モード，時間などの情報が必要である。

機器の取り扱いマニュアル例　スチームコンベクションオーブンの操作方法

一番始めのスイッチの ON・OFF の操作から，具体的な使用方法をみてみよう。
① 電源（ガス）を確認し，スイッチを入れる。
　● 電源が入っているか確認する。
　● コンセントを差し込む。
　● 機器の左側のスイッチを ON にする。
　● ガスの元栓を開ける。
② 調理モードを選択する。
　● 調理モードを押す　➡　選択したモードの電気が点灯する。
③ 設定温度をセットする。
　● 温度計のマークを押す（長押しする）。
　　　↓
　　設定温度になるように，↓↑のボタンを押す。
　● 設定温度が表示されるように，温度計のボタンを長押しした後，温度計のボタンが点滅しているときにダイヤルを回して，設定温度を合わせる。
④ 時間をセットする。
　● 時計のマークを押す（長押しする）。
　● 時間を設定する。
　● 予熱の場合は連続運転をしようする場合が多い。

写真提供）㈱フジマック

3．従業員への教育・訓練

　給食施設は機器の種類も多く，操作は複雑である。施設内が常に清潔で安全な作業が行われるためには，機器の耐久性や安全・衛生面からの方法や注意点，故障時の対応などについて正しい取り扱いが必要となる。したがって厨房で働く従業員への教育を徹底することが必要で，管理の大部分が従業員に委ねられているのが実際である。

　厨房の従業員への説明は，始めに設備・機器の引き渡し時や使用開始時に厨房関連業者により行われる。この際に完全に行うことが重要で，その後メンテナンス（保守管理）での訪問時においても説明や提言が行われる。

　厨房機器は，取扱説明書（通称：取説）に従って説明され，厨房関連業者の試運転，使用説明により使用方法の徹底が図られる。

　また，引き渡し時や開始時に受け取る厨房設備・機器に関する図面や取扱説明書などには，大量の情報が盛り込まれており，また機器を維持していくうえで重要な事項が示されているので大切に保管をしておく。図書をファイルしたものは直接厨房に持ち込むことがないようにしたい。また，取扱説明書では，日常の機器の使用に際し，情報量が多すぎるので，各施設の機器の使用状況に応じて，機器取り扱いマニュアルを作成しておくことが望ましい。（社）日本厨房工業会では，厨房機器の取り扱いについて説明の徹底を図っている。

業者による厨房機器の取扱説明例

① 説明に先立ち，機器の設置および付属品取付けなどを確認し，試運転調整を行う。
② 説明の際，当該機器を主に使用する人と厨房設備の管理者であることを確認する。多人数の場合は少人数に分けてグループごとに説明する。
③ 機器の使用説明は操作の手順に従って説明する。
④ 機器を使用する人に操作してもらい，正しくできることを確認する。
⑤ 誤って使用した場合，危機の生ずる恐れのあるものは危険の度合および処置についての説明を怠らないこと。
⑥ 特に注意を要する事項は，管理者と相談のうえ注意表示を機器の近傍に掲示することがある。取扱説明書は手元にはなく，機器に貼付された注意銘板に記された文字は小さく，読みにくい例が多い。
⑦ 取扱説明書は紛失する恐れがあるので，分類・ファイルして，定位置に保管してもらうこと。
⑧ 初期使用開始時には，作業開始から終了に至るまで，できる限り立ち会うことが望ましい。

出典）厨房工学監修委員会監修：厨房設備工学入門第4版　厨房設計，pp.284〜285，日本厨房工業会（2008）

2　機器の維持管理

　機器の維持管理は，機器に付属する取扱説明書に従って行う。また，突然の故障や事故を未然に防止するためには，使用時の故障の兆候に気づいたときの判断や処置が大切である。

1．材質別による維持管理

　厨房で使用されている機器の主な材質の手入れ方法を示す（表8-1）。

●表8-1　主要材質の手入れ方法

材質	主に使われている機器		手入れ方法
ステンレススチール	シンク，各種台類，ラック，戸棚，洗米機，サイロ（貯米庫），冷凍庫，冷蔵庫，カッター類，配膳車，ワゴン，食器洗浄機の本体の部分など	SUS 304[*1]　●磁性がない　●耐熱性，耐熱・アルカリ性をもつ　●加工性，強度に優れる	●鉄合金成分のクロムやニッケルで，表面をおおって酸化防止をしているので手入れが不十分だと錆もでる。●表面の皮膜を傷つけないようにする。●錆を生じるような物質を長時間接触させておかない。●スポンジを使い，中性洗剤や粒子の細かいクレンザーで汚れを落とし，水洗いしたら乾布でよくふく。
		SUS 316[*2]　●磁性がない　●クロムニッケル系より耐蝕性が強い	
		SUS 430[*3]　●磁性がある　●耐蝕性がある　●耐熱性に優れる　●クロムニッケル系より安価	
鉄鋼類	ガスレンジ本体，焼き物器，オーブン，シンク，台類，ラックなどの骨組や脚部	●ステンレススチールより安価　●腐蝕されやすい（赤錆）　●多湿な場所，酸や塩分のある場所での使用は好ましくない	●錆止め用の塗装やメッキ仕上げを施してあるので，年1回以上の塗り替えが必要。●汚れを洗剤で落とし乾燥させておく。●錆が発生したら，サンドペーパーで落とし，油性または合成樹脂系の塗料を塗っておく。
鋳類	ガスレンジのトップ，ガスバーナー，煮物釜など	●型の成形が容易　●保湿性がある　●炭素の状態により異なるが強化した鋳鉄もある	●ぬれたままにしておかない。●レンジの表面は使用後，油雑巾でよく拭いて汚れを落とし，油分の補給をしておく。●バーナー類は特に汚れやすいので手入れはまめにする。
アルミニウム	煮物釜，ふた，なべ，釜類などの小物	●酸，アルカリ，塩分に弱い　●強度が弱く，変形しやすい　●熱伝導率が高い　●軽量である	●アルカリ性洗剤に弱いので，中性洗剤を用い，スポンジなどの傷のつきにくいものを使用。●乱暴に扱わない。●調味料や材料など長時間入れておかない。

原表）照井眞紀子
　注）＊1　クロムニッケル系　　＊2　モリブデン系　　＊3　クロム系

2．厨房機器の維持管理

（1）ステンレス製品

　ステンレスは酸および塩素に侵されやすいことから，消毒用の強酸性水，次亜塩素酸ソーダなどを使用した後は，十分に洗い流す。扉の蝶番，戸車の軸受，留め金，引出スライドなどは，潤滑剤を切らさないようにする。潤滑剤の塗布の際には，これらの周辺や特に食品に触れる部分に付着しないよう注意する。シンク，戸棚のパッキン，止水栓などは経年劣化することから，定期メンテナンスの際，交換するか，予備部品を常備することが望ましい。

（2）ガス機器

　それぞれの機器の使用方法および日常の手入れは，機器の取扱説明書で，また修理に関しては，機器ごとのメーカーの修理マニュアルによって行う。

1）ガスバーナーにおける諸現象

　ガスバーナーにおける異常燃焼には，不完全燃焼，逆火（フラッシュバック），リフト，燃焼に伴う音などがある。

① 不完全燃焼：主な原因には，厨房の換気量不足，バーナー炎口の目詰まり，混合管内部およびバーナー内面の油脂などによる汚れ，燃焼排ガスの排出不良などがある。

② 逆火（フラッシュバック）：バーナーの内部に炎が入り込む現象をいい，燃焼速度の速いガスほど，また，バーナー温度の高いほど起こりやすい。対処方法としては，ブンゼンバーナーの場合，バーナー交換が望ましいが，一次空気調節口の開度を小さくすることで逆火をある程度抑えることができる。

③ リフト：炎が吹き消える現象であり，繰り返し点火操作を行うことにより，正常な燃焼状態になる。

ガスの燃焼

　ガスの燃焼にはガスと空気の接触が十分に行われる必要がある。

　完全燃焼とは，燃料ガスが空気中の酸素と反応して，水蒸気と二酸化炭素を生成，中間生成物を排出しない現象をいう。

　不完全燃焼とは，ガスが酸素と完全に反応せず，中間生成物である炭素粒，一酸化炭素，水素および水酸基をもったアルデヒドやアルコールなどが含まれる燃焼状態である。

　不完全燃焼でみられるものにイエローチップがある。一次空気（最初に燃料と混合する空気）が少ないか，または内炎の拡散が十分行われないため，酸化されず内炎の先端に赤黄色の部分が現れる現象で，炭化水素の熱分解により遊離された炭素が白熱状態となったものである。

④ 燃焼に伴う音：ブンゼンバーナーでは，点火時または消火時に音を発することがある。点火時に発する音で注意しなければならないものに爆発点火があるが，燃焼室にたまった混合ガスに点火する際に生じる現象である。

また，爆発的に点火したとき，爆風により消火することもある。点火装置の点検，バーナーの点検を行い，点火および火移りが良好に行われるように適切に処理しなければならない。

2）安全装置

ガス厨房機器に設けられる主な安全装置には，炎が立ち消えたとき，自動的にガス通路の弁を閉ざす立ち消え安全装置と，調理油の過熱による出火を防止するために，フライヤーや回転釜などに設けられている過昇防止装置がある。

立ち消え安全装置の厨房機器では，サーモカップル（熱電対）またはフレームロッドが使用される。サーモカップルは，熱電対がパイロットバーナーなどの炎で加熱されたときに生ずる熱起電力により電磁石を動かし，ガスバルブを開く方式である。また，フレームロッドは，炎の整流作用を利用したもので，炎のないときには直流電流は流れない。

過昇防止装置は，油温度が発火点以前の温度（280℃前後）に達したときにガス通路の弁を自動的に閉じる装置である。油槽に挿入し，油温度を直接検知する液封タイプと，鍋の外面に貼りつけて，鍋の温度の検知するバイメタルタイプがある。過昇防止装置が原因で起こる故障の大部分は，油槽を清掃する際の破損によるものであるので注意が必要である。

3）自動点火装置

自動点火装置には圧電点火式および連続スパーク式がある。連続スパーク式で点火不良時の点検方法を示す（表8-2）。

4）ガス漏れ

ガス漏れの有無を確認するにはマノメータを使用し，空気圧4.2kPaを加え数分間放置して，漏れの有無を確認する。漏れ箇所を探す場合は，ガス漏れ検知器，ガス漏れ検知液またはせっけん水を使用する。ガス漏れ検知機では，ブザーと警報灯，ガス漏れ検知液とせっけん水では気泡を生じる。

（3）蒸気使用機器

1）蒸気発生器内蔵機器

蒸気使用機器には，蒸気発生器を内蔵するものと，蒸気ボイラーから蒸気の供給を受けるものがある。蒸気発生器内蔵機器には，スチームコンベクションオーブン，蒸し器，エスプレッソマシンなどがある。これらの維持管理で重要なことは，蒸気発生器の缶体に残留するスケールをためないことである。

●表8-2 連続スパーク式で点火不良時の点検方法

現象	点検個所	点検方法
スパークしない	電池	電池交換
電池交換してもスパークしない	低圧コードの導通	わに口付コードなどで先ず低圧側を接続し，点火操作を行う。スパークすれば低圧リード線，または結線部の不良
	点火スイッチ	一次，二次低圧リード線をスイッチを介さず接続。スパークすれば，スイッチ，またはスイッチ結線部の不良
	イグナイターの結線部	二次低圧リード線および高圧リード線とイグナイターの結線部を脱着し，点火操作を行う。確実に結線しても作動しない時はイグナイター不良
スパーク音はするがプラグからスパークしない	点火プラグの結線部	高圧リード線と点火プラグ結線部の焼損
	高圧リード線からの放電	高圧リード線の被覆の破れなどからの放電の有無
スパークプラグでスパークするが着火しない	点火時のガスの状態	パイロットノズルまたはメインバーナで着火部の炎口詰まりの有無，リフトなどライターなど炎で確認
	火花の方向，距離など	調整・点火操作を繰返し行い，適切な位置の固定する
	火花の強弱，間隔	電池が弱ると火花のエネルギー量が低下し，火花発生の感覚が間延びし，弱まる

出典）厨房工学監修委員会監修：厨房設備工学入門第4版　厨房設計，p.135，日本厨房工業会（2008）

2）圧力容器

圧力容器には，第一種圧力容器，第二種圧力容器があり，それぞれの取り扱いおよび整備については「労働安全衛生規則」，「ボイラー及び圧力容器安全規則」により定められている。厨房機器では，蒸気式煮炊釜，スープケトルなどがある。

取り扱いおよび整備が正しく行われない場合には，爆発事故，やけどなどの重大な事故を招く恐れがある。

（4）電気使用機器
1）電気事故の防止

電気による主な事故には，漏電，感電および過熱がある。漏電している機器などに人体が触れた場合，電流は人体を通って大地に流れ感電を引き起こす。配線や電線に電気が流れるとジュール熱が発生するが，電路に負荷が大きくなると比例して発生する熱も増大し，配線やコードを溶かし，漏電，感電または火災の原因になる。これらを防止するには，漏電ブレーカ，アース，アンペアブレーカを施す必要がある。

2）電動機使用機器

　電動機を備える機器では，食器洗浄機や数多くの下調理機器などがある。種々の構造や機構をもつものがあるので維持管理では取扱説明書などを遵守する。下調理機器の一般的な注意事項を以下に示す。

① 接地工事を施すこと。
② 刃物類を備えた機器で，刃物類の交換・清掃の際は安全手袋を着用すること。
③ 刃物類を交換するときは，電源コードをコンセントから外し，誤って差し込まれないよう注意表示をするか，手元に引き寄せておくこと。
④ 刃物類に欠け，ゆがみ，ねじ類のゆるみなどの有無を確認すること。
⑤ 刃物類はバランスよく確実に取りつけること。バランスが悪いと回転ぶれが生じる。
⑥ 食品の触れる部分，およびはねかかる部分は，1日1回以上清掃すること。
⑦ 清掃の際，電気が通る部分（充電部）に水がかからないよう注意すること。万一かかった際は，十分乾燥するまで電源コードをコンセントに差し込まないこと。
⑧ 処理能力以上の食材を投入しないこと。電動機や駆動部が過負荷により故障する。
⑨ 機器に注油の際，食品の触れる部分に潤滑油が付着しないよう注意すること。

3．関連設備の維持管理

（1）排気設備

　機器上方のフードやダクト入口にはグリス除去装置と業務用厨房防火ダンパーが設けられるが，これらの清掃を怠るとダクト火災，油脂の滴下および廃棄能力の低下などの原因になる。グリスフィルタと換気ファンのメンテナンスおよびエアフィルタの清掃または取り替えが必要で，フード内自動消火装置を設ける場合もある。

（2）排水設備

　厨房排水系統の末端に設置されるグリストラップの清掃を怠ると，悪臭の発生，排水不良などを生じる。

（3）ガス・電気・防火設備

　法規で定められた保安点検は，各事業者または有資格者に委ねられるが，不具合が生じないよう日常の点検・管理が必要である。

4．機器の点検

機器が正常に稼動するかどうかは，毎日もしくは定期的に点検をする必要がある。メンテナンス（保守管理）のポイントを図8-1に示すが，点検項目と点検日を決めておくだけでなく，点検者をあらかじめ決定しておくと点検漏れがない。

また，日常の使用において機器の不具合や異常があったときの連絡体制を確立しておくことも必要である。

- 動作確認
- 外観からの点検：破損はないか，差込口などに異常がないか，液漏れ，水漏れなどの異常がないか。

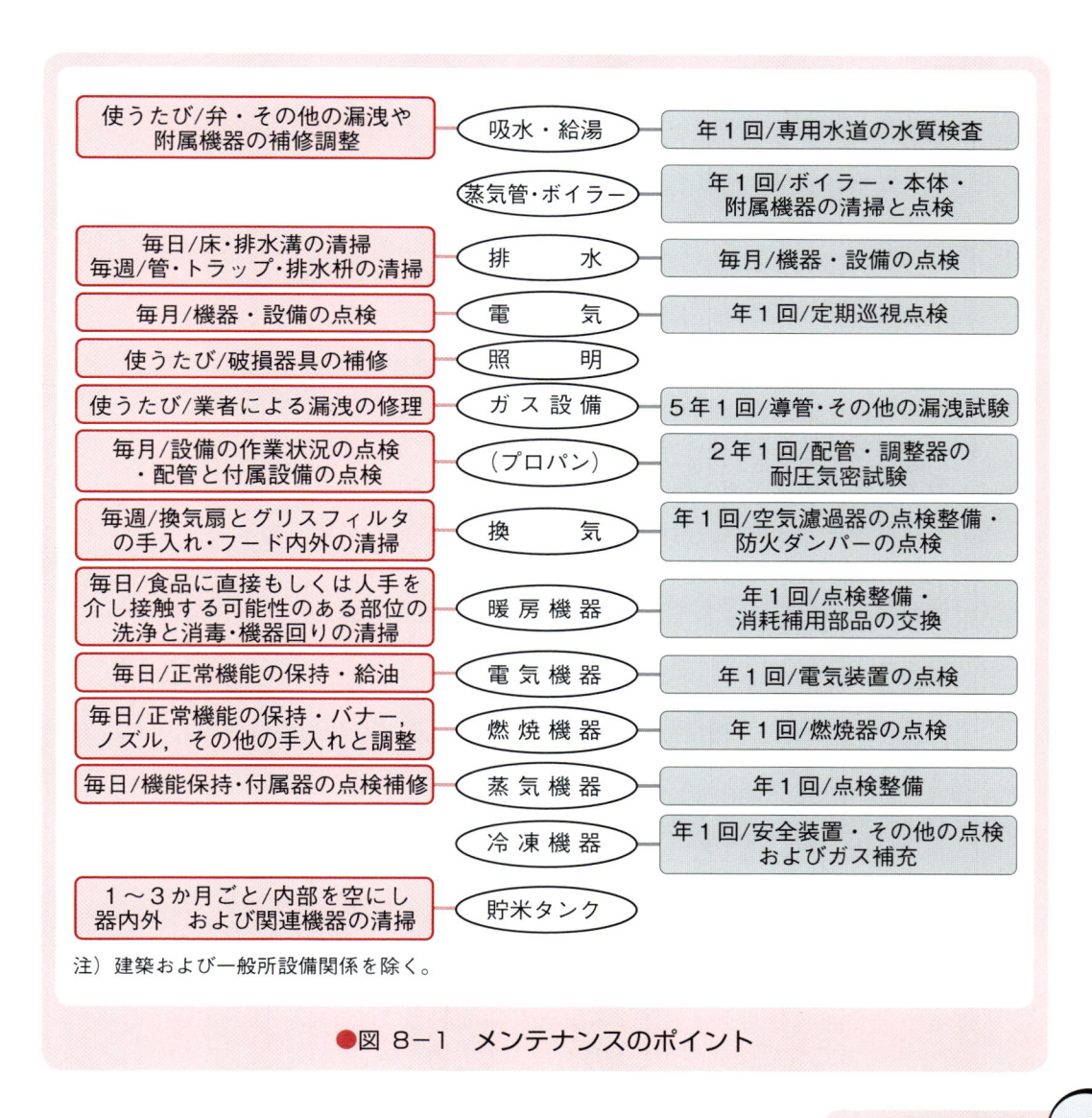

項目	日常点検	定期点検
吸水・給湯	使うたび/弁・その他の漏洩や附属機器の補修調整	年1回/専用水道の水質検査
蒸気管・ボイラー		年1回/ボイラー・本体・附属機器の清掃と点検
排水	毎日/床・排水溝の清掃 毎週/管・トラップ・排水枡の清掃	毎月/機器・設備の点検
電気	毎月/機器・設備の点検	年1回/定期巡視点検
照明	使うたび/破損器具の補修	
ガス設備	使うたび/業者による漏洩の修理	5年1回/導管・その他の漏洩試験
（プロパン）	毎月/設備の作業状況の点検・配管と付属設備の点検	2年1回/配管・調整器の耐圧気密試験
換気	毎週/換気扇とグリスフィルタの手入れ・フード内外の清掃	年1回/空気濾過器の点検整備・防火ダンパーの点検
暖房機器	毎日/食品に直接もしくは人手を介し接触する可能性のある部位の洗浄と消毒・機器回りの清掃	年1回/点検整備・消耗補用部品の交換
電気機器	毎日/正常機能の保持・給油	年1回/電気装置の点検
燃焼機器	毎日/正常機能の保持・バナー，ノズル，その他の手入れと調整	年1回/燃焼器の点検
蒸気機器	毎日/機能保持・付属器の点検補修	年1回/点検整備
冷凍機器		年1回/安全装置・その他の点検およびガス補充
貯米タンク	1～3か月ごと/内部を空にし器内外 および関連機器の清掃	

注）建築および一般所設備関係を除く。

●図8-1 メンテナンスのポイント

- 消耗品の補充：洗剤などの消耗品の補充，真空パック機などの油類
- フィルタ類：汚れの有無と定期的な清掃（特の冷蔵庫，冷凍庫）
- バッテリ：自走装置のある機器のバッテリの不具合はないか。
- ガスバーナ：目詰まりはないか，点火棒のゴム管に腐食はないか

5．機器の手入れ

（1）手入れの方法

　機器の手入れの方法は，機器の構造，熱源の使い方，機械部分の有無などにより異なる。主要機器類についての手入れを以下に示す。

1）ガス機器

① 甲板や外装は使用のたびに洗浄し，水が入らないように注意する。
② 鉄板，金網，汁受け皿，座板など取り外せるものは全部取り外し，洗剤でよく洗う。必要に応じ油を薄く塗っておく。
③ 釜類は洗浄後水気を切り，乾かしてから裏返しにしておく。
④ バーナ部分は目詰まりを起こさないようにブラシなどで軽くこすって汚れを落とし，洗剤で洗うかまたは拭き取る。穴の部分にごみや水を入れないように注意する。
⑤ 炎口が詰まった場合は，キリや細い針金でつつく。穴を広げないように注意する。
⑥ ガスコックや空気調節器は，拭き取るようにする。
⑦ ゴム管はひび割れなどによるガス漏れに注意する。
⑧ フライヤは使用のたびに油を拭き，洗浄後，乾かしてからふたをする。
⑨ 貯蔵式湯沸器は，週1回タンク内の水を抜いて掃除をする。
⑩ 常に燃焼具合を調べ，自動式の場合は電気の点検も必要である。

2）調理機器類

① 機器類の手入れは，スイッチが切れていることを確認してから作業にかかる。
② ピーラや切さい機は，プレートや付属品を取り外して洗浄し，乾燥させる。
③ 刃物は，使用状況に応じ，3か月に1度位の割合で研ぎ，3年に1回はプレートを交換する。また，機械部分の注油は年1回，機械全体の分解掃除も2～3年に1回の割合で行う。
④ 外装の洗浄は，モータ部分に水がかからないように注意する。スイッチやコンセントは防水型がよい。

3）冷蔵庫・冷凍庫

① 週1回は，庫内の食品点検も兼ね，棚を取り外し，洗浄・消毒をする。特に底部が不潔になりやすいので隅々まで清掃し，排水が詰まらないよう注意する。
② 取っ手や扉のパッキングは，スポンジに洗剤をつけて洗い拭きする。パッキングがゆるみ，扉に隙間が生じた場合は，取り換える。

③ 水冷式の場合，断水により冷凍機の故障が起こるので注意する。
④ 機械部分のほこりや汚れも拭き取る。
⑤ 温度計や霜取りの調整，機械全体のチェックは定期的に行う。特に夏季を迎える前には必ず実施する。
⑥ カートインの場合は床が不潔になりやすいので，ホースなどを使ってよく洗浄する。

4）食器洗浄機
① タンクのごみ受けやカーテンなどは取り外して洗浄し，機体内はホースで全体をよく洗う。スイッチやモータに水がかからないように注意する。
② 洗浄ノズルは野菜くずや残飯が詰まりやすいので，ていねいに洗浄する。
③ 回転ブラシは機械から外し洗浄後乾燥させる。すり減った際は取り換える。
④ 機械部の注油，パッキングの取り換え，コンベアや電気接続部の点検など定期的に行う。

5）消毒保管庫・温蔵庫
① 庫内の棚，底板は取り外して洗浄する。底部は拭き取る。
② 外装も汚れが目だつのでよく拭く。
③ サーモスタット，パイロットランプ，ゴムパッキング，燃焼状況など定期的に点検する。

6）小器具類
① ふきんは洗浄後，煮沸または薬剤で消毒し，乾燥させる。
② まな板や庖丁は温湯と洗剤でよく洗い，金属製品は熱湯消毒する。ざる類は水気を切り，乾燥させておく。

（2）日常の清掃

通常の業務終了後に厨房内の清掃を行って，次の作業に備えなければならない。「大量調理施設衛生管理マニュアル」では施設・設備の管理項目において，日常の清掃における洗浄・消毒・殺菌・保管などについて示されている（第2章，pp.39～41参照）。これらを参考にして，各施設に応じた清掃マニュアルも作成しておくとよい。また，清掃後の点検についても点検項目および点検者を決めておくと安全である。

いずれにしても，清掃業務は，安全で衛生的な食事を提供するための第一歩であるので，おろそかにしてはならない。

（3）定期的な清掃

定期的な清掃は，一言でいえば，大掃除に該当する。具体的には，天井の掃除，ダクトや換気扇の掃除，冷蔵庫のフィルタなどの掃除，食品庫をはじめとした倉庫類の掃除などである。日常の清掃と異なり，実施する日をあらかじめ決定しておくことが大切である。日常清掃と同様に点検項目および点検者をあらかじめ決めておく。

3　機器・設備の耐用年数

　厨房の設備・機器の耐用年数は長くても十数年ほどである。部分的な傷みや老朽化が徐々に始まる。厨房の設備・機器は，使い方と手入れによって耐用年数が大きく変わってくる。機器・設備の耐久性は，保守の良否によることが多く計画的な管理がポイントで，機器の個々の手入れの方法や材質による手入れの方法により違う。

　設備・機器は，税法で決められた各耐用年数に分割して毎年，減価償却することになっている。それぞれの機器の耐用年数が同じであれば会計上，税務上（法人税，地方税）においてまとめて「厨房機器」として償却してもよい。ただし資産管理上，また一部機器の除却などのために個別の金額を出したほうが都合がよい。税法上の償却は，経営が継続できてこそ可能なことであるから，一定期間の収支の基本を大枠でとらえていくことは重要である。

　減価償却資産の耐用年数は，飲食店用の建物が19〜38年，建物附属設備の給排水・衛生設備，ガス設備が15年となっている。参考までに「主な減価償却資産の耐用年数表」および「繰延資産の償却期間」，「少額な減価償却資産，一括償却資産，少額減価償却資産の取扱いについて」の国税庁の付表の一部を示す。

4　機器の耐久性およびメンテナンス性

　業務用機器は，家庭用機器に比べてその使用頻度が桁違いに大きく，かつ扱い方が過酷なため，耐久性に関して特別な配慮が必要である。しかし，どのように機器の耐用性を考慮しても設備全体あるいは機器の寿命を一様に全うすることが困難な場合が多い。そこで，機器の寿命は，メンテナンスに頼ることになり，メンテナンスの状況によって大きく変わることになる。また，機器自体は故障時のメンテナンスサービスを受けやすい構造でなければならない。

　厨房設備のメンテナンスには，故障時の連絡によりそのつど出向くものとメンテナンス契約により定期的に点検を行うものがある。定期的なメンテナンスによる点検・交換で予期せぬ故障をかなり防止することができ，特別な費用の削減もできる。

1．メンテナンスのための予算

　厨房にあるさまざまな機器をメンテナンスしていくには経費がかかる。その経費をあらかじめ予算化しておくことが必要である。場合によっては，専門業者に清掃などを依頼することもある。一般的に専門業者に依頼している清掃業務で多くみられるのは，ダクトの清掃，グリストラップの大掃除などである。これらは，実施時期，経費をあらかじめ予算化しておかなければならない。予算計上には，統計上の耐用年数や，予防保全としての定期点検や修理の状態から見積り資料を作成する。

参考表

1. 主な減価償却資産の耐用年数表（営業等所得関係）

〈建　物〉

構造・用途	細　目	耐用年数
木造・合成樹脂造のもの	事務所用のもの 店舗用・住宅用のもの 飲食店用のもの	24 22 20
木骨モルタル造のもの	事務所用のもの 店舗用・住宅用のもの 飲食店用のもの	22 20 19
鉄骨鉄筋コンクリート造・鉄筋コンクリート造のもの	事務所用のもの 住宅用のもの 飲食店用のもの 　延面積のうちに占める木造内装部分の面積が30%を超えるもの 　その他のもの 店舗用・病院用のもの	50 47 34 41 39
れんが造・石造・ブロック造のもの	事務所用のもの 店舗用・住宅用のもの 飲食店用のもの	41 38 38
金属造のもの	事務所用のもの 　骨格材の肉厚が，（以下同じ。） 　　4mmを超えるもの 　　3mmを超え，4mm以下のもの 　　3mm以下のもの 店舗用・住宅用のもの 　4mmを超えるもの 　3mmを超え，4mm以下のもの 　3mm以下のもの 飲食店用・車庫用のもの 　4mmを超えるもの 　3mmを超え，4mm以下のもの 　3mm以下のもの	 38 30 22 34 27 19 31 25 19

〈建物附属設備〉

構造・用途	細　目	耐用年数
アーケード・日よけ設備	主として金属製のもの その他のもの	15 8
店用簡易装備		3
電気設備（照明設備を含む。）	蓄電池電源設備 その他のもの	6 15
給排水・衛生設備，ガス設備		15

〈構　築　物〉

構造・用途	細　目	耐用年数
舗装道路，舗装路面	コンクリート敷・ブロック敷・れんが敷・石敷のもの アスファルト敷・木れんが敷のもの	15 10
	ビチューマルス敷のもの	3

〈減価償却資産の償却率表〉

耐用年数	償却率 定額法	償却率 定率法	耐用年数	償却率 定額法	償却率 定率法	耐用年数	償却率 定額法	償却率 定率法
2	0.500	0.684	18	0.055	0.120	34	0.030	0.066
3	0.333	0.536	19	0.052	0.114	35	0.029	0.064
4	0.250	0.438	20	0.050	0.109	36	0.028	0.062
5	0.200	0.369	21	0.048	0.104	37	0.027	0.060
6	0.166	0.319	22	0.046	0.099	38	0.027	0.059
7	0.142	0.280	23	0.044	0.095	39	0.026	0.057
8	0.125	0.250	24	0.042	0.092	40	0.025	0.056
9	0.111	0.226	25	0.040	0.088	41	0.025	0.055
10	0.100	0.206	26	0.039	0.085	42	0.024	0.053
11	0.090	0.189	27	0.037	0.082	43	0.024	0.052
12	0.083	0.175	28	0.036	0.079	44	0.023	0.051
13	0.076	0.162	29	0.035	0.076	45	0.023	0.050
14	0.071	0.152	30	0.034	0.074	47	0.022	0.048
15	0.066	0.142	31	0.033	0.072	50	0.020	0.045
16	0.062	0.134	32	0.032	0.069			
17	0.058	0.127	33	0.031	0.067			

2．繰延資産の償却期間

繰延資産の償却費	開業費や試験研究費，開発費，共同的施設の負担金や建物を賃借するための権利金などで，その支出の効果が1年以上の期間に及ぶものは，支出した金額がそのまま必要経費になるのではなく，繰延資産として，次の算式により計算した本年分の期間に対応する償却費が必要経費になります。
	[算式] $$（繰延資産の支出額 \div 売却期間の年数）\times \frac{本年中の売却期間の月数}{12} = 売却費$$
	しかし，開業費や試験研究費，開発費については，上の算式で計算した金額によらず，その支出した金額のうちの任意の金額を本年分の必要経費にすることもできます。 　なお，開業費や試験研究費，開発費以外の費用でも，20万円未満のものや，国，地方公共団体，商店街などが行う街路の簡易舗装，街灯などの簡易な施設で主として一般公衆の便益に供するもののために支出した負担金は，その全額が必要経費になります。 　主な繰延資産の償却期間は，次のとおりです。 (1) 開業費（開業準備のために支出した広告宣伝費，開業までの給料賃金など）……5年 (2) 試験研究費（新製品の試作費用）……5年 (3) 開発費（支店開設などのために支出した広告宣伝費，接待費など）……5年 (4) 共同的施設の負担金（商店街のアーケード，日よけ，アーチ，すずらん灯などを設置するために支出したもの）……5年 (5) 権利金，立退料（事業用の建物を賃借するために支出したもの） 　① 賃借建物の新築に際し，所有者に支払うもので，その額がその建物の賃借部分の建築費の大部分を占め，しかもその建物の存続期間中賃借できるもの……その建物の耐用年数の70％の年数 　② 明渡しの際に借家権として転売できるもの……その建物の賃借後の見積耐用年数の70％の年数 　③ その他のもの……5年（賃借期間が5年未満のものは，その期間） ※土地を賃借するために支払った権利金や立退料は，借地権の取得価額に含まれるので必要経費にはなりません。

3．少額な減価償却資産，一括償却資産，少額減価償却資産の取り扱い

少額な減価償却資産	使用可能期間が1年未満か取得価額が10万円未満のいわゆる少額な減価償却資産については，減価償却をしないで，使用した時にその取得価額がそのまま必要経費になります。
一括償却資産	取得価額が10万円以上20万円未満の減価償却資産（国外リース資産や少額な減価償却資産を除きます。）については，減価償却をしないでその使用した年以後3年間の各年分において，その減価償却資産の全部又は特定の一部を一括し，一括した減価償却資産の取得価額の合計額の3分の1の金額を必要経費にすることができます。
少額減価償却資産	一定の中小企業者に該当する青色申告者が，平成18年1月1日から平成18年3月31日までに，30万円未満の少額減価償却資産（上記の「少額な減価償却資産」や「一括償却資産」の適用を受けるものなどを除きます。）を取得等しその業務の用に使用した場合には，減価償却の計算をしないで，使用した時にその取得価額をそのまま必要経費に算入することができます。

出典）国税庁ホームページより抜粋

2．メンテナンス契約（保守契約）

　メンテナンス契約とは，あらかじめ契約により定期的に点検を行い，点検時の異常，もしくは故障時には修理を行うなど厨房機器の状態を最良に保つシステムである。メンテナンス契約のメリットは，故障箇所などを事前に察知することにより，突発的な故障などを減少できる点にある。厨房機器に起因する災害の防止，機器の耐久性の向上と長期間の使用が可能，メンテナンス契約をすることによって，維持管理費の予算化が簡便となるなどである。

　一般的に機器購入後の1年間は，無償保証期間になっている。したがって，メンテナンス契約を検討するのは，2年目以降である。メンテナンス契約の期間は1年が多いが，期間の設定は業者との交渉で自由な設定ができる場合が多い。メンテナンス契約の対象の機器については，機器ごとに各メーカーと契約する場合，使用頻度の高い機器のみを選択して契約する場合，厨房内の機器一式を契約する場合などがある。メンテナンス契約については，点検する事項を明確にして契約内容や契約料を確認し，どのような種類の契約をするか検討する。

　A社のメンテナンス契約例によると下記のとおりである。
- フルメンテナンス（交換部品代，技術料・出張料金すべて含む）
- 部品代有償（技術料・出張料を含み，交換部品代は別途有償）
- 点検のみ（点検時の高額な修理および点検契約時以外の不具合については，別途有償）

3．メンテナンス契約の実際とメンテナンス発生時の対応

　メンテナンス契約を行っていくうえでの手順を以下に示す。
① 見積もりを依頼する。
② 契約内容の確認
③ 契　約
④ 契約期間満了時には，次の契約内容の検討

　機器・設備の修理，改造，更新が発生した場合，危機管理上の緩急および生産性や設備・機器管理上のコストを考慮し，またメンテナンス契約の内容との兼ね合いを検討し対応する。

第9章 オペレーションシステムと施設・設備の展開

　給食のオペレーションは，給食の規模・提供する食事内容・調理方式・施設・導入機器の種類・能力・食材料の種類・調理担当者の量と質によって異なる。給食の経営計画に基づき，生産計画として何をどのようにつくり提供するかを決定するにあたり，食材搬入から配膳，厨芥処理までの作業工程別に設備・機器の検討を行いオペレーションの構築を行う。

1　給食のオペレーションシステム

　食材搬入から厨芥処理までの作業区域別の作業内容を図示した（図9-1）。

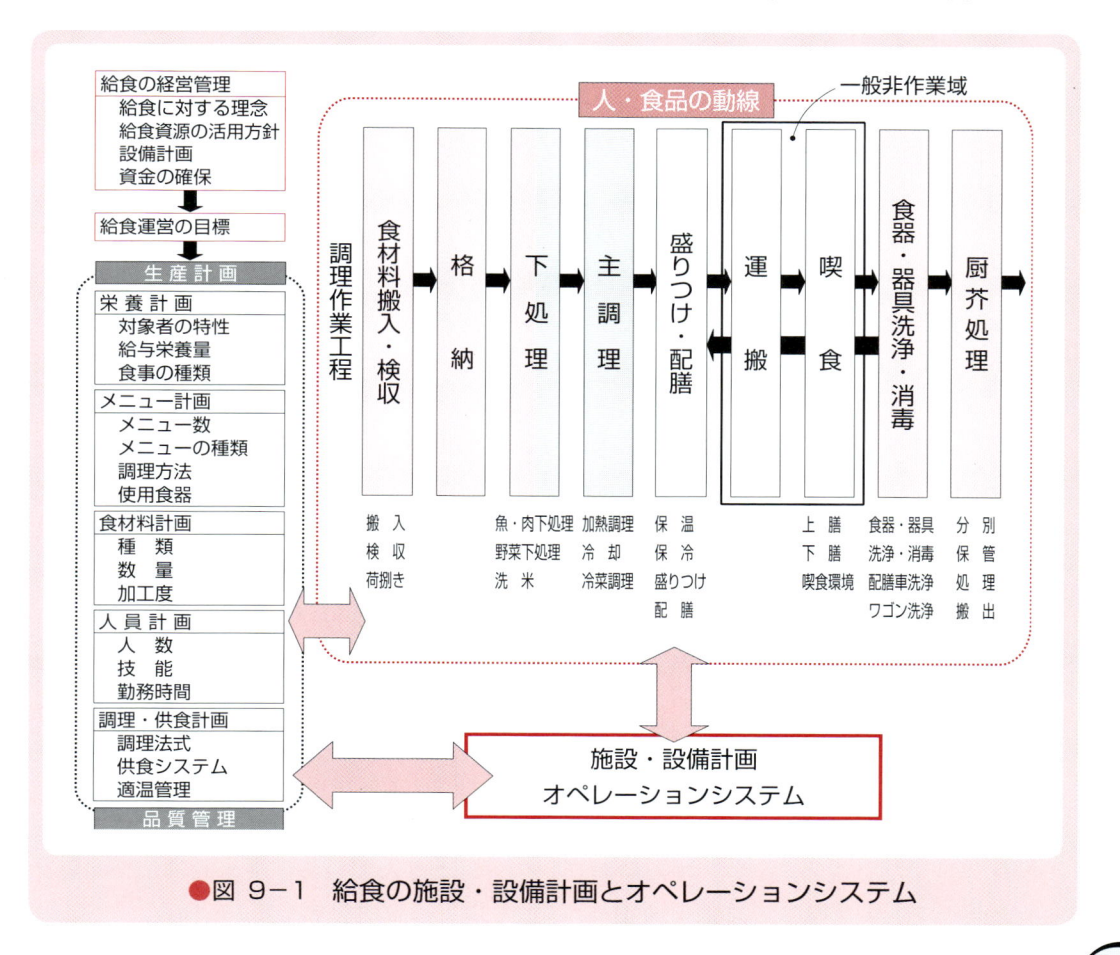

●図9-1　給食の施設・設備計画とオペレーションシステム

調理方式としては，供食に向けて調理が連続的に行われる"クックサーブシステム"と，急速冷却/急速冷凍・チルド保存/冷凍保存・再加熱の調理工程を伴う"クックチル/クックフリーズシステム"に分けることができる。さらに調理と供食の関係として施設内給食である"コンベンショナルシステム"と，調理と供食を切り離した"セントラルキッチンシステム"がある。それぞれのシステムにおいて，専用の施設・設備が必要であり，徹底した衛生管理に基づいたオペレーションを組むことが重要である。

1．コンベンショナルシステムのオペレーション（従来方式）

　コンベンショナルシステムとは，食材料の購入から調理，供食までが連続的に行われるシステムで，クックサーブシステムとほぼ同義的に用いられることが多い。コンベンショナルシステムは，調理は供食時間に合わせて行われる労働集約型である点が特徴である。したがって調理担当者も供食時間に合わせて下処理・調理・盛りつけ・配膳に配置しなければならない。特に調理・盛りつけ・配膳は，衛生管理上，調理終了後から供食までの時間の衛生管理基準により，人員の配置を平準化するために前倒し調理，盛りつけなどを行うことができない。設備・機器も同様，一定の時間で予定の種類と量の料理を仕上げるための調理作業を処理できる能力が必要である。

2．セントラルキッチンシステムのオペレーション

　セントラルキッチンシステムでは，食材料の購入・調理を集中して1か所で行うことにより，複数のサテライトキッチンの，施設・設備，調理担当者の削減が期待できる。セントラルキッチンシステムでは，食材料の購入から料理の搬出までが行われ，さらに食器または搬送用容器・カートの回収・洗浄が行われる。調理方式としてクックサーブかクックチル・クックフリーズシステムかでは，セントラルキッチンの施設・設備のほか料理の運搬のための設備・機器，サテライトキッチンの施設・設備，オペレーションが異なる。サテライトキッチンで調理をどの程度行うか，また再加熱方法は何かによっても異なる。衛生的安全性を確保するためにも，クックサーブシステムでは限界があり，院外調理のガイドラインではクックチル・クックフリーズシステムによることが薦められている。

3．新調理システムのオペレーション

　給食分野で従来利用されているクックサーブシステムに対して，近年導入が増えている方法として，提供日の1～4日前に調理するクックチルシステム（cook & chill），または急速冷凍を利用して調理後数か月間の保存が可能なクックフリーズシステム（cook & freeze）など，レディーフードシステム，コンビニエンスシステムを組み合わせたシステムをいわゆる新調理システムと呼んでいる。従来調理法であるクックサーブシステムとの比較を図9-2に示し以下に説明を加える。

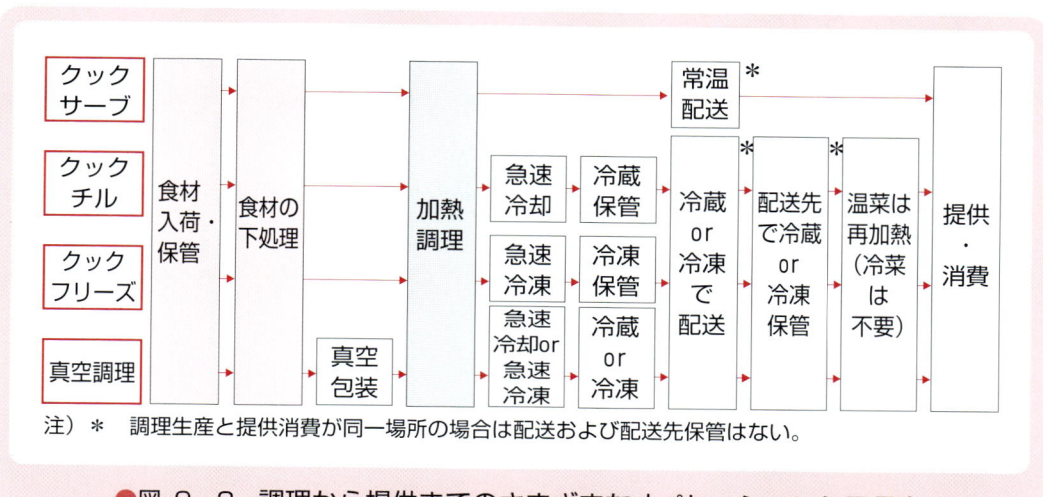

●図 9-2　調理から提供までのさまざまなオペレーションシステム

注）＊　調理生産と提供消費が同一場所の場合は配送および配送先保管はない。

（1）クックチルシステム

　加熱調理後，0〜3℃まで急速冷却して提供時に再加熱する調理方法である。調理後急速冷却した料理は調理冷却した日を1日目，消費する日を5日目とする5日間の保存が可能である。クックチルシステムは1970(昭和45)年ごろから欧州で利用され始めたが，日本においては1990(平成2)年ごろから給食分野での導入が始まり，今では従業員食堂・病院・高齢者施設のほかにホテルの宴会調理や惣菜工場にての利用が増えてきている。加熱調理，急速冷却から配送，再加熱提供まで温度と時間の衛生管理基準が明確で基準どおりの運営をすれば食品の高い安全性が確保できる方法である。現在の衛生管理基準はイギリス保健省の「クックチルおよびクックフリーズのガイドライン」（Guidelines on Cook-Chill and Cook-Freeze Catering Systems）が採用されていて，加熱調理終了から30分以内に冷却を開始すること，冷却開始後は90分以内に0〜3℃に到達させることなどが決められている。

　クックチルシステムの冷却方法には二つの方式がある。広く利用されている方式はブラストチル（冷風冷却）方式であり冷却する食材（料理）の種類および量によるが−20〜0℃の冷気を食材に直接吹きつけて冷却する。もう一つの方法は冷水冷却方式で加熱調理直後の熱い状態の食材を袋に密封した状態で氷水槽のなかに入れて冷却する。前者に用いる冷却機はブラストチラー（第3章，p.63, 64），後者用は氷水冷却機と呼ばれる。なお，氷水冷却機には冷却水槽のなかで冷却を速くするように冷却物を揺動させるタイプもあり，タンブルチラーと呼ばれている。大規模施設では，差圧冷却・真空冷却なども使用されている。

（2）クックフリーズシステム

　加熱調理後，中心温度が−18℃以下になるように急速冷凍して提供時に再加熱する方法である。冷凍による食材の組織破壊があるのでクックチルシステムに比べて適用できるメニューに制限が多いが，保存期間が長いことが大きな利点である。賞味期限はイギリス保健省のガイドラインでは，食品の種類によるとしているが一般的には8週間の保存が可能と記されている。

クックチルシステムの展開のポイント

① クックチルシステム適用料理の選択，レシピの確立

　チルド保存，再加熱により，水分や調味濃度の変化が起こる。調理法，食材料の選択，配合割合，調味濃度を確立する必要があり，クックチルシステム専用のレシピが必要である。クックチルシステムのメニュープランニングに際しては，適さない料理を排除しがちであるが，食材量の選択方法，調理法，再加熱方法の検討により適用可能となる料理もある。提供する料理の比率が低いと，クックチルシステム導入の目的である経営合理化は期待できない。

② 施設独自の基準としてのチルド保管期限の設定
（T−T・T：Time, Temperature and Tolerance）

　保存中の変化は保存日数と関係する。衛生的許容限度の保存日数とは別に食味上の許容限界を設定する必要がある。

③ 再加熱条件の設定

　再加熱に要する時間は再加熱方法（＝機器）および一度に再加熱する料理の量と形態によって異なる。衛生的安全性を確保しつつ，予定の時刻に仕上げるための再加熱所要時間の把握が重要である。適切な加熱方式，設定温度を選択しないと，料理の品質に与えるダメージは大きい。再加熱条件はテクスチャーに影響するので，再加熱条件の選択が，クックチルシステムの品質管理において重要な課題である。スチームコンベクションオーブンは温度調節がしやすいうえに温度むらも小さく，さらに加湿機能をもっているため品質管理がしやすい。真空調理を併用することにより，テクスチャー，調味濃度の変化に対応できる料理もある。

④ 再加熱後の保温管理

　クックチルシステムでは，再加熱後の温度降下による品質低下はクックサーブに比べ著しいと考えたほうがよい。したがって，保温が絶対条件である。また再加熱後供食までの時間は，できるだけ短縮することが望ましい。

（3）真空調理

　真空調理は，下処理をした生食材を真空パックしてスチームまたは湯で加熱する加熱調理方法である。加熱調理後に冷却して真空パックをすることや，漬物などの漬け込み時間短縮のため真空パックを利用することは本来の意味からは真空調理とはいわない。前もって加熱調理して保管できる利点はクックチル／クックフリーズシステムと同じであるが利点はほかにもある。

　主な利点は，以下のとおりである。

- 低温加熱のため肉料理を代表的なものとして調理による収縮が少なく，やわらかくジューシーな仕上がりになる。
- 真空パックのサイズは広範にあるので少量多品種のメニュー管理に最適。
- 袋中でのスチーム雰囲気または一定温度の湯中での加熱なので食材に加える温度のコントロールが正確にでき，調理の標準化が図れる。
- 保存中の酸化による品質変化を最低限に抑えることができ，しかも二次汚染がない。

　なお，注意すべき点は，以下のとおりである。

- 真空パックの手間，開封の手間がかかること（大量では手間がかかる）。
- 煮物など従来のメニューと同じであってもレシピづくりが必要。

2　システム計画の展開と導入例

　クックチルシステム，真空調理などのオペレーションシステムは，食の安全性向上をはじめとして適温供食・人件費低減・メニューの選択性・閑忙平準化などの問題，課題を抱える分野で利用されている。そして，日本においても2000（平成12）年ごろからクックチルシステムや真空調理などの事前調理を導入する所が増えている背景には，調理から提供までをシステム化することにより喫食対象者の満足を得ることのできる一定以上の品質を確保しながら生産性の向上を狙いとしているためである。

　調理～盛りつけ～提供の一連の作業が連携よく，安全に適温提供するため，クックチルシステムなどの事前調理を導入することによって現在抱える問題の軽減または解決が期待できる。

　以下に給食の各分野別に実際の導入例をもとにして記述する。

1．病　　院

　病院におけるクックチルシステム（または真空調理）の利用方法は3方式に分けられる。運営にかかわる人件費・適温提供レベル・食環境などが選ぶ方式により異なるのでいずれの方式を採用すれば現状の問題解決につながるかをよく考えて選ぶことになる。

　以下に3方式について説明する。

（1）クックチルシステム・中央配膳方式

　クックサーブシステム（当日直前調理）にクックチルシステムを組み合わせた方式で，導入目的によるがクックチルする料理は10～60％程度である。手間がかかる一部の治療食や選択食をクックチルして再加熱終了後提供までで2時間を超えないようにし，2～3種類からの選択も安全に可能にする。また，朝食の一部をクックチルにすることにより朝食準備のための出勤時刻を遅くできる。

　この方式では運営のための人件費が従来と変わらないことが利点であるが温菜を常に65℃以上で適温供食することは困難である。スチームコンベクションオーブンで再加熱した後に盛りつける方法では，食数が多くなるほど盛りつけに要する時間が長くなり適温供食から遠ざかることになる。

（2）クックチルシステム・再加熱カート方式

　盛りつけしてトレイセットされた料理を再加熱カート内で再加熱するので温菜65℃以上，冷菜10℃以下の完全適温での提供が可能になる。注意点としては，再加熱に使用する食器および盛りつけ方法に制限があることがあげられる。またクックチル調理に適さない料理提供は難しく，メニュー作成に注意を要する。再加熱カートには熱伝導式（コンダクション式），IH式（インダクション式）および熱風式（コンベクション式）があるので各々の特徴をよく調べてそれぞれの病院に適したタイプを選定することが必要である（再加熱カート（加熱・保冷配膳車）は第3章, p.70, 71参照）。

（3）クックチルシステム・病棟パントリー方式（図9-3, 表9-1）

　病棟パントリーを設ける方式は，再加熱や盛りつけが隣接する食堂側から見え，レストランのオープンキッチン的な雰囲気があり患者評価はよい。また，調理・提供する側（調理師または栄養士）も患者の喫食状況を見ることができるうえにコミュニケーションも図れるメリットの多い運営方法である。

　パントリーで当日調理ができるのでクックチル調理に適さない料理，メニューの制限はない。注意点は毎食ごとにパントリーにスタッフを配置する必要があり，人件費の面で有利とは言えないことである。

● 図 9−3　従来の中央配膳方式とクックチル／クックサーブ併用の病棟パントリー方式の比較

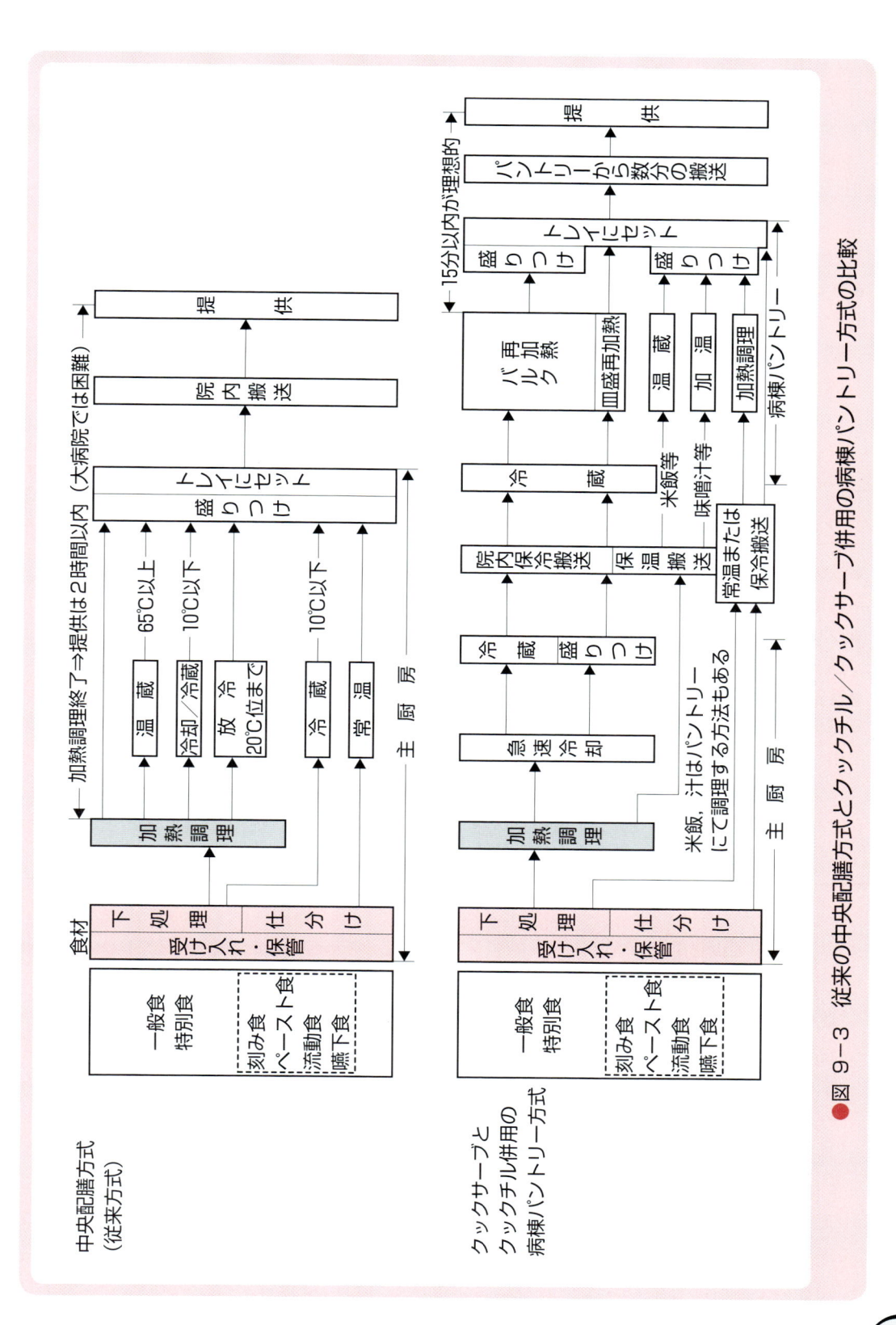

● 表 9-1 施設におけるオペレーションの展開（新調理システムの場合）

病　　院	高齢者施設	従業員食堂
病棟パントリー方式	ユニットケアにおける食事提供システム	複数従業員食堂の集中調理方式
セントラルプロダクションユニット（CPU）		
主　厨　房	厨　　房	集中調理センター
●真空調理品，クックチル品の調理・冷却・保存	●真空調理品，クックチル品の調理・冷却・保存 ●再加熱は全ユニット分をまとめて行うこともできる	●主菜，副菜：下処理➡急速冷却➡冷蔵 ●生野菜：下処理（カット／殺菌／洗浄／脱水／パック）➡冷蔵 ●調理済冷凍品：冷凍保管 ●常温保存食材：常温保管
サテライトキッチン（SK）		
パントリー・病棟食堂	ユニットの食堂	食堂の厨房
●炊飯，みそ汁は当日調理 ●クックチル品の再加熱 ●食器の洗浄保管 ●再加熱後の料理の提供	●炊飯は各食堂で行う ●主食，主菜，副菜の盛りつけ ●各食堂に小型の再加熱オーブンまたは湯煎器を設置して介護スタッフなどの手で再加熱提供することも可能	●主菜，副菜：冷蔵（➡再加熱）➡盛りつけ ●生野菜：冷蔵➡開封➡盛りつけ 　＊サテライトにて下処理，洗浄，盛りつけ，提供も可能 ●調理済冷凍品：冷凍保管➡再加熱➡盛りつけ ●常温保存食材：常温保管（➡加熱調理）➡盛りつけ ●米飯・みそ汁等は当日調理 ●調理加工品で別途調達提供するものもあり

2．高齢者施設（表 9-1 および表 9-2）

　新設の有料老人ホーム，特別養護老人ホームはすべて個室型であり，今後個室化が進むと思われる。個室型では各入居者の生活に自由度の高さが求められることから，食事をとることができる時間を固定することなくフレキシブルに対応できることが望ましい。また食べたいメニューをある程度選べることも求められる。高齢者施設の多くが入居者規模 20 〜 100 名程度であることから，調理担当者の数も 10 名弱となり正月・夏休みの期間においても 1 日 3 食を提供しながら交代で休みをとることが難しい。しかし，クックチルシステム・真空調理・クックフリーズシステムのフル活用により 70 名の入居者の食事を年末〜正月 3 が日にかけての連続 6 日間，2 名で円滑に提供している特別養護老人ホームの例もあり，クックチルシステムにより給食運営側にとっても好ましい成果を出せることは実証されている。

● 表 9-2　新調理システムの特徴（個室型高齢者施設の例）

項　目	特　徴
品質管理	● 食事の安全性：食品の温度・時間管理が連続的になり，従来調理より高い安全性を確保できる ● 適温提供：全体的に適温提供しやすい ● 料理の品質管理：スチームコンベクションオーブンのフル活用・レシピの標準化，文書化により，パートスタッフであっても安定化した料理品質で提供できる
メニュー	● メニュー範囲：クックチル；50～60％，従来調理；35～40％，真空調理；5％程度の導入により豊富なメニューの提供ができる ● 選択メニューの導入：前日までの調理と当日調理の組み合わせにより，同じ調理スタッフ数で複数メニュー提供が毎日可能 ● 朝食メニューを充実：煮物など手間がかかる料理も前日までに調理できる ● お誕生会，お花見など行事食の調理：行事食の調理を3～4日前から進めることができ，メニューの充実が可能。真空調理の活用により，これまで提供できなかった新メニューの提供も可能になる
その他の特徴，利点	● 各ユニットの介護士が再加熱することにより，調理担当者の早朝出勤は不要となる（9時出勤でもOK） ● クックチル導入により入居者の朝食を各自の好みの時間に提供できる ● 正月，お盆の時期の調理担当者の出勤シフト編成が楽にでき，特定時期の出勤者数を減らすことが可能になる（同様に通常の土，日曜の出勤者数も減らすことが可能） ● 将来，在宅配食をする場合においてもブラストチラーによる急速冷却で安全に調理，配送できる ● 時間的に余裕を生み出すことができ，厨房内の清掃も行き届き，常時清潔であることも新調理を導入している施設の特徴

3．院外調理システム

　1996（平成8）年3月に「医療法」が改正されて院外調理が許可となった当時，厚生省は「院外調理の衛生管理ガイドライン」を公表して院外調理では加熱調理後に急速冷却または急速冷凍するクックチル／クックフリーズシステム，真空調理とすることを原則とした。学校給食ではすでに共同調理場が全国に多数稼働しており常温配送することが普通であることに対して，院外調理ではより厳しいルールを課したことは注目すべきことである。

　院外調理施設から配送する方法はバルク*方式およびカート方式があり，その後のサテライトでの再加熱にもバルク再加熱方式およびカート再加熱方式がありこれらの組み合わせは以下の3通りとなる。

　　＊バルク：盛りつけ前の状態の主菜・副菜等を，真空パックにした，またはホテルパン等に入れた状態。

（1）バルク配送・バルク再加熱方式

　ホテルパン（530×325×50～65mm）に食材を入れて搬送する方式で，配送先でありサテライトとなる病院・施設にてホテルパンに食材を入れたまま再加熱して，盛りつけ・提供する。再加熱には蒸し物・煮物・揚げ物・焼き物などすべてが可能なスチーム・コンベクションオーブンが使われることが普通であるが，真空パックで配送される場合は湯煎器で再加熱される。

（2）バルク配送・カート再加熱方式

　上記の（1）と同じホテルパンまたは真空パックで配送された後，サテライトの病院または施設においてチルド状態で盛りつけされてトレイセット後に再加熱カートに組み込まれる。再加熱カートのなかではタイマー設定された時刻に再加熱が始まり，終了後病棟に搬送され食事提供される。

（3）カート配送・カート再加熱方式

　上記の（2）では盛りつけせずに院外調理施設から配送するが，この方式では盛りつけ・トレイセットして再加熱カートに組み込んだ状態で配送する。サテライトでは再加熱はタイマーにより自動的に開始するので，サテライト側の手間は病棟に再加熱カートを搬送するだけである。

　図9-4は院外調理施設の実例であり，配送先のサテライトは広範囲な医療・福祉分野に渡っている。

4．従業員食堂

　従業員食堂の多くは昼食のみの提供であり，週末は食事提供をしない所が多いため，運営上で抱える問題は多岐にわたることはない。しかし，短時間に大量提供すること，労務コストおよび運営コスト低減が課題であり，さらには料理品質アップと合理化を継続的に求められている分野である。

　従業員食堂でのクックチルシステムなどの調理システム活用例を述べる。

（1）複数の従業員食堂の集中調理化

　クックチルシステム，真空調理そしてクックフリーズシステムの利用により加熱調理までを1か所で行い調理済みをチルド配送することにより運営の合理化を図った例がある（表9-1）。この例では主菜・副菜のみを加熱調理後急速冷却し，生野菜は洗浄消毒などの下処理をして脱水後に真空または減圧包装して配送している。なお，炊飯と汁物調理は各サテライト厨房において当日調理となっている。

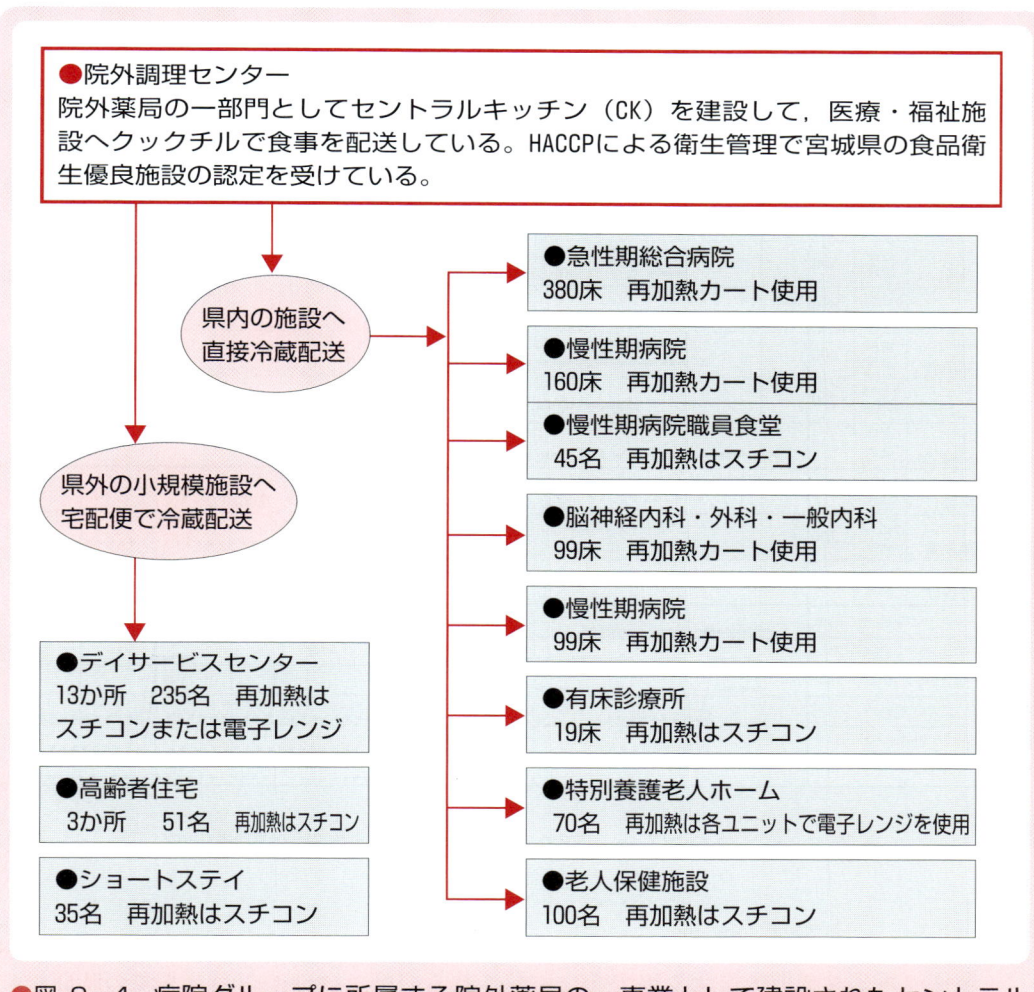

```
●院外調理センター
院外薬局の一部門としてセントラルキッチン（CK）を建設して，医療・福祉施
設へクックチルで食事を配送している。HACCPによる衛生管理で宮城県の食品衛
生優良施設の認定を受けている。
```

県内の施設へ直接冷蔵配送 →
- ●急性期総合病院　380床　再加熱カート使用
- ●慢性期病院　160床　再加熱カート使用
- ●慢性期病院職員食堂　45名　再加熱はスチコン
- ●脳神経内科・外科・一般内科　99床　再加熱カート使用
- ●慢性期病院　99床　再加熱カート使用
- ●有床診療所　19床　再加熱はスチコン
- ●特別養護老人ホーム　70名　再加熱は各ユニットで電子レンジを使用
- ●老人保健施設　100名　再加熱はスチコン

県外の小規模施設へ宅配便で冷蔵配送 →
- ●デイサービスセンター　13か所　235名　再加熱はスチコンまたは電子レンジ
- ●高齢者住宅　3か所　51名　再加熱はスチコン
- ●ショートステイ　35名　再加熱はスチコン

●図9-4　病院グループに所属する院外薬局の一事業として建設されたセントラルキッチンからの配送例（宮城県　みやぎ保健企画）

（2）調理作業の閑忙平準化

　従業員食堂の大きな特徴として，閑忙差が大きいことがある。生産性を上げるには閑忙の平準化が必要であり，また，料理品質の向上のためにも時間に追われない作業環境，仕事の段取りが要求されることになる。図9-5は百貨店の従業員食堂での平準化例で，交代で昼食をとる従業員への食事提供を14時半に終了した後に翌日提供の主・副菜をクックチルしている。日々提供する料理は当日調理と1日前に急速冷却して冷蔵している料理を再加熱したものの組み合わせとなる。再加熱をタイムリーにすることにより，すべて当日調理の従来方法に比べて適温供食が可能になる。特に従業員食堂で人気のある揚げ物メニューでは大量に順次揚げていくのでは提供時には冷めてしまうことになるが，前もって揚げて急速冷却・冷蔵して喫食シフトに合わせて再加熱して温蔵時間を短くするとよい状態で適温供食できる。

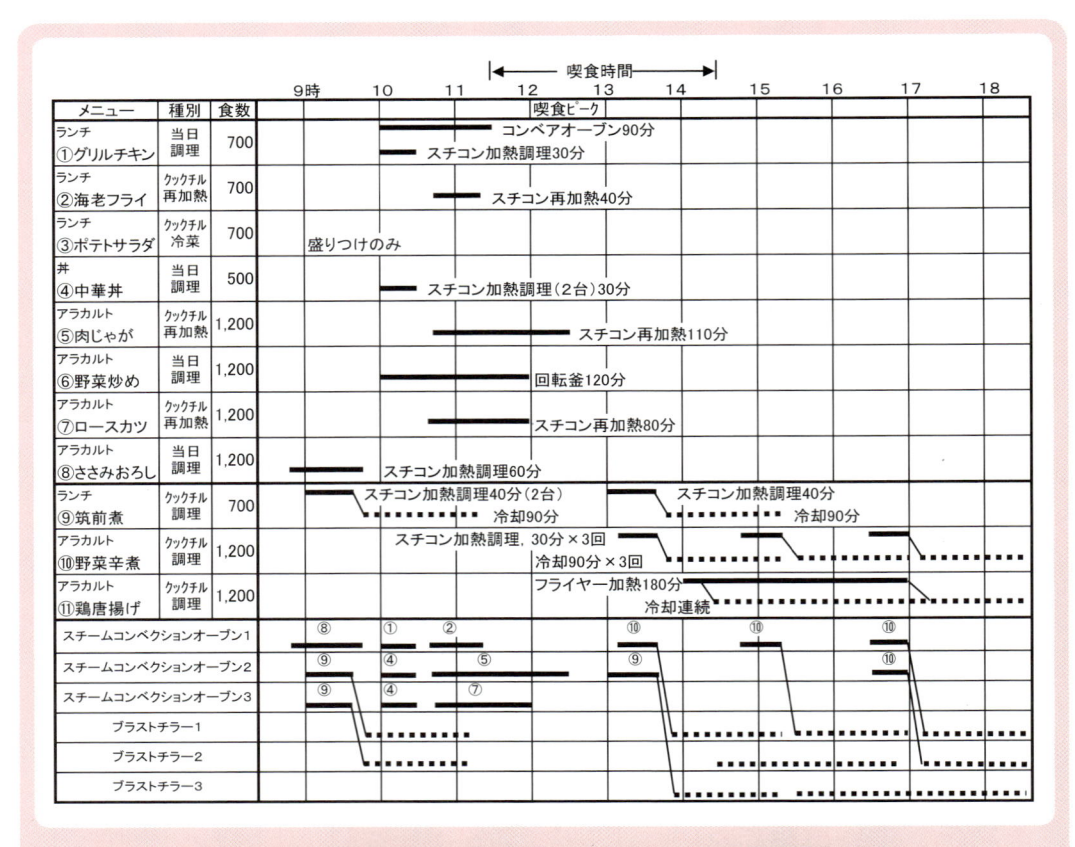

●図 9-5　2,000 食／日の従業員食堂の調理作業平準化例

5．弁当・惣菜配食サービス

　弁当・惣菜を調理生産する場で常に心配されるのは，調理から消費までの時間の長さである。工場等に届けられる弁当，購入後もち帰られる弁当・惣菜，増加している高齢者世帯への配食サービスの生産・販売者にとって，日々の安全確保は死活問題である。

　欧州の高齢者福祉が進んでいる国々ではクックチルシステムまたはクックフリーズシステムによる家庭への配食が普及している。この背景には調理生産する厨房または工場が土・日曜に稼働しなくても週7日間食事提供できるという理由がある。

　日本においては，大量に弁当を生産している現場で従来行われている加熱調理後に20℃程度まで冷まして配送（販売）する方法に対して，クックチルシステムによる弁当・惣菜生産は，普通行われている夜間や早朝調理ではなく，昼間に製造して翌日の消費まで適切なT-T管理により安全を確保する方法である。クックチルシステムを利用すれば，調理担当者は昼間の時間帯に仕事（調理）ができ，添加物不要のヘルシーな弁当・惣菜が製造できることになる。クックフリーズとともに弁当分野では利用が増えていくと思われる方式である。

第10章 各種集団給食の特性と施設・設備

1 学校給食の特性と施設・設備

1. 特性

　学校給食の目的は児童・生徒の心身の健全な発達に資するだけではなく，学校給食の普及と充実により広く国民の食生活の改善に寄与することである。「食育基本法」が制定され，「学校栄養教諭制度」が推進されることにより，学校健康教育栄養士の役割も大きく変わりつつある。児童・生徒に喜ばれ，健康増進や食育に資す給食の質の向上とともに，アレルギー対応食の対応など，給食内容の多様化も進んでいる。

　学校給食の特徴は単一メニューの大量生産，当日仕入れ調理に加えて，1日に1回の生産であり，かつ給食日数が限られ食数変動が少ないために計画生産を行いやすいことである。学校給食は自校の調理施設で生産する単独調理場方式と，複数校の食事を生産して配送する共同調理場方式（給食センター方式）に大別できる。「平成18年度学校給食実施状況調査」では単独調理場方式43.8％，共同調理場方式54.6％，その他の調理方式1.6％である。

2. 動向

　現在の学校給食を取り巻く運営上の問題として，施設を含めた安全・衛生管理体制の強化と調理作業の業務委託があげられる。前者では学校給食が原因となった1996（平成8）年のO157食中毒事件をきっかけに，学校給食の調理施設を含めた安全・衛生管理体制が見直されることとなり，施設の改築や運営の改善がなされている。

　一方，近年の地方自治体の経費削減の動きのなか，調理作業の業務委託化が進行している。「平成18年度学校給食実施状況調査」では非常勤職員比率34.8％，調理業務の委託21.3％，運搬39.2％であり，いずれも前年度に比べて増加している。加えて調理担当者の高齢化が進むなか，メニューの複雑化やアレルギーなどへの個別対応が求められるなど，より給食運営に対して高い生産性が求められている。

3. システム

　学校給食は当日仕入れ，調理，喫食のクックサーブシステムである。O157食中毒事件以降は，「大量調理施設衛生管理マニュアル」による作業の見直しに加え，施設

のゾーンニング，床のドライシステム化が推進されている。床のドライシステム化は床からのはね水による二次汚染のリスクを低減させる。床がぬれた状態で作業するウエットシステムでは，長靴やゴム前掛けの着用による調理担当者の身体負担が大きく，作業効率も悪くなる。

しかし，容易に厨房施設を改築することは難しいため，近年では作業上の工夫で床に水を流さないように運営するセミドライ運用が進められている。例えば，ざるの下にはバットやボールを敷く，排水ホース口が排水溝につながるように整備するなどがその一例である。さらに長靴とゴム前掛けの着用を下処理や食器洗浄のみに限定して，水で床をぬらさないように意識させることも効果的である。

熱源別にみると2004年で電化厨房は3％にすぎない。うちそのリニューアル施設は17％である。電化厨房では燃焼を伴わない加熱調理機器を使用するため，輻射熱が低く，熱効率が高いため厨房の室温をコントロールしやすい。またスチームコンベクションオーブンのようなT-T管理（Temperature-Time Tolerance）が容易な機器を用いるため，作業の標準化を行いやすく労働生産性が向上するという利点がある。

一方，現在の学校給食厨房のほとんどはガス厨房であるが，加熱調理や給湯ではガスを用いるものの，換気や空調には電気を用いる熱源併用タイプである。築年数の長いガス厨房では電化厨房に比べて，空調設備が劣悪な施設が多く，それらも室温上昇の一因と考えられる。よって室温コントロールは加熱機器からの室温上昇だけではなく，空調システムも含めて考えるべきであろう。

4．ポイント

学校給食はほかの特定給食施設と異なり食缶配膳を行うため，盛りつけスペースは必要ないが，教室へ運搬するためのワゴンプールスペースと専用エレベータが必要となる。一般的には厨房施設は食材料搬入と厨芥搬出が便利な1階に設置される。特に共同調理場方式では複数の施設に食事を配送車で届けるため，配送車を横づけできる高さのプラットホームを戸外に設置して，でき上がり製品と回収済み食器，食缶を異なる搬入口から搬出・搬入する。

厨房の機器をみると，単独調理場方式のガス厨房では，回転釜を焼き物以外の多機能の加熱調理機器として使用することに加えて，冷却にも多用する。よってガス厨房では回転釜の台数が多く，ほかの調理機器は炊飯器とオーブンだけというように，加熱調理機器の種類が少ないのが一般的である。さらに回転釜を多く使用するために，厨房温度も上昇しやすい。一方，単独調理場方式の電化厨房では主力の加熱調理機器は回転釜とスチームコンベクションオーブンである。その他は調理方法によりティルティングパン，フライヤやケトルなどを使い分ける。また安全・衛生に配慮した生産管理のために冷却用のブラストチラーが設置されている。そのため設置する機器が多くの占有面積の確保が必要となる。

5. 事例施設　単独調理場方式
Ｔ市立Ａ小学校（電化厨房）

（1）事例施設の条件

　事例施設は2003(平成15)年竣工の単独調理場である。厨房施設は空調・給湯設備のすべてを含めた電化厨房である。700食対応施設であるが，災害時対応として炊飯は2,000食対応可能である。給食調理は業務委託している。厨房の室温・湿度を自動モニタリングしているが，厨房の室温が25℃を超えるのは年間を通して10日程度である。給湯には貯湯式電気温水器，空調にはエコアイスを利用した氷ビルマルチ型エアコンを用いている。いずれも夜間電力を使用して電力の使用を分散させている。

> - 鉄骨造2階建て
>   1階：検収室，倉庫，下処理室，調理室，洗浄室，事務室
>   2階：休憩室
>   全延べ面積　237.00m^2

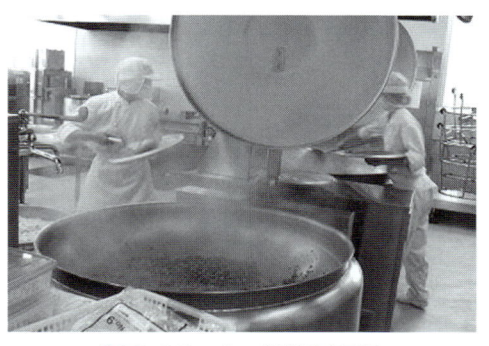

●図 10-1　単独調理場
電化厨房のため回転釜を中央に設置したため，二方向から作業を行うことが可能となり作業性がよくなった。床もドライシステムのため清潔である。

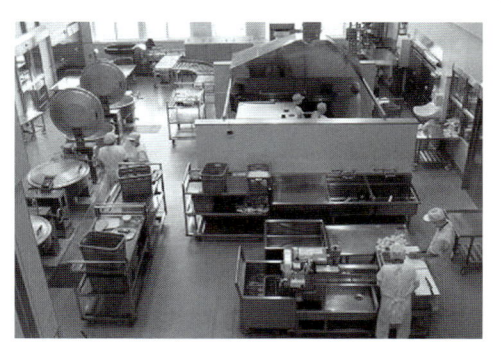

●図 10-2　共同調理場
手前が下処理エリア，壁の奥が加熱調理エリアでフライを揚げている。

（2）レイアウト・機器表

● 表10-1 厨房機器表

NO	品名	寸法(mm) W	D	H	電気(kW) 1P100V	1P200V	3P200V	台数
1	台秤	448	540	860				1
2	ピーラー（ドライ仕様）	900	750	600	0.4			1
3	ピーラーシンク	900	760	1,920				1
4	器具消毒保管庫	700	950	1,900			4.0	1
5	器具用冷凍庫	990	800	2,000			7.95	1
6	検食用冷凍庫	620	800	800	0.366			1
7	1槽シンク（ドライ仕様）	750	560	800				2
8	洗米機	515	850	1,905				1
9	パススルー冷凍庫	1,200	850	1,905	0.84			2
10	パススルー冷蔵庫	750	800	1,905			0.744	1
11	3槽シンク（ドライ仕様）	1,800	800	800				2
12	調理台（ドライ仕様）	1,200	800	800				1
13	ラック	1,212	613	1,892				1
14	ラック	1,518	613	1,892				1
15	器具消毒保管庫	700	760	1,920			4.0	1
16	器具消毒保管庫	990	950	1,900			7.95	1
17	電磁炊飯器	770	715	1,345			16.8	3
18	スチームコンベクションオーブン	1,125	1,025	2,000			39.0	2
19	電磁フライヤー	650	600	800			7.0	1
20	電気コンロ	450	500	1740		3.3		1
21	置台	900	620	800				1
22	高速度ミキサー	1,310	965	850			12.0	1
23	ブラストチラー	1,318	1,010	1,605			4.0	1
24	電気スープケトル	1,245	975	1,030			19.0	1
25	冷蔵庫	1,210	800	2,000	0.31			1
26	移動台（ドライ仕様）	1,200	750	800				5
27	3槽シンク（ドライ仕様）	2,100	900	800				1
28	調理台（ドライ仕様）	1,200	800	800				1
29	移動式野菜切機（ドライ仕様）	750	360	457	0.4			1
30	ブラスケット用移動台	900	600	520				1
31	移動台	900	750	800				1
32	高速度ミキサー	335	435	940	0.4			1
33	水切付シンク（ドライ仕様）	1,800	800	800				1
34	消毒保管庫	1,870	950	1,900			13.5	5
35	移動シンク	900	750	800				1
36	1槽シンク（ドライ仕様）	1,800	900	800				1
37	食器洗浄機	3,600	1,000	1,590	0.3		24.6	1
38	水切台（ドライ仕様）	1,200	900	800				1
39	牛乳保冷庫	1,120	870	1,855				1
40	パン棚	960	900	1,800				1
41	リフト用運搬車	1,877	660	825				17
42	IH調理台	1,877	1,276	1,100			24.0	2
43	移動式水切台	900	750	800				1
44	パススルーシンク（ドライ仕様）	3,000	950	800				1
45	パススルー戸棚	800	600	1,890				1
46	クリーンキャビネット	900	550	1,920	1.1			1
47	移動台	750	750	800				1
48	ワゴン（ドライ仕様）	950	900	900				1
49	移動シンク	750	750	800				1
50	水切付2層シンク（ドライ仕様）	1,800	800	800				1

● 図10-3 厨房レイアウト

汚染作業区域（食品庫・下処理室・検収室）
清潔作業区域（調理室・洗浄室・配膳室）

6. 事例施設　共同調理場方式　N学校給食センター（電化厨房）

（1）事例施設の条件

　事例施設は2003（平成15）年竣工の共同調理場で，三つの小学校と一つの中学校・幼稚園に日産1,000食の給食を提供している。厨房施設は空調・給湯設備のすべてを含めた電化厨房である。夏季の厨房室温が高温になることは知られているが，水を多く使う厨房では冬季の寒さも厳しい。事例施設は寒冷地であるため，調理準備室，下処理室，調理室，サラダ室，配膳室，洗浄室すべてに蓄熱式床暖房を採用している。給食調理は業務委託している。炊飯はIH連続炊飯器の導入により，直前に炊き上げるため寒冷地でも暖かいご飯が提供できる。

- 鉄骨造2階建て
  - 1階：検収室，倉庫，下処理室，調理準備室，調理室，配膳室，サラダ室，洗浄室，事務室
  - 2階：休憩室，ロッカー室，
  - 全延べ面積　999.95m²

（2）レイアウト・機器表

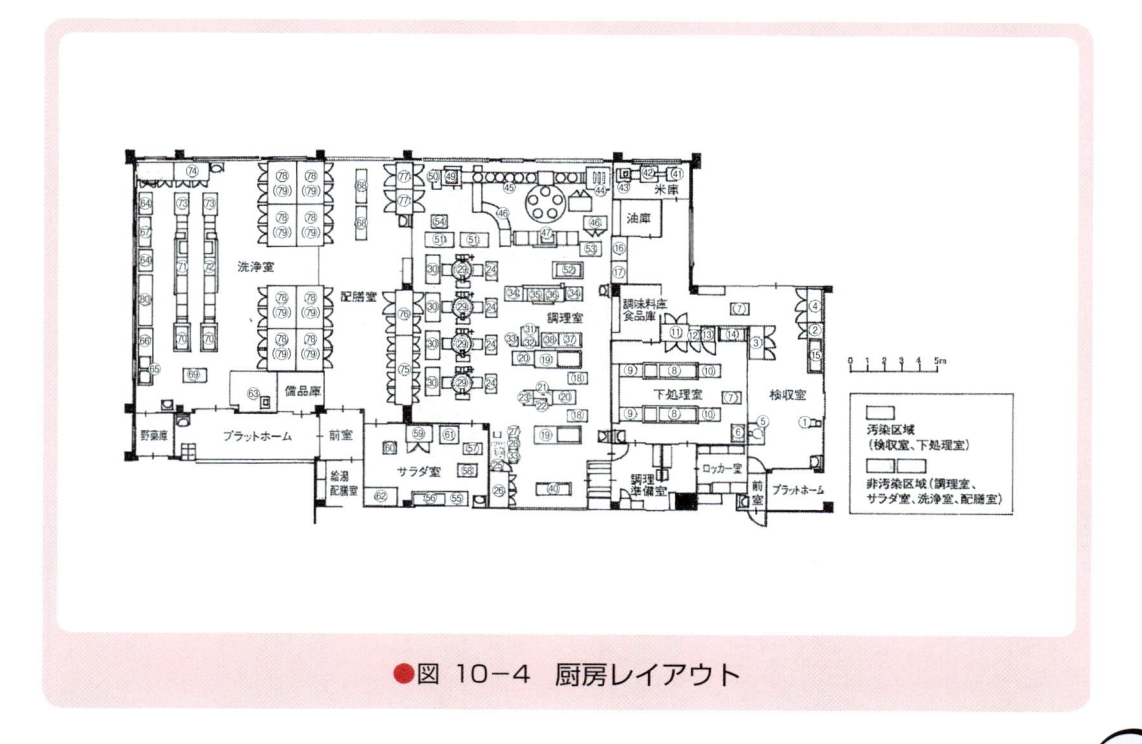

●図10-4　厨房レイアウト

表10-2 厨房機器表

NO	品名	寸法(mm) W	D	H	配管口径(A) 給水	給湯	排水	電気(kW) 1P100V	1P200V	3P200V	台数
1	プレハブ冷凍室	1,800	1,800							1.8	1
2	シェルフ	910	307	1,587							1
3	シェルフ	1,518	613	1,587							1
4	シェルフ	910	307	1,587							1
5	プレハブ冷蔵室	2,700	1,800							1.8	1
6	シェルフ	1,212	613	1,587			50	0.5			1
7	シェルフ	1,518	460	1,587							1
8	シェルフ	1,518	460	1,587							1
9	シェルフ	1,518	307	1,892							1
10	IHローレンジ	600	750	450						5.0×2	2
11	台	300	750	850							1
12	IHフライヤー	500	600 (750)	850						7.0	1
13	コンベクションオーブン	800	640	500						6.2	1
14	上棚	1,100	450	1段							1
15	コンビオーブン	847	771	757		20	50			10.1	1
16	コンビオーブン専用架台	745	700	696							1
17	サラマンダー	1,000	410	410						6.0	1
18	ホットワードカー	605	840	1,750				1.36			1
19	二槽シンク	1,500	750	850	15×2	15×2	50×2				1
20	引出し付台	1,400	750	850							1
21	欠番										
22	電子レンジ	422	508	335					2.78		1
23	台	1,400	750	850							1
24	ブレンダー	170	170	465				0.75			1
25	卓上カッターミキサー	210	300	430				0.48			1
26	上棚	1,400	500	2段							1
27	二槽シンク	1,500	1,000	850	15×2	15×2	50×2				1
28	欠番										
29	IHテーブル	1,200	750	850						5.0×6	2
30	欠番										
31	欠番										
32	台	700	600	850							1
33	コールドテーブル	1,500	600	850			50	0.24			1
34	ディッシュウォーマーテーブル	1,500	900	850						2.0	1
35	移動台	500	600	8,520							3
36	台下戸棚	1,800	900	850							1
37	コールドテーブル	1,800	750 (900)	850			50	0.323			1
38	上棚	1,200	400	1段							1
39	上棚	1,800	400	1段							1
40	上棚	1,600	400	1段							1
41	台	900	600	850							1
42	ソイルドテーブル	2,100	750	850	15×2	15×2	50×2				1
43	ラックシェルフ	1,700	400	1段							1
44	ボックスタイプ洗浄機	670	750	1,420		15	25 32			16.0	1
45	クリーンシェルフ	1,200	750	850							1
46	ラックシェルフ	900	450	1段							1
47	IHジャー炊飯器	502	429	390					4.57		1
48	アイスメーカー	905	650	1,153	15		50×2			0.95	1
49	ライスウォーマー	460	380	390				0.08			1
50	台下戸棚	1,800	600	700							1
51	スープウォーマー	418	368	332				0.24			1
52	台下戸棚	1,500	600	850							1
53	卓上ミキサー	240	375	348				0.65			1
54	吊戸棚	1,800	350	620							1
55	吊戸棚	1,100	350	620							1
56	シェルフ	1,212	460	1,892							1
57	コールドテーブル	1,200	500	850			50×2	0.235×2			2
58	欠番										
59	台	750	750	850							2
60	台	1,500	750	850							2
61	ポストミックスディスペンサー	350	660	700	15			0.4			1
62	コーヒーメーカー	210	428	650	15×2			1.05×2			2
63	冷蔵ショーケース	1,200	600	1,900				0.466×2			1
64	一槽シンク	900	500	850	15×2	15	50×2				1
65	ビールディスペンサー							0.4			1
66	ゼールドラフト										
67	台	1,100	500	850							3
68	電磁コンロ	330	336	59					1.3		2
69	タオルウォーマー	450	410	450				0.57			1
70	アイスメーカー	630	450 (500)	800	15		50	0.335			1
71	電気瞬間湯沸器	600	160	550	20	20	15			40	1
72	コンベクションオーブン架台	800	700	480							1
73	電気瞬間湯沸器	280	95	190	15	15			5.6		1
74	シェルフ(キャスター付)	910	460	1,587							1
75	吊戸棚	1,550	350	620							1

2 病院給食の特性と施設・設備

1. 特　性

　近年，医療に対する患者のニーズの多様化・高度化・アメニティの要求に対する個人サービス提供のあり方や安全管理，EBMに基づいた医療技術の提供など医療サービスの質を高めなければならない状況にある。臨床栄養管理のあり方はNST（Nutrition Support Team）およびNCM（Nutrition Care Management）の活動を基盤として，栄養治療の開始から適正な栄養（食事）の提供および栄養教育を連携させたマネジメントが重要である（図10-5）。入院時の食事は，医学的管理のもと，患者自身の回復力を高め，疾病治療に貢献することを目的として，個人の病状・病態に合わせた適切な栄養素・量の治療食を提供するものである。また，おいしさや見た目，嗜好，メニュー選択，食環境（適時・適温，食器，食堂での食事），給食経営面からの採算性なども栄養素の給与や食の安全性同様に重要な要素である。

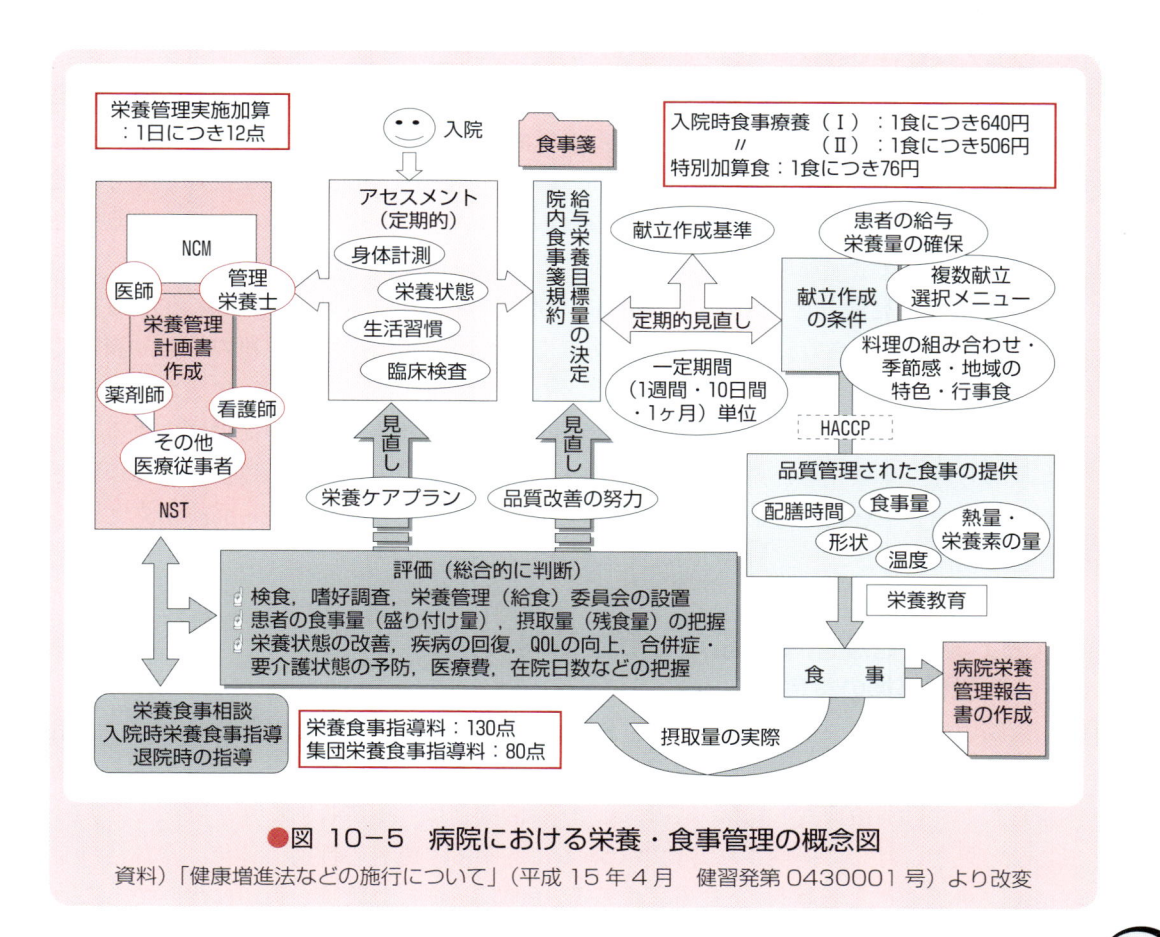

●図10-5　病院における栄養・食事管理の概念図

資料）「健康増進法などの施行について」（平成15年4月　健習発第0430001号）より改変

2．ポイント

（1）動　　向

　医療施設は，大学病院のような高度医療を行う特定機能病院と地域医療の中核をなす病床数200以上の地域医療支援病院，病床数20以上の一般病院に区分され，さらに，急性期医療で早期に回復治癒が見込める患者の一般病床と長期にわたり療養を必要とする患者を対象とした療養型病床とに分類される。病院で提供する食事は，急性期病床では地域医療連携（病診・病病連携）を基本とするため入院が2週間程度という比較的短い期間での食事提供となり，食事形態についても特殊なものが要求される場合が多い。一方，療養型病床では長期にわたって食事を提供するため，疾病の治療に必要な栄養量，献立内容について多種多様なニーズが加わってくる。したがって，施設の規模や機能，特徴をよく理解して設備・機器を検討しなければならない。

　調理盛りつけシステムも従来のクックサーブから，クックチル，クックフリーズおよび真空調理方法を採用し，配膳・配食前に再加熱を行って提供する新調理システムの導入を行う施設が増加している。また，再加熱から配膳の方法も従来のコンビオーブンを利用した保温・保冷配膳車のほか，IH，パネル，熱風を利用した再加熱カートの導入についても見逃すことはできない。

　さらに，これまで患者給食については，調理から配膳までのすべてを衛生面での配慮が行き届いた病院内の施設で行うこととされ，病院外の調理加工施設を使用すること，いわゆる院外調理は原則として禁じていた。しかし，昨今の調理加工技術の進歩，衛生管理技術の向上，クックチルなどの新しい調理方式の登場により，冷蔵または冷凍による安全な運搬および保管が可能となり，栄養面のみならず，衛生面でも安全性が保てる見通しとなったことから，1996（平成8）年3月26日に「医療法施行規則」の一部が改正され，病院における患者などへの食事の提供の業務のうち，調理についても病院外において実施できることとなった。現代においては，アメニティの向上や個人ごとの栄養管理，栄養指導など，よりよい患者サービスの提供に資することも求められ，多様化した患者ニーズに応えるためには，患者給食の提供方法についても，病院がサービス向上のための手段として院外調理を委託するケースが増えていくことと推測する。

（2）栄養管理基準の設定と献立管理

1）栄養基準の設定

　入院中の患者に供される食事は，'医食同源'という言葉で表現されるように，治療の一環として位置づけられている。すべてが治療食として扱われ，大きく「一般治療食」と「特別治療食」に区分される。一般治療食は，主に特別な食事療法を必要としない患者に対して提供される食事であることから，患者の性別，体位，身体活動レベル，病状などを考慮し，「食事摂取基準（2005年版）」の数値を適切に用いて，これ

をもとにして算出する荷重平均栄養量を1人1日あたりの給与栄養目標量の値とする。一方、特別治療食は、その食事が対象となる疾患の治療目的に直接結びつく食事となることから、その疾患を有する人たちのためにつくられた各疾患のガイドラインや指針に従い、患者個々の病期・病態・症状・状況に応じた栄養基準を設定する。

院内では、これらの栄養基準を各診療科の医師と管理栄養士により集約し、あらかじめ疾患の症状別栄養基準を定め（院内食事箋規約）、医師が食事箋によりオーダーする際の基準とする。栄養部門では、主治医から発行される食事箋に基づき食品構成を作成し、患者の具体的な食事内容を考えた献立表がつくられ、調理担当者によって食事が提供される。

2）献立管理

献立の管理方法は、疾患名と治療食を対応させた病態別栄養管理と病態と治療食を対応させた栄養成分別栄養管理がある。献立は施設における栄養管理基準ごとに作成されることから、従来の病態別栄養管理で行うと、治療食の種類が多岐に分かれて複雑であることから、必ずしもすべての患者に当てはまらない場合が多く、内容が詳細になればなるほど献立数は増加する。しかし、一人ひとり異なる病態の患者について、たんぱく質、脂質、炭水化物、食塩を主とする給与栄養素およびエネルギー量をコントロールする栄養成分別栄養管理で行うと多種多様な疾患に対して対応することが可能となり、献立数を減少することが可能となることから栄養成分別栄養管理による献立管理を実施している施設が多い。

（3）HACCPの概念に基づく施設・設備の要点

1）各セクションの明確化

厨房内を汚染区域、準清潔区域および清潔区域を明確に管理し、壁またはパススルー方式の機器をもって仕切り、人、物および空気による交差汚染を防止するレイアウトが必要となる。

2）従業員による衛生管理

厨房内に入る動線上に手洗い、被服交換、シューズ交換、クリーンルームダスターの設置を行うことにより、従業員に衛生管理に対する意識が自然と身につくような管理体制を構築することも大切である。

3）ドライシステム厨房の採用

洗浄コーナー、下処理室以外についてはドライシステムの床構造とし、湿度をおさえ細菌の増殖を防ぐ。

4）ウォールマウント方式の採用について

スチームケトルおよびブレージングパンなどの機械については、ウォールマウント方式（壁掛け式）にすることにより、清掃の簡便性を追求し、脚錆の防止、併せて配管の露出をなくし、ほこりだまりなども防止することによって、衛生管理をより徹底する機械の設置方法も検討する必要性がある。また、ベースマウント方式のように機

械の脚部をなくし，直接ベース設置することで床面と器具との隙間をなくすことによって，水分の侵入とともに細菌の繁殖を防止する方法もある。

5）生ごみ処理機の導入と配管

厨房で発生する生ごみについては，発生源から直接配管を通して圧送するシステムを採用する施設が増えており，今後，衛生管理面からも生ごみが厨房内を移動することなく運搬できるシステムの構築が急がれる。また，配管においても，清掃性を考えてスラリー配管を採用していくことも検討しなければならない。

6）電解機能水の導入

食中毒防止対策を徹底するためにも電解機能水の導入は必須検討されるものである。食品の消毒・殺菌の徹底を行い，特に，果物・野菜類などの安全を確保することも重要である。また，食材だけではなく機器類の洗浄にも十分な機能を発揮できるものである。

7）適温供食における配膳車と下膳車の検討

配膳用と下膳用を完全に分けることは必要であり，配膳車は配膳専用とし配膳車そのものを衛生的に管理することが重要となる。よって，残飯の処理はすべて下膳車を使用した下膳システムのなかで管理される。また，患者に食事を配食する配膳車は，特に衛生環境を維持して管理されることから，その清掃性についての検討も必要であ

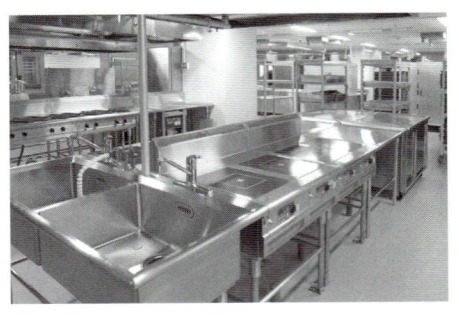

●図 10-6　ドライシステム厨房

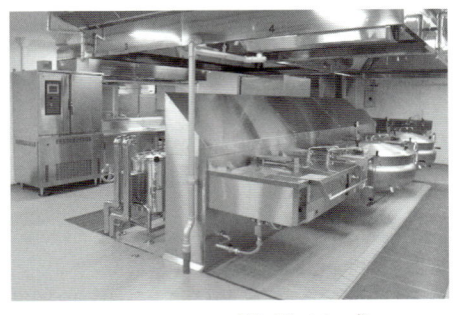

●図 10-7　壁掛け式

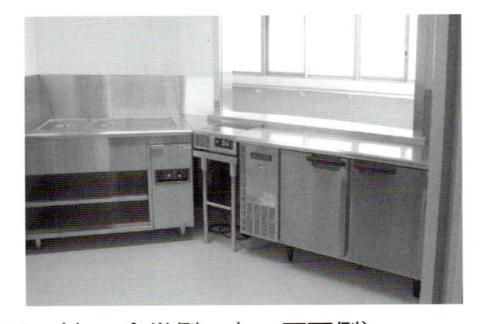

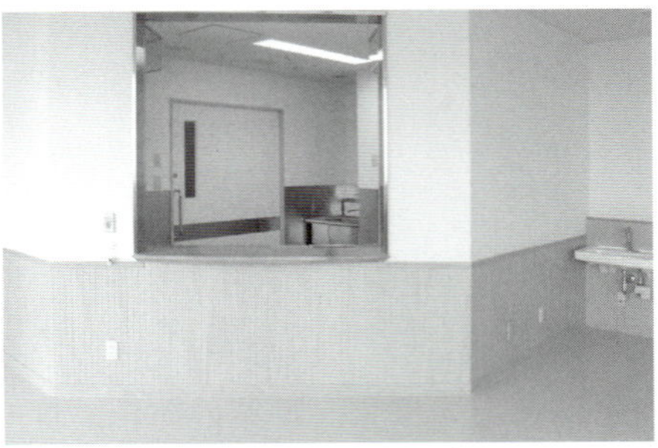

●図 10-8　対面盛りつけシステム（左：食堂側，右：厨房側）

る。すべて庫内が水洗いできるものや，ホルダーの脱着が可能なものも検討課題としておくことも重要である。下膳車についても，食数の多い場合についてはその清拭・清掃の作業管理を適切に行うことも大切な課題であり，パイプ式の物を採用し，水圧式洗浄が可能な物を検討することも重要である。

8) 食器消毒・保管作業の安全管理

従業員の安全を確保するためには，無理な姿勢を強いることが多いことから，オートリフター式の食器消毒保管庫の採用を検討するべきである。

9) 食環境の整備

各病棟階パントリーに食堂を設置し，対面盛りつけシステムなどを検討して入院生活のアメニティの向上を計画することも大切である。また，各食堂を拠点とした，臨床栄養管理への推進も併せて検討できる。しかし，食事喫食の温度管理の徹底と従業員の配置や食堂での拘束時間に対する安全管理，労務管理を適正に行わなければならない。

(4) 調乳と無菌食の衛生管理と設備

調乳室・無菌食調製室については，「無菌製剤処理加算における設置基準」（特掲診療科の施設基準 平成18年3月6日 保医発第0306003号）のような設置基準は示されていない。調乳の安全な調製法は無菌操作法で実施されるが，病院給食で提供される調乳は必要なときに調製されるのではなく，配乳時間を設定して一括調製される場合が多いことから，終末滅菌法において最終的に管理する方法がもっとも安全であるといえる。作業を行う室の環境については手術室の環境に準じた米国連邦規格のNASA基準が採用されている（表10-3）。調乳室と無菌食調製室を，同一の部屋を用いる場合と別に管理する場合とあるが，クリーン度については，一般手術のクラス1万の管理を基本とする場合が多い。提供される無菌食は，完全に無菌状態であることが要求されるとともに，栄養が損なわれることなく，嗜好面にも対応できなければならないことから，調理・配膳・供食の管理についても検討しなければならない。無菌調理の方法として，①圧蒸気滅菌法，②乾熱滅菌法，③液滅菌法，④高周波滅菌法などがある。また，調理された料理は空中落下細菌の汚染をかぎりなく回避できるような室の環境のなかで管理される必要があるとともに，食事が患者の元に届くまでのセキュリティによる徹底した無菌状態の維持が必要となる。

●表 10-3　NASA 基準

1立方フィートの空中に0.5μm以上の微粒子が何個存在するかという基準である。		
100個以下	クラス	100
1,000個以下	クラス	1,000
10,000個以下	クラス	10,000
100,000個以下	クラス	100,000

3．事例施設　600 床の実例：岐阜大学医学部附属病院
（1）病院および給食運営の概要

●表 10-4　病院および給食運営の概要（例）

病院の種別	特定機能病院
建物	耐震構造 9 階建て　延べ床面積 61,000m²
調理施設の位置と面積	1 階 873.2m²
契約形態と方式	一部委託，1 食買い上げ方式
提供食数	朝食 420 食，昼食 430 食，夕食 430 食　病床数 606 床
配膳方式	●病棟対面盛りつけおよび中央配膳方式 ●冷温蔵配膳車および食堂ウオーマーによる適温給食
食事時間	朝食 8 時，昼食 12 時，夕食 18 時 （食堂は食事時間の 15 分前から 75 分稼働）
栄養管理基準	●栄養成分コントロール基準（病態別に対応） ●選択食－3 食 2 種類（病棟ベッドサイド端末管理）
調理方式	クックサーブ，クックチル，クックフリーズ，真空調理
職員の配置　施設	室長 1 名，管理栄養士 5 名（内 4 時間パート 2 名），栄養士 1 名，調理師 6 名（特殊専門調理師）
委託	管理栄養士 5 名，栄養士 12 名，調理師 11 名，作業員 21 名
病棟食堂数	4 階〜9 階　計 6 カ所
運営コンセプト	個別栄養管理を追求した安全な食事の提供
栄養管理推進目標	栄養管理の中央化から各病棟食堂を拠点とした集中分散型の個別栄養管理の推進

（2）施設・設備の特徴

① 厨房の設計：HACCP における各レイアウトを密閉した閉鎖管理とするのではなく，交差汚染をかぎりなく回避した作業性を重視したゾーン管理を採用するとともに，完全ドライシステム，ウォールマウントを採用し衛生管理を追求した。

② 衛生管理の徹底と運営経費の検討（温度・衛生管理システムの項，p.190 参照）
- 50 インチ液晶モニターを事務室に設置し，各セクションの温度・湿度，加熱・冷却機器について常時モニタリングするとともに表示を可能とした。
- 献立に調理の開始・終了時間から，割卵時間，冷却時間と温度および中心温度の入力とともに，コンビオーブンナンバーおよびブラストチラーの選択を PDA から設定し，かつ温度自動送信を行うことによるペーパーレスの調理報告書の作成を可能とした。
- PDA 管理に水道水・機能水検査，残食量，食堂稼働状況，消耗品の出庫情報およびメンテナンス報告書などの管理業務を設定し，サーバー転送することにより，帳票作成およびデータベース管理を可能とした。

③ 食事調理の方法と設備
- 厨房の面積，イニシャルコスト，ランニングコストを検討し，新調理システム

の適正化を行った。
- クックサーブを中心とし，セントラルキッチンおよび院外調理システムによる新調理済み食品の導入を可能とした厨房設備となっている。
- 病棟対面盛りつけシステムを採用し，大型ベルトコンベアを不要とした。

④ 対面盛りつけのランニングコストの検討
- 1階厨房をセントラル，各階をサテライトという検討を行ったが，イニシャルコスト・ランニングコストの検討を行って，ホールディングの管理とした。

⑤ 調理の方法と対応食種：病棟対面盛りつけシステムへの対応
- クックサーブ：大量となる成人エネルギーコントロール食
- クックチル・クックフリーズ：特別食の全般と個別対応食
- 真空調理：大量調理の漬け物のなどの添え物と特別治療食の個別対応食
- 脱気システム：●朝食を中心として前日に調理し，冷却を行って真空に近く気圧管理を行いコンビオーブンで再加熱し提供
  - ●フルーツ，サラダ野菜も前日に切り込み，気圧管理で冷蔵保存

⑥ 清掃性の改善：コンプレッサーと加圧蒸気式洗浄機の導入
- 下膳車をパイプ式とし，清掃後コンプレッサーによる水分の除去
- 加圧蒸気式洗浄機の導入により，グリストラップ，フード，五徳等洗浄作業の改善を図った。

⑦ 調乳室・無菌調製室（図10-9参照）の事例紹介（岐阜大学医学部附属病院）
調乳室・無菌調製室の協同例
- 室環境：クラス1万
- 調乳ユニット使用下においてクラス100以下
- 無菌調理ユニット使用下においてはクラス100以下

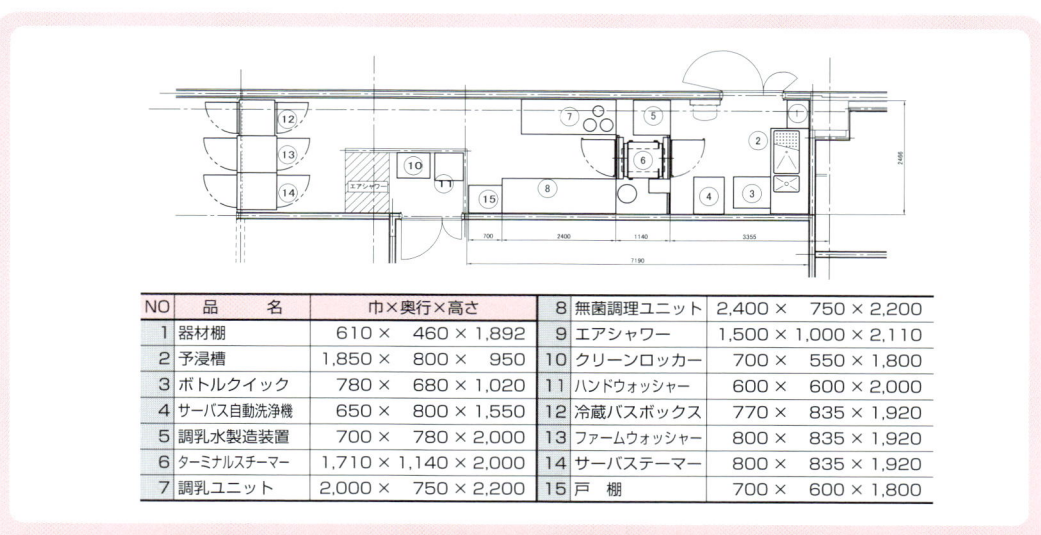

NO	品名	巾×奥行×高さ			
1	器材棚	610 × 460 ×1,892	8	無菌調理ユニット	2,400 × 750 ×2,200
2	予浸槽	1,850 × 800 × 950	9	エアシャワー	1,500 ×1,000 ×2,110
3	ボトルクイック	780 × 680 ×1,020	10	クリーンロッカー	700 × 550 ×1,800
4	サーバス自動洗浄機	650 × 800 ×1,550	11	ハンドウォッシャー	600 × 600 ×2,000
5	調乳水製造装置	700 × 780 ×2,000	12	冷蔵パスボックス	770 × 835 ×1,920
6	ターミナルスチーマー	1,710 ×1,140 ×2,000	13	ファームウォッシャー	800 × 835 ×1,920
7	調乳ユニット	2,000 × 750 ×2,200	14	サーバステーマー	800 × 835 ×1,920
			15	戸棚	700 × 600 ×1,800

●図10-9 岐阜大学医学部附属病院 調乳室レイアウト

- 調　乳：無菌操作の徹底と終末滅菌法の併用により，安全な調乳を提供できる施設・設備を構築した。最大調乳量　24本×8コンテナ/回
- 無菌食：ユニットを採用することにより，電磁コンロ，オーブン，電子レンジ等を整備し，最終的にオートクレープの高圧蒸気滅菌機を使用して，無菌食を調製することから，調理の多様性を確保した。

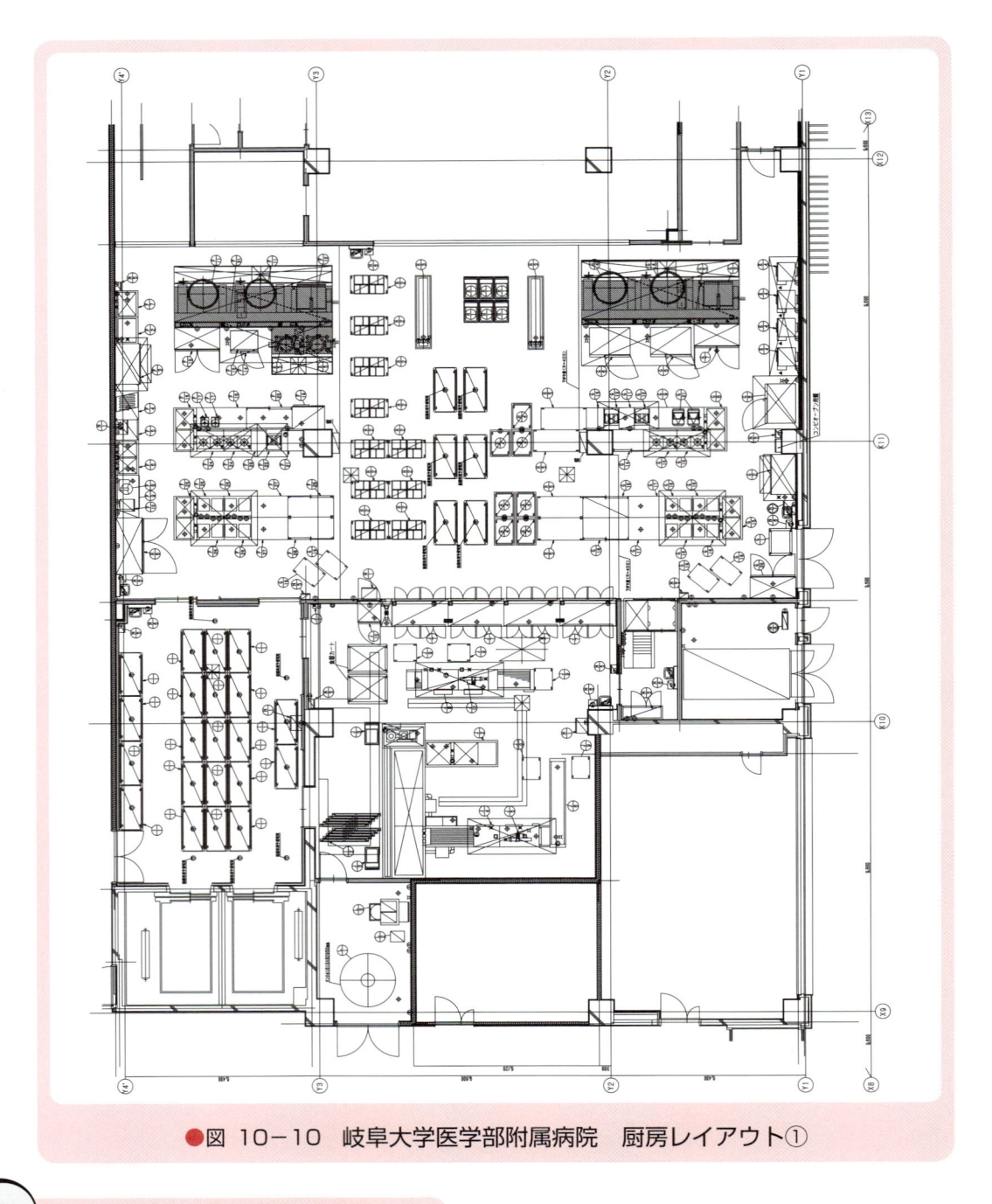

●図 10-10　岐阜大学医学部附属病院　厨房レイアウト①

（3）厨房の施設・設備の概要

① 機器レイアウト：図面参照（図 10-10, 10-11）
② 厨房機器：表参照（表 10-5）
③ 各セクションの面積：栄養管理室施設面積一覧表参照（表 10-6）
④ 床構造：完全ドライシステム
⑤ 空調設備：エネルギーセンターによる集中管理および単独空調設備
⑥ 衛生設備：クリーンルーム室，シューズクリーナー，電解機能水製造装置，生ごみ処理機（スラリー配管）

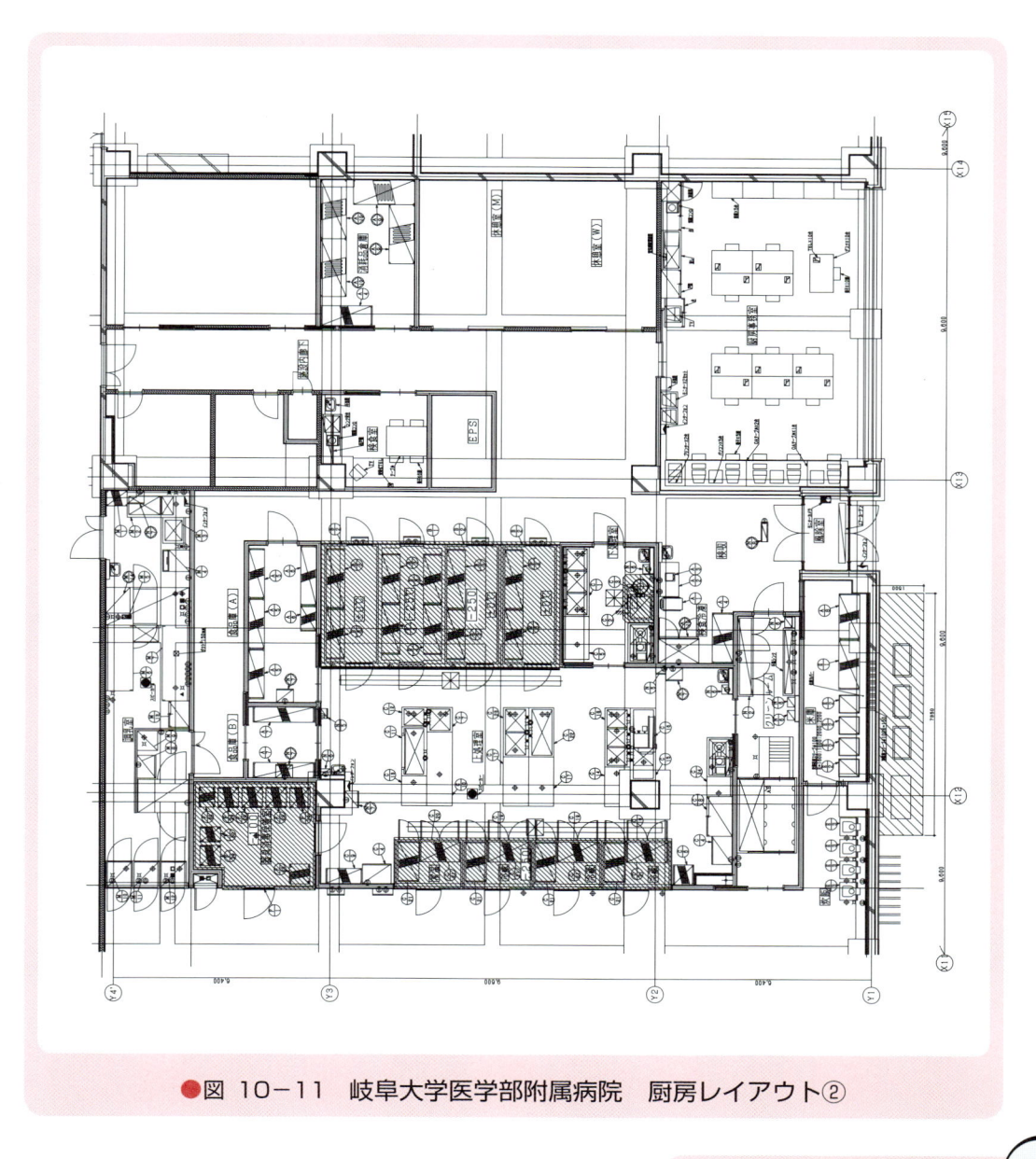

●図 10-11　岐阜大学医学部附属病院　厨房レイアウト②

● 表 10-5 岐阜大学医学部附属病院 厨房機器表

NO	品名	寸法(mm) W	D	H	配管口径(A) 給水	給湯	排水	電気(kW) 1P100V	1P200V	3P200V	台数
	〈A 検 収〉										
1	はかり	500	350					0.1			1
2	検収台	1,050	600	850							1
3	卓上はかり	300	350					0.1			1
4	シェルフ	1,520	610	1,830							2
5	シェルフ	1,520	460	1,830							3
6	シェルフ	1,820	460	1,830							2
7	シェルフ	1,820	460	1,830							2
8	シェルフ	1,820	610	1,830							1
9	シェルフ	1,800	750	1,800							2
10	シェルフ	1,800	750	1,800			(4D)				1
11	検食用冷凍庫	1,200	800	1,800					0.820		1
	〈B 冷凍・冷蔵室〉										
1	三槽シンク	2,200	3,600	2,500	15×3	15×3	50		1.0		1
2	プレハブ冷凍庫	1,600	3,600	2,440			50×3	0.5×3		3.7	3
3	プレハブ冷蔵庫	1,820	610	1,830						1.5×3	3
4	シェルフ	1,520	610	1,830							8
	〈C 下処理室〉										
1	三槽シンク	2,100	750	850	15×3	15×3	50×5				2
2	ピーラーシンク	750	750	380	15		ピット				1
3	ピーラー	550	520	770	15		ピット		0.4		1
4	殺菌庫	850	600	1,430				0.765×2			2
5	下処理作業台1	1,300	750	850			50				1
6	一槽シンク	1,220	610	1,830	15		50×2				1
7	一槽シンク	750	750	850	15						1
8	戸棚	1,200	750	1,800							1
9	シェルフ	1,220	610	1,830							1
10	下処理作業台2	2,250	750	850			50				1
11	舟型シンク	1,500	750	850	15		50×2				1
12	一槽シンク	600	750	850	15		50				1
13	下処理作業台3	800	750	850			50				1
14	下処理作業台4	1,200	750	850			50				1
15	スライサーシンク	2,200	750	350	15		ピット	0.75			1
16	フードスライサー	676	1,181	889			50×2				1
17	下処理作業台5	1,500	750	850			50×5				1
18	三槽シンク	1,800	750	850	15×3	15×3	50×5				2
19	プレハブ冷蔵室	2,050	1,500	2,400			50×3	0.5×3		0.75×3	3
20	下処理常温室	2,000	1,500	2,400				0.5			1
21	シェルフ	1,220	610	1,830							8
22	一槽シンク	1,500	750	850	15		50×2				1
23	二槽シンク	1,500	750	850	15×2	15×2	50×3				1
24	下処理作業台6	600	750	850			50				1

NO	品名	寸法(mm) W	D	H	配管口径(A) 給水	給湯	排水	電気(kW) 1P100V	1P200V	3P200V	台数
	〈E 炊 飯〉										
1	シェルフ	1,520	610	1,830							1
2	配送式米サイロ	550	600	1,350							4
3	計量洗米装置	540	600	1,695	15×4		50×4	0.5×4			4
4	万能自動炊飯器	750	695	1,351				0.24×4			4
5	自動粥調理器	1,060	615	850	15×2	15×2	ピット			6.0	2
	〈F 特食コーナー〉										
1	器具消毒保管室	3,547	3,216	2,200			FD50		1.5×4		1
2	水切台	900	750	850			25	0.5			1
3	食缶洗浄機	1,380	820	1,964		50	50		17.2		1
4	パンラック	1,200	750	1,800			50				1
5	アイスケーカー	700	500	1,200	15		50	0.615			1
6	二槽シンク	1,200	750	850	15×2	15×2	50×3				1
7	一槽シンク	900	750	850	15	15	50×2				1
8	フードカッター	527	445	476				0.2			1
9	水温コールドテーブル	1,500	750	850			50	0.342			1
10	電子レンジ	422	508	337							1
11	蒸気回転釜	1,450	1,080	625	15×2	15×2	ピット×2		2.99		2
12	ガスブレージングパン	1,310	977	850	15	15	ピット	0.02			1
13	冷凍庫	1,500	800	1,950			50		0.656		1
14	スチームコンベクションオーブン	902	773	1,092	20		75		18.0		1
15	スチームコンベクションオーブン専用架台	900	640	720							1
16	一槽シンク	1,500	750	850	15×2	15×2	50×3				1
17	卓上カッターミキサー	260	330	485							2
18	特食作業台1	1,650	750	850			50				1
19	プラストチラー	1,030	760	1,840			32		1.9×2		1
20	台下戸棚	1,500	750	850							1
21	特食作業台2	700	750	850			50				1
22	電磁フライヤー	500	750	850					2.7		1
23	特食作業台3	500	750	850			50				1
24	ガステーブル	900	750	850					7.0		1
25	二槽シンク	1,500	750	850	15×2	15×2	50×2				2
26	電磁コンロ	900	750	265			50×3		5.0×8		1
27	特食作業台4	1,200	750	850			50×4				4
28	移動式台下戸棚	1,500	750	850							2
29	保管ラック	610	610	1,590							6
30	保管ラック	610	460	1,590							2
31	ウォールマウント	5,200	450	1,135							1式

NO	品名	寸法(mm)			配管口径(A)			電気(kW)			台数
		W	D	H	給水	給湯	排水	1P100V	1P200V	3P200V	
〈G 一般コーナー〉											
1	移動水切台	900	750	850							1
2	食缶洗浄機	1,380	820	1,964		20	50			17.2	1
3	ガスブレージングパン	1,310	977	850	15	15	ピット	0.02			1
4	蒸気回転釜	1,685	1,200	950	15×2	15×2	ピット×2				2
5	ウォールマウント	5,200	450	1,135							1式
6	スチームコンベクションオーブン	1,332	1,003	1,885	20×3		75×3			58.5×3	3
7	冷凍庫	1,500	800	1,950			50		0.656		1
8	二槽シンク	1,500	750	850	15×2	15×2	50×3				1
9	ガスコンロ台1	1,800	750	850							2
10	ガスコンロ作業台2	900	750	850			50×2				1
11	一般食作業台2	500	750	850			50				2
12	電磁フライヤー	500	750	850	20					7.0×2	2
13	一般食戸棚	572	750	850			50				1
14	台下戸棚	1,200	750	850							1
15	二槽シンク	1,500	750	850	15×2	15×2	50×3				1
16	電磁コンロ	900	750	850			50×4			5.0×8	4
17	一般食作業台4	1,200	750	850			50×2				2
18	台下戸棚	1,500	750	850							2
19	移動棚	900	600	850							4
6	整理水切台	3,000	520	700	15			0.2			1
7	蒸缶オートリフタ一式消毒保管庫	1,840	850	2,450			50×2 FD50×4			0.8×4	4
8	コンベアタイプ洗浄機	4,200	860	1,465	15	15×2	40×4			3.6	1
9	移動台	750	600	700							5
10	パススルー厨芥冷蔵庫	760	850	1,950			50	0.525			1
11	蒸気ブースター					20					1
〈H 盛付コーナー〉											
1	トレイディスペンサー	430	600	860							6
2	盛付式シェルフ	1,220	610	1,630							10
3	盛付コンベアー	2,500	522	850	15×2		50×2	1.5×4		3.0×2	2
4	ホットワードカー	660	910	1,780				1.36×7			7
5	移動盛付台	1,500	750	850				0.647			4
6	牛乳保冷庫	1,900	910	1,950							1
〈I 配膳車プール室〉											
1	冷温蔵配膳車	1,510	770	1,755					0.24×21		21
2	下膳カート 冷温蔵配膳車用予備電源										20
〈J 食器洗浄室〉											
1	マイクロスプレー	255	150	610	15	15					1
2	二槽シンク	2,400	900	850	15×2	15×2	50×3				1
3	トレイディスペンサー	430	720	857							2
4	かき上げタイプ洗浄機	5,500	745	1,315	15×2 22×2	15×2 20×2	40×3 50			9.0	1
5	蒸気ブースター				20						1
〈L 電解水製造室〉											
1	次亜水供給タンク	φ1,590		2,425			50	0.1 ヨビ0.1			1
2	ポンプ										1
3	次亜水生成装置	580	1,300	1,610	20		50		3.6		1
〈M 調乳室〉											
1	器材棚	610	460	1,800							1
		1,200	800	1,200							1
2	予浸槽	780	680	800	25	25	50	1.6			1
3	哺乳瓶専用ブラシ洗浄機	780	680	800	20		40	0.9			1
4	哺乳瓶自動洗浄機	650	800	1,550	20		40	0.49			1
5	調乳用高圧蒸気減菌器	2,450	1,140	2,400	20		50×2	1.0 0.5		3.2×2	1
6	調乳ユニット	2,000	750	2,200	20		25	0.5		3.2	1
7	無菌調乳ユニット	2,300	750	2,200	20		50	1.2 0.5		1.5 1.0	1
8	クリーンロッカー	700	550	1,800				0.03			1
9	ハンドシャワー	600	600	2,000			50	1.3			1
10	冷蔵パスボックス	800	800	2,000			50	0.8		2.2	1
11	洗浄パスボックス	900	800	2,000			50	0.5			1
12	高圧蒸気減菌器	800	800	2,000	20		50	1.5			1
13	戸棚	800	500	1,800				0.05			1
14	調乳水製造装置	520	780	1,750	20		50	0.5			1
〈N 省衛生機器〉											
1	自動噴霧器							0.5×4			4
2	クリーンロッカー	2,430	600	1,750						3.3	1
3	クリーンロッカー	1,390	600	1,750						1.7	1
4	温度管理システム										1式
5	業務用殺虫機	300	200	605				0.03×9			9
6	エアータオル	300	220	687				0.7×12			12
7	自動噴霧器	400	300	190				0.5×8			6
8	捕虫器	790	300	270				0.65×2			2
☐ 移設品を示す											

● 表 10-6　栄養管理室施設面積一覧表

階	セクション名	面積（m²）	階	セクション名	面積（m²）
1階	栄養管理事務室	58.80		盛りつけコーナー	96.40
	ロッカールーム	29.60		配膳車プール	62.80
	休憩室	33.50		洗浄前室・洗浄室	101.70
	男子トイレ	9.29		電解機能水生成機室	14.90
	女子トイレ	8.57		生ごみ処理室	17.00
	検食室	9.06		調乳室	31.70
	備品庫	13.60		小　計	873.22
	食品庫	15.40	4階	病棟食堂盛りつけ室	7.65
	米庫	16.20	5階	病棟食堂盛りつけ室	7.65
	検収ホール	19.50	6階	病棟食堂盛りつけ室	7.65
	冷蔵・冷凍室	26.10	7階	病棟食堂盛りつけ室	7.65
	下処理室	10.20	8階	病棟食堂盛りつけ室	7.65
	厨房前室・上処理室	99.20	9階	病棟食堂盛りつけ室	7.65
	器具消毒保管庫	11.60		小　計	45.90
	一般食加熱調理コーナー	96.60	1階	栄養食事指導室	18.50
	特別食加熱調理コーナー	91.50		全面積	937.62

（4）HACCPの概念に基づく温度・衛生管理システム

① 温度・衛生管理システムの検討：従来から存在する温度管理システムは，厨房全体における温・湿度のモニタリングが中心であった。本システムは，厨房全体の温度管理情報の基本的設計のほか，作業管理を中心としたソフト面に対する管理も充実させた設計である。そのコンセプトは，特に温・湿度の記録において，自動記録による人による介在ができないシステムを採用し，上下値を設定し温度範囲からはずれた場合には，モニターに表示するとともに警告音が発生し，これにより，調理温度，冷却に達していない料理の廃棄処分，冷蔵，冷凍室における保管食品の判断が可能となるように構築されている。主な仕様は以下のとおりである。

- 下処理室，調理室，盛りつけ室，洗浄室の温度，湿度の24時間記録
- ストック用冷蔵庫，冷凍庫の24時間記録
- コンビオーブンの芯温調理データ記録
- ブラストチラーの芯温冷却データ記録
- 食器消毒保管庫の庫内温度データ記録
- 調乳室におけるオートクレーブ，調乳水製造装置の温度記録
- ハンディー・ターミナルによる作業者，作業開始時間と終了時間，料理芯温の記録

② ハンディー・ターミナル（PDA：小型端末機）の活用：サーバー機からハンディーに対して必要な項目を転送して記録し，再度サーバー機に転送してデータ管理を行う。

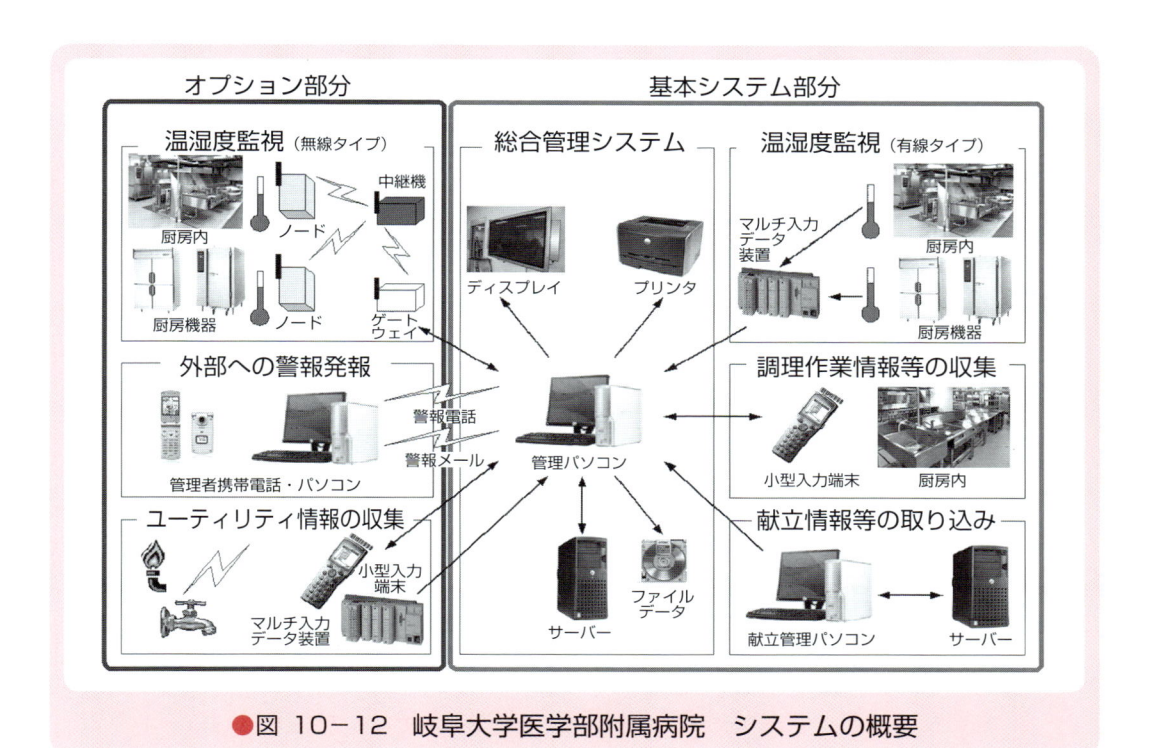

●図 10−12　岐阜大学医学部附属病院　システムの概要

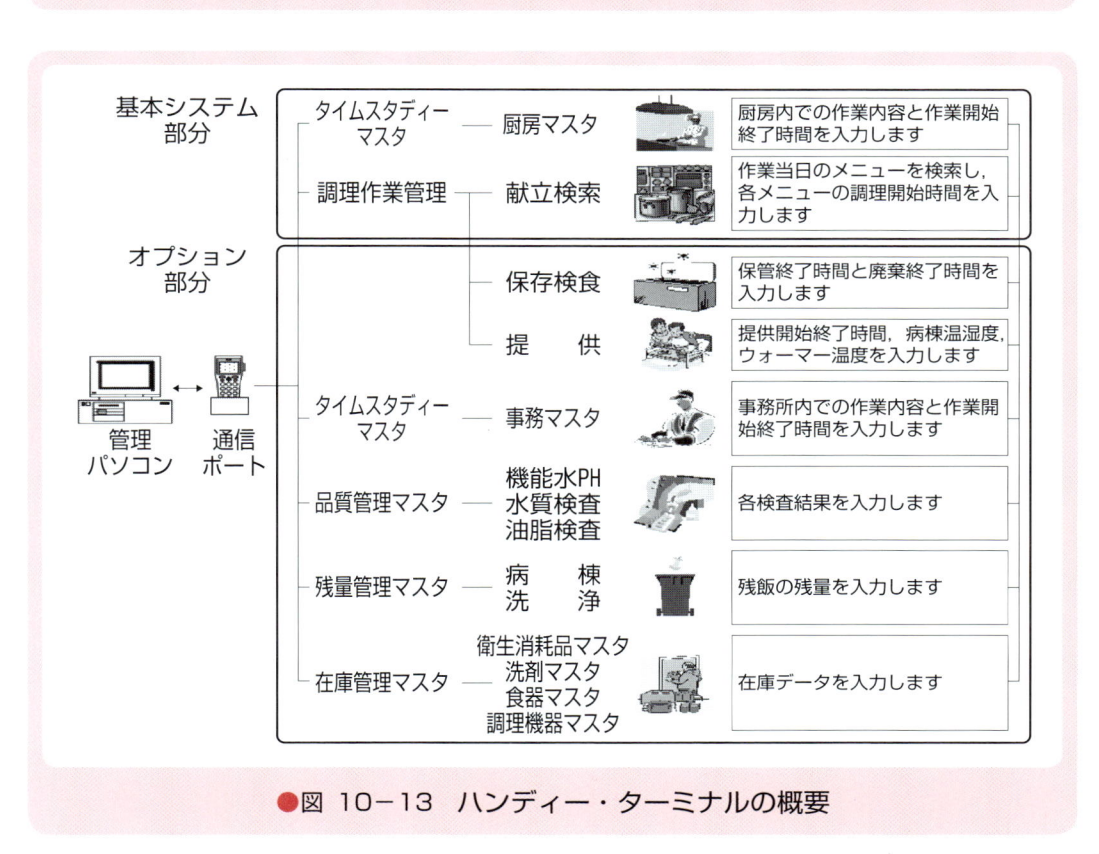

●図 10−13　ハンディー・ターミナルの概要

2　病院給食の特性と施設・設備

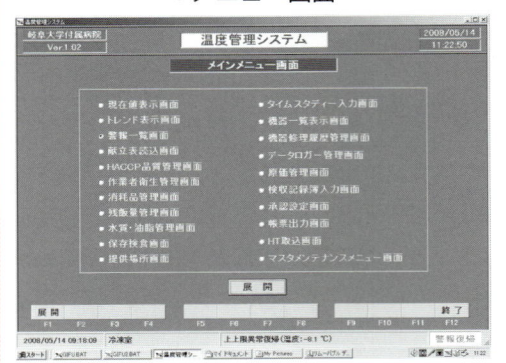

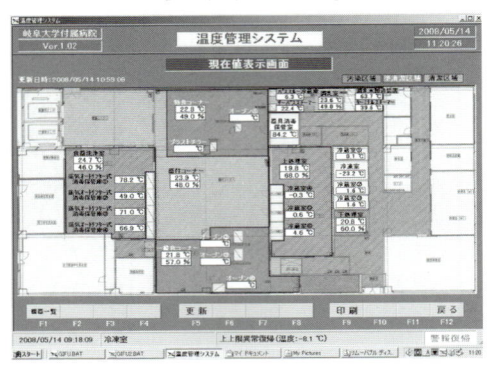

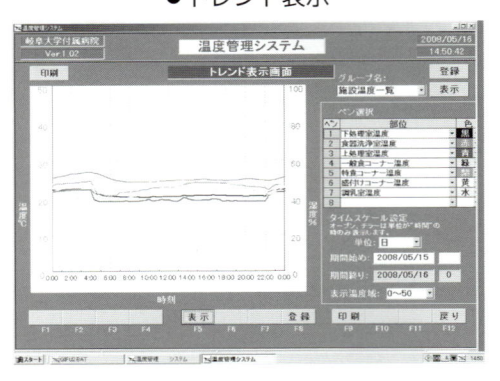

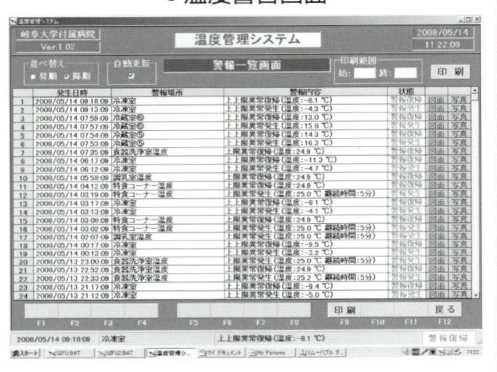

●図 10-14　温度管理画面と帳票例

3 保育所給食の特性と施設・設備

1. 特性・動向

(1) 認可保育所

　保育所とは,「児童福祉法」(昭和22年12月12日法律164号,最終改正平成19年6月1日法律73号) 第39条により「日々保護者の委託を受けて,保育に欠けるその乳児又は幼児を保育する児童福祉施設」とされている。施設の設備や条件,運営について一定の水準を確保するために,「児童福祉施設最低基準」(昭和23年12月29日厚生省令63号,最終改正平成19年3月30日厚生労働省令第43号) が設けられており,これが保育所の認可基準にもなっている (表10-7)。

●表10-7 保育所の最低基準

職　員	保育士　0歳児　　　　　(児童)　(保育士) 　　　　　　　　　　　　　3　：　1 　　　　　1～2歳児　　　 6　：　1 　　　　　3歳児　　　　　20　：　1 　　　　　4歳児以上　　　30　：　1 嘱託医および調理員は必置 (調理業務の全部を委託する場合は調理員を置かないことができる)
設備 (施設)	2歳未満児　　乳児室　　　　　　　　1.65m²／人 　　　　　　　ほふく室　　　　　　　3.3m²／人 　　●医務室,調理室,便所の設置 2歳以上児　　保育室 (遊戯室)　　　 1.98m²／人 　　　　　　　屋外遊戯場　　　　　 3.3m²／人 　　　　　　　 (保育所以外の公園などでも代替可) 　　●調理室,便所の設置
保育時間	1日につき8時間原則 (地域事情等考慮し,所長が定める)
非常災害への処置	消火用具,非常口などの設置,定期的な訓練の実施
保育室等を2階以上に設ける場合	耐火建築物,傾斜路または屋外階段,転落防止設備,調理室とそれ以外の部分の防火設備による区画,非常警報器具,カーテンなどの防災処置
児童の処遇	保育の内容　　健康状態の観察,服装等の異常について有無の検査 　　　　　　　自由遊び,昼寝,保護者との連絡 給　　食　　　必要な栄養量を含有,献立の作成 健康診断の実施
苦情への対応	●苦情受付窓口の設置など苦情対応のために必要な措置 ●都道府県・市町村からの処遇に関する指導・助言に従っての必要な改善運営,適正化委員会への協力

● 表 10−8　認可保育所・認可外保育施設の数（2006年10月1日現在）

	施設数（か所）	入所児童数（人）	
		定員	入所児童数
認可保育所	22,720	2,083,061	2,118,352
公営保育所	11,510	1,046,328	980,390
私営保育所	11,210	1,036,733	1,137,962
認可外保育施設	6,694	−	181,627
事業所内保育施設	1,007	−	20,866
ベビーホテル	1,525	−	38,121
その他	4,162	−	122,640

資料）厚生労働省統計情報部：平成18年社会福祉施設等調査報告

　給食設備に関連しては，調理室を設けることが定められており，保育室を2階以上に設ける場合には，調理室とそれ以外の部分とが耐火構造の床や壁，防火戸などにより区画されていることなどが条件となっている。

　認可外保育所についても，認可外保育施設指導監督の指針（平成13年3月29日厚生労働省児童家庭局長通知）で調理室を設けることなどが示されている。

（2）業務委託

　1998（平成10）年度から施設職員による調理と同等の質が確保されれば，調理業務の外部委託が可能となった。ただし，調理業務を委託する場合でも，保育所内の調理室で調理することとされており，給食調理室は必要である。調理員は必置であるが，調理業務の全部を委託する施設にあっては調理員を置かないことができることになった。

　さらに2004（平成16）年には特区の公立保育所に限り，給食の外部からの搬入が認められた。

　すでに一部の自治体では学校給食センターなどに給食業務を委託し，給食を搬入しているケースもみられる。保育所給食のセンター化については保育所給食専用栄養士の配置や，保育所給食専用の調理工程管理の必要性などについて提案がなされている。現在，規制緩和政策のもとで幼保一元化を進めるため，その障壁となっている保育所の調理室の設置義務廃止が議論されているが，特にきめ細やかな月齢別授乳および離乳食の対応が必要な乳児（ゼロ歳児）においては，センター化された場合にも各保育所に調理室が必要であろう。

（3）献　　立

　給食については「児童福祉施設最低基準」第11条で，献立は変化に富み，健全な発育に必要な栄養量を含有するものであり，また食品の種類や調理法についても栄養

●表 10-9 保育所給食の分類

3歳未満児食（主食および副食）	0～5か月（離乳期前）	調乳
	5～18か月（離乳期[1]）	離乳食，調乳
	1～2歳児	3歳未満児食
3歳以上児食（副食のみ）	3～5歳児	3歳以上児食

注1）『「授乳・離乳の支援ガイド」の策定について』（平成19年3月14日雇児母発第0314002号厚生労働省雇用均等・児童家庭局母子保健課長通知）では，離乳の開始は生後5，6か月ごろ，離乳の完了は12か月から18か月ごろとされている。離乳食の進め方の目安は月齢で示され，咀しゃく機能の発達に応じた調理形態や，「手づかみ食べ」で摂食機能の発達を促すことなどの指針が示された。保育所での離乳食提供についても，今までよりさらに個別の発達段階に応じたきめ細やかな対応が求められる。

や入所している者の身体状況および嗜好を考慮したものであること，調理はあらかじめ作成された献立に従って行うこととされている。

　保育所給食の範囲は表10-9に示すように，0～5歳児までの食事であり，それぞれの年月齢によって栄養必要量，調理形態が異なる。また子育て支援の要望から保育所の開所時間は年々長くなってきており，延長保育や夜間保育の夜食提供もある。食物アレルギー児や病後児への対応などほかの特定給食施設に比べて複雑で手間がかかる。免疫力の弱い幼児それぞれの体調に合わせた食事の提供をするため，保育所内給食設備での調理対応が必要である。

（4）食　　育

　保育所における給食は，入所する子どもたちの健全な発育と健康の維持・増進のみならず，好ましい食習慣の形成という面からも特に重要である。生きる力を身につけ，文化的で情緒豊かな心の発達を促すためにも保育所給食の果たす役割は大きい。

　「食育基本法」（平成17年6月17日法律第63号）では，その基本的施策のなかに学校，保育所などにおける食育推進が示されている。すでに園庭を利用して農作物の栽培や，収穫した作物の調理，親子クッキングなどを実施している保育所も多くみられる。保育の一環として食育を実施するためにも調理設備は重要である。

2．ポイント

（1）厨房レイアウト

　厨房の面積についての規定はないが，一般的には定員が100～150名の保育所で30～40m^{2}程度の所が多い。衛生管理上，納入業者の出入りする検収・下処理室と主調理室はドアで仕切られていること，また配膳と下膳の窓口を別々に設けることが望ましい。ドライシステムでは，回転釜は排水や清掃時に汚水が飛び散りやすい難点がある。スチームコンベクションオーブンを導入し下処理や調理に利用する所も徐々に増えている。配膳カウンタの窓を大きくし，子どもたちから調理の様子が見えるような配慮も必要である。

（2）ランチルーム

「児童福祉施設最低基準」では，2歳未満児では保育室とほふく室＊が，2歳以上児では保育室と屋外遊技場の設置が定められているが，ランチルームの規定はない。一般には保育室やほふく室，遊戯室がランチルームを兼ねている場合が多い。衛生管理や食育の観点からは「遊ぶ」，「寝る」，「食べる」はそれぞれ専用の部屋で行うのが理想である。ランチルームは厨房に隣接していることが望ましい。また保育士が盛りつけ・配膳にかかわることが多いので，配膳カウンタの外に手洗い場を設けることや，配膳専用のエプロンの着用など，衛生管理に配慮が必要である（図10-15）。

＊**ほふく室**：乳児が自由に動き回れる部屋をいう。「ほふく」の意味は，腹ばいになって手と足を使って進むこと。

（3）食　　　器

仕切りのあるランチ皿，マグカップ，ご飯茶碗，汁椀，中・小の深皿があれば，幼児食のほとんどのメニューに対応できる。ただし，離乳期の食事は，消化吸収機能の発達に即したものであると同時に，食べる行為の自立を促すものでなくてはならない。したがってスプーンですくいやすいように，皿のふちが立ち上がって内側に湾曲している形態のものがよい（図10-16）。

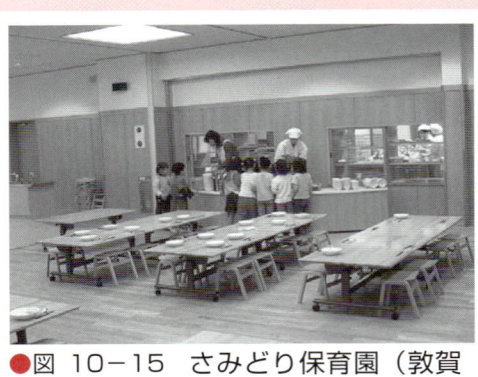

●図10-15　さみどり保育園（敦賀市）　ランチルーム

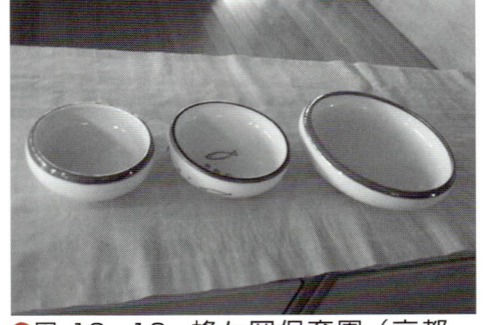

●図10-16　蜂ケ岡保育園（京都市）　離乳食用食器

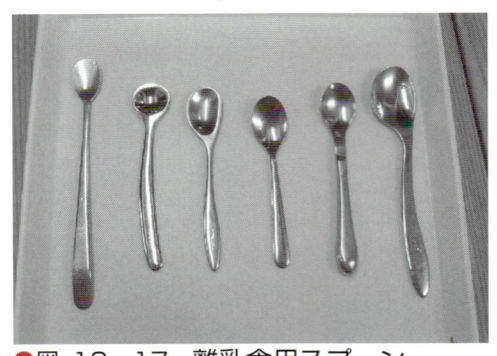

●図10-17　離乳食用スプーン

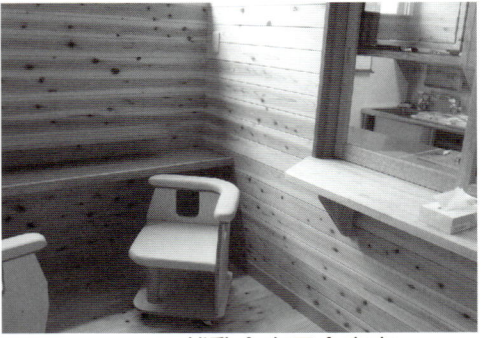

●図10-18　離乳食専用食事室

3．事例施設　なかの保育園・きんろう保育園

　新規に設計された厨房レイアウトを2例，図 10-17，10-18 に，主要機器を表 10-10，10-11 に示す。

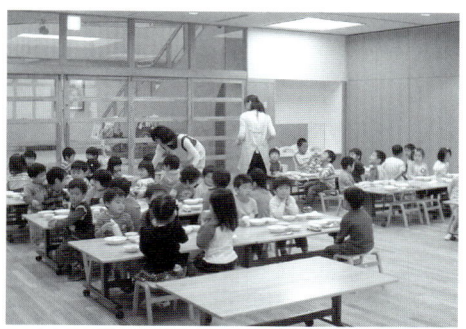

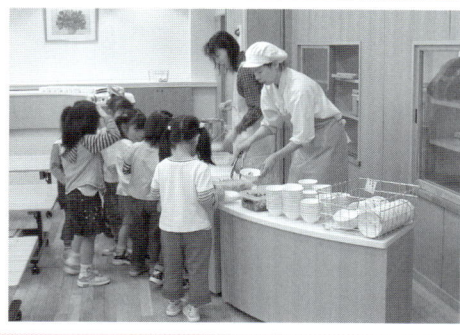

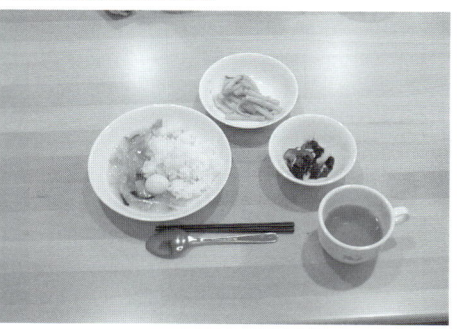

　なかの保育園は園児数 135 名に対し主調理室 30m^2，下処理室 10m^2，きんろう保育園は園児数 100 名に対し主調理室 37m^2，下処理室および食品庫 10m^2 と比較的広い。きんろう保育園は電化厨房である。2例とも仕入れ業者が出入りする検収・下処理室と主調理室はドアで仕切られている。また配膳カウンターと下膳カウンターが別々に設けられ，汚染作業区域と非汚染作業区域が明確に分けられている。調理機器としてはスチームコンベクションオーブンが下処理や調理に利用され，回転釜は設置されていない。調理台下の器具消毒保管庫は衛生管理上も作業効率からも利点がある。

（1）厨房改修の際のポイント

① スチームコンベクションオーブン，ブラストチラーなど，複合調理器の導入（下処理や加熱調理，おやつづくりへの活用，衛生管理）
② 回転釜の撤去（排水や洗浄の際，汚水が飛び散りやすくドライシステムには不向き）
③ 検収・下処理室の分離（汚染作業区域と非汚染作業区域の明確化）
④ 電化厨房（作業環境向上と光熱費の節減）
⑤ 調乳および離乳食専用厨房（乳児室に隣接した厨房で，より細やかな個別対応とタイムリーな離乳食提供）

表 10-10 なかの保育園（出雲市）厨房機器表

NO	品名	寸法 (mm) W	D	H	配管口径 (A) 給水	給湯	排水	電気 (kW) 1P100V	1P200V	3P200V	台数
1	洗浄機一体型シンク	1,130	700	825	15×2	15×2	50×2				1
2	棚板	550	400								1
3	ドア型食器洗浄機	640	640	1,395			40		1.735		1
4	同上ガスブースター	287	510	680	15		25				1
5	洗浄機一体型クリーンテーブル	900	700	825							1
6	食器消毒保管庫	1,300	550	1,890			40		6.4		1
7	ブラストチラー										1
8	炊飯台	2,100	550	550							1
9	コンロ台	900	650	550							1
10	コンロ	800	550	250	15						2
11	スープレンジ台	900	650	300							1
12	卓上スチーマーレンジ	450	450	180	20			1.0			1
13	同上コンベクション台	1,300	800	550							1
14	スチームコンベクション	902	773	1,092			40 耐熱管				2
15	ホテルパンラック	330	500	360							1
16	冷凍冷蔵庫（既存品）	1,200	840	1,890			40		0.64		1
17	乾燥機付包丁まな板殺菌庫	550	600	1,600				0.335			1
18	ガスフライヤー	330	600	800							1
19	検食用冷凍庫	460	505	1,280				0.11			1
20	調理盛付台	2,800	1,300	825	15×2	15×2	50×3	1.5			1
21	ゴミ箱ワゴン	470	340	680							4
22	殺菌灯タイマー付							0.1×2			2
23	下処理用Wシンク	1,500	650	825	15		50×2				1
24	棚板	1,500	250								1
25	吊戸棚	1,500	450	600							1
26	食品庫	1,350	650	2,400							1
	食材洗浄水生成装置	350	250	332				0.24 E付			1

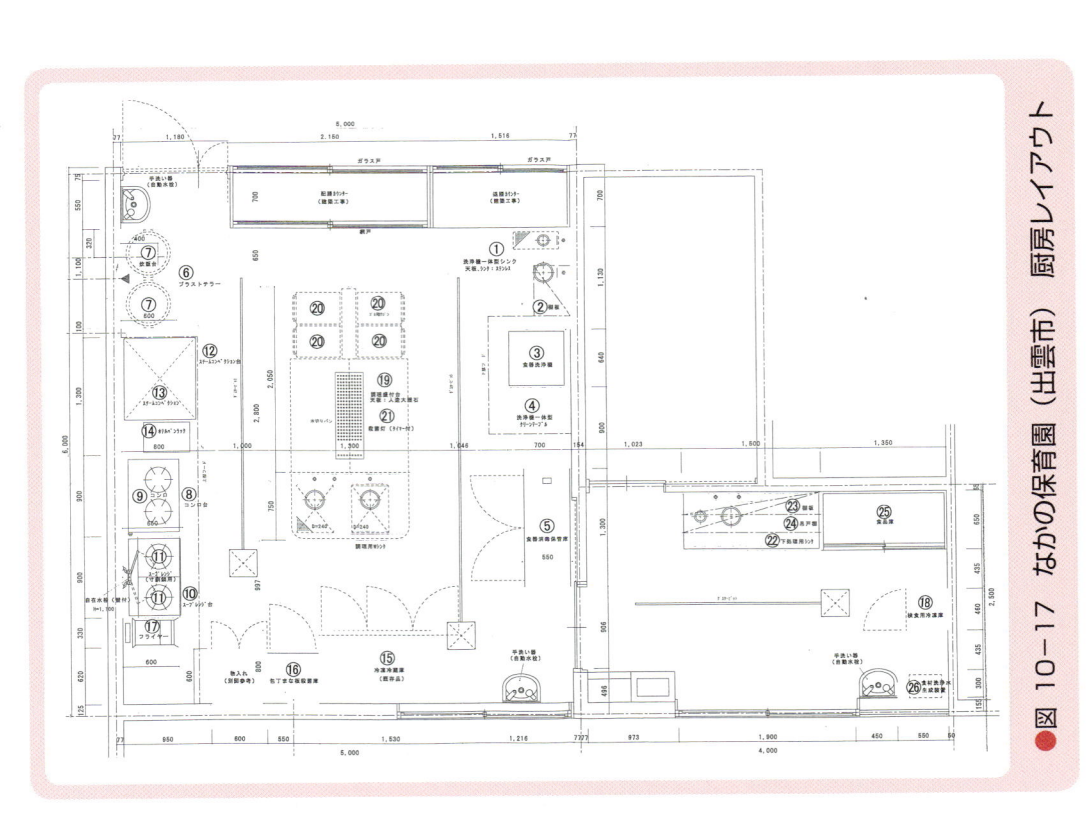

図 10-17 なかの保育園（出雲市）厨房レイアウト

198　第10章　各種集団給食の特性と施設・設備

● 表10-11 きんろう保育園（出雲市）厨房機器表

NO	品名	寸法 (mm) W	D	H	配管口径 (A) 給水	給湯	排水	電気 1P100V	1P200V	3P200V	台数
1	エレファントシェルフ	1,220	610	1,900							1
2	貯米庫	270	340	670							1
3	棚	930	630	1,850							1
4	一槽シンク	500	500	300	15		ピット				1
5	ピーラー	350		700	15		ピット	( )			1
6	欠番										
7	欠番										
8	作業台	(600)	600	850							1
9	三槽シンク	1,500	600	850	15×3	15×3	50×3				1
10	冷蔵庫	1,210	800	2,000			40	0.34			1
11	作業台	1,500	600	850							1
12	調理台	502	429	390					4.57		1
13	IH炊飯ジャー	430	542	80							1
14	電磁調理器	1,200	600	850							1
15	台	(460)	600	850							1
16	スチームコンベクションオーブン	950	750	820	15 G.V	15	40 耐熱管			10.1	1
17	欠番										
18	作業台	600	600	850							1
19	まな板殺菌庫	850	600	1,420			40				1
20	調理台	900	450	950							2
21	欠番										
22	ハンドドライヤー	285	175	495							1
23	吊戸棚	900	350	600							2
24	引出付調理台	1,800	900	850							1
25	欠番										
26	調理台	1,200	750	850							1
27	二槽シンク	1,200	600	850	15×2	15×2	50×2				1
28	コールドテーブル冷凍庫	1,500	600	850		15	40	0.70			1
29	電気式食器消毒庫（片面式）	1,335	540	1,900			40				1
30	電気式食器消毒庫（可動式）	1,340	550	1,900			40				1
31	欠番										
32	作業台	(1675)	600	750							1
33	一槽ソイルドテーブル	920	750	850	15	15	50				1
34	ドア型食器洗浄機	867	680	1,490		15 G.V	40 耐熱管			11.7	1
35	一槽シンク	600	800	800	15	15	50				1
36	ワゴン	730	470	870							1
37	電磁調理器	450	600	450						5.00	1
38	イオン水生成器	250	300	150	15			( )			1
39	台	300	750	850							1
40	台	150	600	850							1
41	配膳棚	1,700	300	1,600							1
42	欠番										
43	クリーンテーブル	(620)	750	850							1

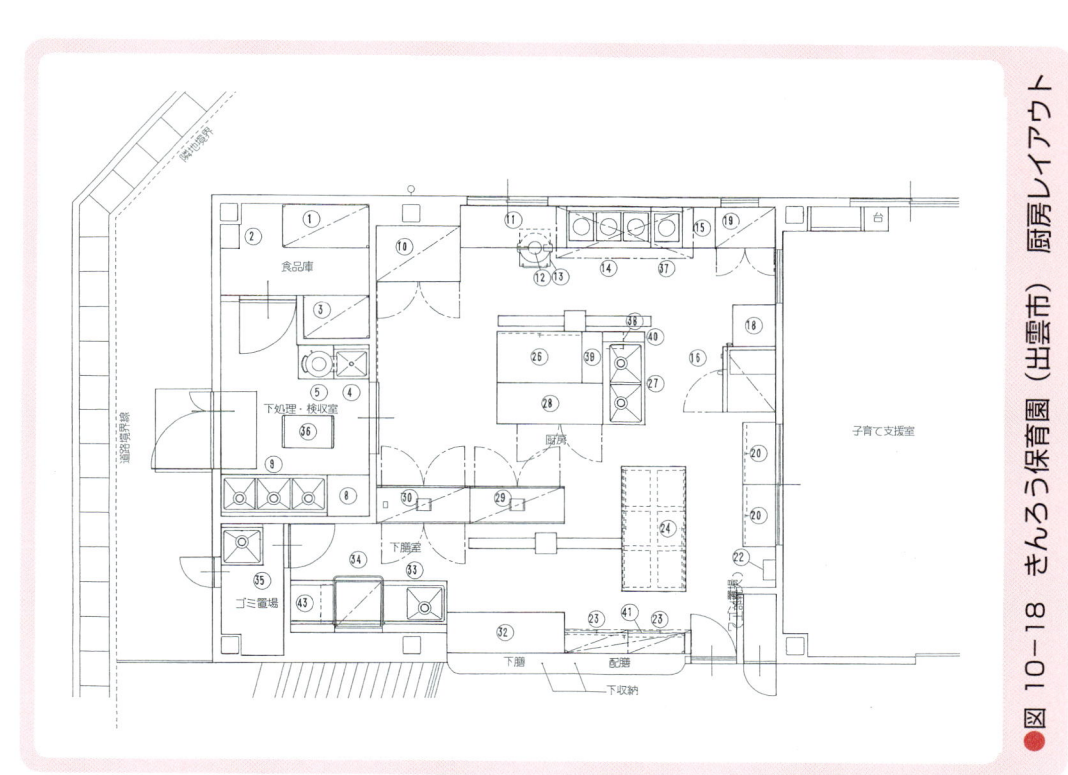

● 図10-18 きんろう保育園（出雲市）厨房レイアウト

3 保育所給食の特性と施設・設備

4　事業所給食の特性と施設・設備

1．特　性

（1）施設の種類
　事業所給食は企業の業種や特性によりさまざまであるが，オフィスタイプと工場タイプに大きく分けられる。

（2）喫食対象者の特性とニーズ
　工場タイプは一般的に食数規模が大きく，短時間で多くの喫食対象者が集中するのが特徴といえる。そのため，施設・設備についても，大量に調理を行い，スピーディに提供するためのレイアウトがポイントとなる。
　オフィスタイプは，各企業の特徴，男女・年齢構成などによりニーズが異なってくるが，メニューのバラエティやクオリティについての要望が高い傾向にある。よって設備についても従来の大型大量調理機器は減少傾向にあり，多品種メニューを数回に分けて調理できる機器が必要になってくる。

（3）施設の動向
1）提供方法
　事業所給食では提供レーンから，カフェテリア形式，定食形式でメニューを提供するのが一般的であるが，実演調理しながらの料理提供も増え，そのために設備についても提供レーンへの調理機器の配置が求められている。また，アイランドに専用ユニットを組み込んだバイキング形式を採用するケースも増加傾向にある。
　さらに実演調理の演出効果を高めるため，従来の提供レーンに代わってオープンキッチンスタイルを取り入れる施設もある。

2）会　計
　どの会計方式を選択するかによっても，施設レイアウトは変わってくる。
　会計方式には提供コーナーごとのセルフチェック方式と一括会計のレジ方式に大きく分かれる。レジ方式には，レジチェック（有人）とオートレジ（無人）があり，オートレジの場合は食器にICタグを埋め込み，タグを読み取る会計システムや，食器画像を識別するシステムが必要になる。
　またレジには食前方式と食後方式があり，近年では食前に並ぶ必要がなく混雑緩和というメリットのある食後方式でオートレジを採用する施設が増えてきている。

3）サテライトキッチン
　近年，従業員食堂を新設する際，省スペース化のニーズが高まってきている。特に都心部においては，イニシャルコスト・ランニングコストを考慮して厨房区画を縮小

し，厨房は再加熱機能のみの設備設計にするという，いわゆるサテライトキッチン方式を導入する施設も増えてきている。

2．ポイント

（1）全体レイアウト構成

施設構成としては，①厨房，②提供レーン，③洗浄室，④客席　に大きく分かれる。

（2）コーナー別の特徴

1）厨　　房

ストックヤード（食品庫・冷凍庫・冷蔵庫），下処理エリア，調理加熱エリアに大きく分類される。食数規模や提供メニュー数・計画調理回数を考慮して，必要な機器を配置する。

2）提供レーン

定食・一品料理・丼・カレー・麺・パスタなどの主菜・主食コーナーのほか，小鉢・サラダ・デザートなどのコーナーに区分するのが一般的である。

これらコーナーごとで必要な機器を，喫食対象者の動線を考慮し，また調理担当者がオペレーションしやすいように配置し，適温・適時供食を行えるようにする。

3）洗　浄　室

洗浄室の食器返却の仕方としては，コンベア式とシャワーシンク式が一般的である。

シャワーシンクの場合は，喫食対象者に食器をシャワーで洗ったあと，プールに入れるという動作をしてもらうことになる。コンベア式の場合は，食器とトレーを自動仕分けするトレーバックシステムを導入すると，洗浄室の配置人員を縮小できる。さらにシンクから洗浄機に自動で食器をくみ上げる，かきあげ式洗浄機を導入すると作業は一層効率化する一方，そのための設置スペースが必要になる。

4）客　　席

喫食対象者（在館者数）に出勤率と予測喫食率を加味して必要な席数を決定する。

必要席数 ＝ 在館者数 × 出勤率 × 喫食率 ÷ 回転率 ÷ 満席率

3. 事例施設

（1）施設の条件と特徴

●表 10-12　施設の条件と特徴（例）

	A 施 設	B 施 設
タ イ プ	工場タイプ	オフィスタイプ
施 設 概 要	地上1階建ての1階 工場敷地内に2か所ある従業員食堂のうちの1か所	地上9階建ての2階（一部1階） 都市部ビル
席　　　数	498 席	206 席
利用者特性	男女比率9：1, 中心年齢層20～40歳代	男女比率1：9, 中心年齢層20～30歳代
利用者数	1,000 名	600 名
営業時間	朝食7：00～9：00, 昼食12：00～13：00, 夕食16：45～19：00	昼食11：30～15：00
昼食メニュー数	定食4, 丼1, カレー2, うどん・そば2, ラーメン2, 小鉢12	セット（フリーチョイス）3, ライブ（実演）1, パスタ2, うどん・そばorラーメン1, 小鉢15, サラダ（トッピングチョイス方式）, スープ2, ベーカリー10
精算方法	IDカードによる食前のレジチェック（有人）方式	食後のオートレジ方式
特　　徴	食堂の中央に厨房を配置し, 客席を2区分するゾーニング。混雑しやすい麺メニューのうち人気の高い和麺の動線を独立させている。 スピーディな提供が一番の課題のため, 提供レーンに対して垂直に配膳台を設置し, 作業動線の効率化を図っている。	都市部ビルという立地でスペースに制限があるため, ストックスペースと厨房を2フロアにゾーニング。専用エレベータを設置することにより, 作業動線の改善を図る。 提供レーンに調理機器を設置することにより, ニーズの高い実演調理を可能にしている。 同フロアにカフェを併設。
レイアウト	図 10-19	図 10-20
機 器 表	表 10-13	表 10-14

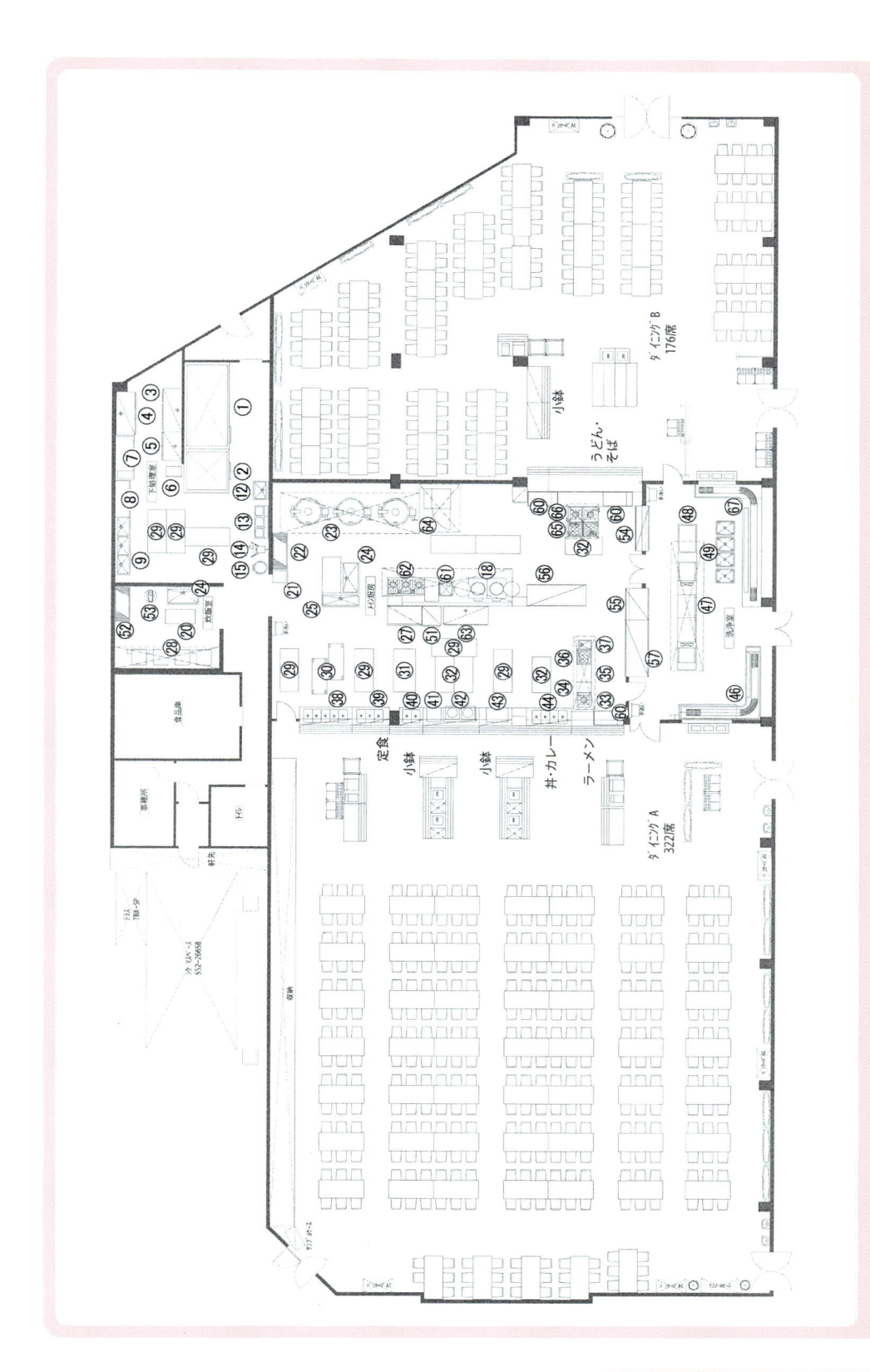

●図10-19 A施設 レイアウト

4 事業所給食の特性と施設・設備

表 10-13　A施設　機器表

NO	品名	寸法(mm) W	D	H	配管口径(A) 給水	給湯	排水	電気(kW) 1P100V	1P200V	3P200V	台数
1	プレハブ冷蔵庫	3,600	1,800	2,400						1.5	1
2	プレハブ冷凍庫	1,800	1,800	2,400			25	0.1		1.8	1
3	冷凍冷蔵庫	1,800	800	1,900			25			0.7	1
4	冷凍冷蔵庫	1,800	800	1,900			25			0.7	1
5	冷凍冷蔵庫	1,200	800	1,900			25			0.6	1
6	製氷機	630	430	800	20		25	0.3			1
7	コールドテーブル	1,800	750	800			25	0.5			1
8	下部戸棚付調理台	1,500	600	800							1
9	三槽シンク	2,400	600	800	20×3	20×3	50				1
12	一槽シンク	750	600	800	20×3		50	0.1×3			3
13	洗濯機	650	800	1,010				0.2			1
15	球根皮むき機	610	670	975	20		FD		0.75		1
18	フライヤー	750	750	750							2
20	調理台	1,200	600	800							1
21	まな板包丁殺菌庫	600	500	1,040				1.3			1
22	パンラック	1,500	600	1,800							3
23	蒸気釜	1,830	975	850			FD				2
24	一槽シンク	1,270	750	800	20	20	50				1
25	一槽シンク	1,500	600	800	20	20	50				1
27	温蔵庫	1,380	800	1,912	15					3.7	1
28	自動炊飯器	670	639	1,314				1.0×4			4
29	調理台	1,800	750	800							7
30	移動台（4段式）	1,520	610	1,600							2
31	調理台	1,800	900	800							1
32	調理台	1,500	750	800							4
33	ローレンジ	600	600	450							1
34	脇台	450	600	800							1
35	脇台	750	600	800							1
36	ゆで麺機	600	600	800	15		25				1
37	一槽シンク	450	600	800	20	20	50				1
38	ホットフードユニット	2,100	1,100	1,450	15	20	25	0.1		4.5	1
39	ホットフードユニット	1,500	1,100	1,450	20	20	25	0.1		3	1
40	ホットフードユニット	900	1,100	1,150	20		25	0.1		3	1
41	ライスフーニット	2,250	1,100	1,150	15×2		25×2	0.1			1
42	スープウォーミングカート	550	550	800				1.5×4			2
43	ライスユニット	1,300	1,100	1,150	15		25	0.1			1
44	ホットフードユニット	1,800	1,100	1,450	20	20	25	0.1		4.5	1
46	食器返却コンベアー	6,000	600	850	20×2		50×3			0.75	1
47	食器洗浄機	4,900	750	1,520	20		50×4			4.85	1

NO	品名	寸法(mm) W	D	H	配管口径(A) 給水	給湯	排水	電気(kW) 1P100V	1P200V	3P200V	台数
48	水切り台	1,200	750	800							1
49	モービルシンク	900	600	800							4
51	温蔵庫	750	850	1,900	15		25			3.7	1
52	パンラック	1,500	750	1,800							1
53	電気洗米機	515	560	1,280	25					0.2	1
54	食器消毒保管庫	1,370	550	1,900							1
55	食器消毒保管庫	1,370	950	1,900						0.75	1
56	食器消毒保管庫	2,400	950	1,900						1.53	1
57	食器消毒保管庫	2,400	950	1,900						2.25	1
60	冷蔵コールドテーブル	1,200	600	800				0.15×3			3
61	フライヤー	550	600	800				0.040			1
62	オーブン付ガスレンジ	1,500	800	2,000				0.188			1
63	リーチイン冷蔵庫	1,800	800	2,000						0.43	1
64	スチームコンベクションオーブン	1,030	750	1,700	15*2		50A			0.4	1
65	ゆで麺機										2
66	ローレンジ										2
67	返却コンベア									1.6	1

第10章　各種集団給食の特性と施設・設備

● 図10-20 B施設 レイアウト

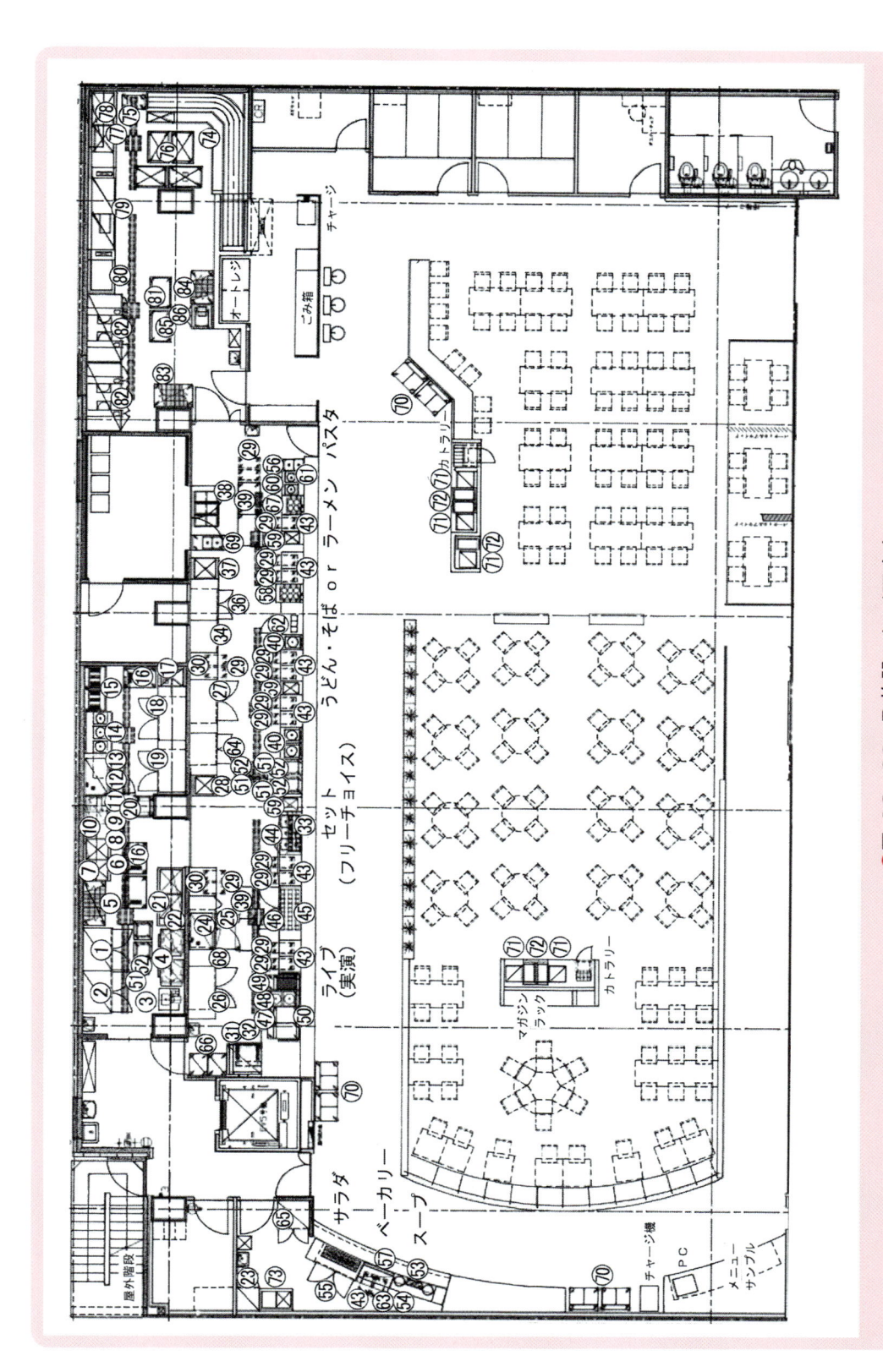

4 事業所給食の特性と施設・設備

● 表 10-14　B施設　機器表

NO	品名	寸法(mm) W	D	H	配管口径(A) 給水	給湯	排水	電気(kW) 1P100V	1P200V	3P200V	台数
1	冷凍庫	1,200	800	1,890			40×1	350W×1		0.7×1	1
2	冷蔵庫	1,200	800	1,890			40×1	350W×1			1
3	自動計量洗米機	600	630	1,840	15×1		50×1	650W×1			1
4	炊飯器	750	760	1,092						12×1	2
5	移動式パンラック	1,220	610	1,900							1
6	二槽シンク	1,200	750	850	15×2	15×2	50×2				1
7	パイプ棚	1,200	350	2段							1
8	水切調理台	1,200	750	850			25×1				1
9	包丁まな板殺菌庫	700	500	520				38W×1			1
10	土棚	1,200	350	2段							1
11	電子レンジ	422	473	337					2.8×1		1
12	スチームコンベクションオーブン	1,035	655	1,030	15×1		32×1			18.5×1	1
13	ブラストチラー	1,200	750	850			50×1		1.5×1		1
14	IH調理器	1,200	750	850						5.6kVA×3	1
15	フライヤー	650	600	850						10×1	1
16	移動式調理台	900	600	850							3
17	二槽シンク	600	750	850	15×1	15×1	50×1				1
18	台下冷凍庫	1,500	750	850			40×1	400W×1			1
19	コールドテーブル	1,500	750	850			40×1	250W×1			1
20	移動式ホテルパンラック	600	450	1,400							1
21	水切付二槽シンク	1,600	750	850	15×3	15×3	50×2				1
22	パイプ棚	1,600	350	2段							1
23	検食用冷凍庫	625	650	1,890			40×1	400W×1			1
24	スチームコンベクションオーブン	1,035	655	770	15×1		32×1			9.5×1	1
25	温温蔵庫	1,500	750	850	15×1		25×1			2.6×1	1
26	コールドテーブル	1,500	750	850			40×1	200W×1			1
27	コールドテーブル	1,500	750	850	15×1		40×1	200W×1			1
28	一槽シンク	600	690	850	15×1	15×1	50×1				1
29	ディッシュディスペンサー	645	355	800							19
30	調理台	800	750	850							2
31	ペーパーコンベクションオーブン	900	800	705	15×1		20×1	720W×1		9.5×1	1
32	ドウコンディショナー	900	860	1,050	15×1		φ8×1 φ25×1	600W×1			1
33	モジュール調理棚	1,600	400	850							3
34	調理台	900	750	850				200W×1			4
37	一槽シンク	600	750	850	15×1	15×1	40×1				3
38	移動式冷凍ストッカー	776	473	935				83W×1			3
39	移動式盛付台	900	600	850							4
40	IH調理器	450	600	450					5.6kVA×1		3
43	調理台	450	600	850							10
44	ウォーマーテーブル	1,200	600	850	15×1		25×1			3×1	1
45	冷菜ショーケース	900	750	1,100			32×1	100W×1		0.65×1	1
46	コールドテーブル	1,500	600	850			40×1	250W×1			2
47	移動式グリル	450	850	850						4.8×1	1
48	移動式IH調理器	450	850	850					3.5kVA×1		1
49	移動式チャーブロイラー	450	850	850						4.8×1	1
50	ガラスカバー	1,950	600	1,100							1
51	電子ジャー	418	385	307				50W×1			5

NO	品名	寸法(mm) W	D	H	配管口径(A) 給水	給湯	排水	電気(kW) 1P100V	1P200V	3P200V	台数
52	移動台	500	500	600							5
53	スープジャー	365	315	375				210W×1			2
54	スープテーブル	1,200	450	850				300W×2			1
55	サンドイッチテーブル冷蔵庫	1,500	600	850			40×1	250W×1			1
56	卓上ウォーマー	350	550	260			25×1	900W×1			1
57	パンショーケース	900	450	550							1
58	自動ゆで麺器	550	750	850	15×1		25×1			9×1	1
59	一槽シンク	400	600	850	15×1	15×1	50×1		2.8kVA×2		3
60	IH調理器	700	450	150							1
61	置台	1,050	600	700							1
62	サンドイッチテーブル冷蔵庫	900	600	850			40×1	200W×1			1
63	調理台	900	600	850							1
64	コールドテーブル	1,200	750	850			40×1	200W×1			1
65	冷凍庫（冷凍パン）	900	800	1,890			40×1			0.5×1	1
66	専用カート	495	620	1,705							2
67	自動ゆで麺器	550	600	850	15×1		25×1			6×1	1
68	架台	450	750	850							1
69	移動式スープユニット	450	850	850			15×1	900W×1			6
70	トレイディスペンサー	822	640	910							5
71	冷水給茶機	450	480	775	15×1		25×1	1,020W×1			5
72	ディッシュディスペンサー	610	320	648							1
73	水切付一槽シンク	900	600	850	15×1	15×1	50×1				1
74	返却コンベア	4,500 2,700	900	850	20×2	20×1	50×3		1.2×1		1式
75	トレイディスペンサー	430	640	910							4
76	モービルシンク	900	600	800							1
77	ソイルドテーブル	2,450	750	850	15×2	15×2	50×2				1
78	ラックシェルフ	1,600	400	1段							1
79	食器洗浄機	2,032	650	1,691	20×3	50×2				61×1	1
80	クリーンテーブル	1,200	750	850	15×1		25×1				1
81	移動式水切台	900	950	1,850			40×1		13.5×1		2
82	食器消毒保管機	1,940	950	1,850							2
83	ラック	1,070	610	1,900							1
84	ラック（洗剤用）	910	610	1,900							1
85	掃除用具入れ										1
86	モップバケット	408	514	448							1

5　高齢者福祉施設給食の特性と施設・設備

1．特性・動向

　高齢者福祉施設入所者は，加齢に伴う嚥下・咀嚼力の低下，歯牙の欠損，歯肉炎，義歯の使用，基礎代謝の低下などによる生理的機能低下と身体活動および体力の減少などの身体的機能変化により消費エネルギーが減少している。このことから肥満，一方では食欲不振や食事摂取困難による摂取不足による体力の低下や低栄養状態（特にたんぱく質エネルギー障害，PEM：protein energy malnutrition の有病率の増加），感染症を招きやすくなるなどが指摘されている。そのため適正エネルギー量の保持が重要であるので提供する食事は入所者や利用者の個々の身体状況に応じたものが求められる。

　高齢者福祉施設では，これら個人に対応した食事内容や食形態を調理するための機器・設備が必要となる。

（1）特別養護老人ホーム

　特別養護老人ホームは，「65歳以上の者であつて，身体上又は精神上著しい障害があるために常時の介護を必要とし，かつ，居宅においてこれを受けることが困難なものが，やむを得ない事由により介護保険法に規定する地域密着型介護老人福祉施設又は介護老人福祉施設に入所することが著しく困難であると認める」者を入所させる施設である（「老人福祉法」第11条）。

　食事は，「① 栄養ならびに入所者の心身の状況および嗜好を考慮した食事を適切な時間に提供しなければならない，② 入所者が可能なかぎり離床して，食堂で食事をとることを支援しなければならない」（「特別養護老人ホーム設備及び運営に関する基準」第17条）となっており，入所者の栄養状態や，残存機能を把握したうえで，個々人の咀嚼・嚥下能力に合わせた食形態や，まひなどによる残存機能を生かした補助機器類の使用に合わせた提供が必要となる。このためこれらに対応できる，機器類の設置が必要である。

（2）有料老人ホーム

　有料老人ホームは，「老人を入居させ，入浴，排せつ若しくは食事の介護，食事の提供又はその他の日常生活上必要な便宜であつて厚生労働省令で定めるものの供与をする事業を行う施設であつて，老人福祉施設，認知症対応型老人共同生活援助事業を行う住居その他厚生労働省令で定める施設でないものをいう」（「老人福祉法」第29条）。

　民間企業が経営する介護施設で，おおむね60歳以上の高齢者を対象としていて，施設と利用者との自由な契約によってサービスが受けられる。態様により三つに類型される。

① 介護つき：介護や食事のサービスがついた居住施設。
② 住宅型：介護が必要になったときには，訪問介護の介護サービスを利用しながら生活が続けられる施設。
③ 健康型：健康な高齢者向け施設。介護が必要になると退去せねばならない。

特に食事はその施設の特徴に成り得るサービスであり，個別性を重視した食事選択，家庭的な雰囲気で食事できるような食空間の演出，加えて入居者の安全性・快適性および種々のサービスも含め施設独自の工夫がされている。

（3）グループホーム（認知対応型共同生活介護）

要介護者で，認知症の状態にある者が小規模な生活の場で少人数を単位として共同住居の形態で，食事の支度や掃除，洗濯などをスタッフが利用者と共同で行い，一日中家庭的で落ち着いた雰囲気のなかで生活を送ることにより認知症状の進行を穏やかにし，家庭介護の負担を軽減することを目的とした施設で，特に食事づくりは潜在能力を引き出す大きな要因となっている。このため，家庭と同じような台所が必要となるが，車椅子で参加できる仕様にすることや，カウンタ・机などを，高齢者の身長に合わせた高さにする工夫が必要となる。

2．ポイント

（1）厨　　房

① 面　積：メニューの多様化，適温給食設備など，設置する機器表面積からの算出方法と統計値などからの目安の算出方法がある（第5章，p.104参照）。
② 形　態：凹凸がなく長方形で，サービス方法や喫食対象者の動線を配慮する。
③ 内　装：火気を用いる所は不燃材料を用いること（「特別養護老人ホームの設備及び運営に関する基準」第11条）。

高齢者では，体力的観点から特に食中毒予防対策が必要となるため，HACCP対応とすることが望ましい。

（2）機械・器具

1）機　械　類

入所者・利用者の人数および身体機能（咀嚼・嚥下能力）に合わせた個別対応が必要となるため，大量調理と少人数対応の機器を検討する。個別対応方法としては，スチームコンベクションによる小型ホテルパンの利用やクックチル・クックフリーズシステム（第9章，pp.163～164参照）などがある。

2）器　具　類

咀嚼・嚥下能力に応じた食形態（刻み・ミキサ・ペースト・ゼリー食）などの提供のために必要な器具類が必要となる。
● 例：フードカッタ，ブレンダーミキサ，ミルサ，ミキサなど。

（3）食　　堂

　特別養護老人ホームでは，食堂と機能訓練室はそれぞれ必要な広さを有するものとし，その合計した面積は，$3m^2$ に入所者を乗じた面積以上とする。

　支障がない場合には同一の場所とすることができる（「特別養護老人ホームの設備及び運営に関する基準」第11条）。

　テーブルや椅子は，高齢者の身長に合わせた高さとする。また，車椅子の利用者には車椅子で利用できるテーブルの高さと1人分の幅を考慮する。

　食堂はコミュニケーションの場としても重要だが，一方ではプライバシーが確保できない面をもっているので，テーブルの向き，椅子の数など利用者の対人関係を配慮した組み合わせが大切である。

3．事例施設　ライフヒルズ舞岡苑・サンクリエ本郷・ソフィアとつか

（1）特別養護老人ホーム：
ライフヒルズ舞岡苑（特別養護老人ホーム）

1）施設概要

　入所者を8〜14人の少人数単位（ユニット）に分け，きめ細やかなサービス提供するユニットケア方式を導入している。

	定　員
指定介護福祉老人施設（特別養護老人ホーム）	90人（2フロア）
在宅入所生活介護（ショートステイサービス）	10人
通所介護（デイサービス）	30人

2）運営方法

運営方式	委託方式
調理システム	施設内調理（クックサーブ，一部クックチル対応）
設計上の留意点	HACCP対応（パススルー，ディスポーザ，広さと空調設備で室温コントロール），働きやすい環境，効率経営（動線の検討），多様なサービスに対応（フロアでの対応，クックチル設備），新機種導入

3）食事サービスの概要

食事提供時間	朝食−7:45　　昼食−11:45　　おやつ−15:00　　夕食−17:45
厨房スタッフ	施設側：管理栄養士1名 委託側：栄養士1名，調理師1名，調理員13名

食事内容	常食（ご飯・パン）　　粥食（全粥，5分粥，ミキサー） 介護食（普通，一口，きざみ，みじん，ミキサー，ソフト食*） 治療食（エネルギー・塩分コントロール食，貧血食） ＊すべてミキサーにかけムース状にした食事を増粘剤（ソフティア）を入れて成型した食事。
特　色	●献立・入所者管理・発注業務・請求事務まで専用ソフトで運用。 ●配膳は機内食カート（保温・保冷カート）を活用し各ユニットで行う。ホットパンをトレイとして使用（移動時の負担軽減）する。デイサービスでは，ビバレッジカートに温と冷を分けて配膳，その場でトレイにセットして提供。 ●朝食：和風（ご飯・粥）もしくは洋風（パン食*）を入所時に選択（ただし入所後の変更は随時対応） ＊焼きたてパン（2回／月）実施。 ●昼食：定食スタイル 　　　　選択メニュー（2回／月）主菜2種からその場で選択。 ●夕食：定食スタイル　　●おやつ－手作りが基本 ●行事食：1～2回／月　　●ミニキッチンの活用 ●デイサービス：重度利用者を受け入れリクライニングで食事ができるように対応している。

4）レイアウト・機器表

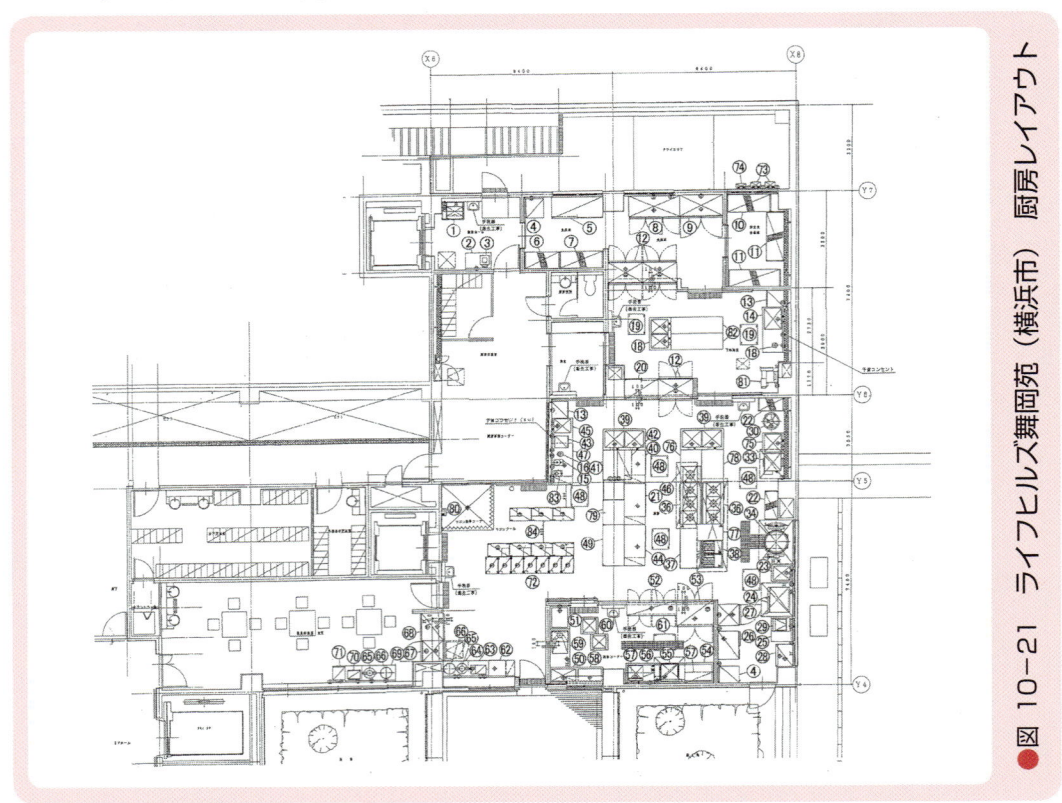

● 図10-21　ライフヒルズ舞岡苑（横浜市）厨房レイアウト

● 表 10-15 ライフヒルズ舞岡苑（横浜市） 厨房機器表

NO	品名	寸法 (mm) W	D	H	配管口径 (A) 給水	給湯	排水	電気 (kW) 1P100V	1P200V	3P200V	台数
1	洗濯機（乾燥機付）	900	800	850				1.0			1
2	台										1
3	はかり							0.1			1
4	検食用冷凍庫	608	583	1,042				0.138×1			1
5	戸棚	1,800	800	1,830							2
6	シェルフ（ベンチ4段）	1,220	810	1,830							1
7	シェルフ（ベンチ4段）	1,520	810	1,830							1
8	冷凍冷蔵庫	1,790	800	1,950			50	0.311			1
9	冷凍庫	1,500	800	1,950			50	0.400			1
10	シェルフ（ベンチ4段）	1,520	6610	1,830					0.804		1
11	シェルフ（ベンチ4段）	1,820	610	1,830							1
12	冷蔵庫	1,200	850	1,950			50×3				3
13	包丁まな板殺菌庫	500	800	1,650				0.539×1			2
14	シンク付台	1,850	750	850	15	15	50	0.065×1			1
15	卓上カッターミキサー	220	320	430					1.2		2
16	ブレンダー	180	205	385				0.35×2			2
17	欠番										
18	二槽シンク	1,200	750	850	15×2	15×2	50×2				2
19	移動台	750	800	800							1
20	戸棚	1,200	750	1,800							2
21	コールドテーブル	1,500	750	850	15	15	50	0.230			1
22	シェルフ（ベンチ4段）	910	400	1,830							1
		1,220	480	1,830							
23	一槽シンク	600	750	850	15	15	50				1
24	コンビオーブン	902	773	1,092+720	20		50			0.24	1
25	台	900	750	850							1
26	ブラストチラー	1,030	780	1,840					2.2		1
27	氷温庫	750	800	1,950			32				1
28	アイスメーカー	804	800	800	15		50	0.334			1
29	真空包装機	480	745	470			50×2	0.48			1
30	水圧洗米器	φ570		800	20		32				1
31	欠番										
32	欠番										
33	マルチタイプ自動炊飯器	750	895	1,351							1
34	ガス回転釜	1,390	870	770	15		15			0.24	1
35	欠番							ピット			
36	ガスレンジ	1,500	750	850							2
37	台	1,000	750	850							1
38	ガスフライヤー	1,000	750	850							1
39	二槽シンク	1,500	750	850	15×2	15×2	50×2				2
40	コールドテーブル	1,200	750	850			50	0.231			1
41	台	1,080	750	850							1
42	上棚	1,050	800	1段							1

NO	品名	寸法 (mm) W	D	H	配管口径 (A) 給水	給湯	排水	電気 (kW) 1P100V	1P200V	3P200V	台数
43	電子レンジ	422	508	335							1
44	コールドテーブル	1,500	750	850			50	0.236			1
45	シンク付台	900	750	850	15	15	50				1
46	ガスローレンジ	800	750	450							1
47	コールドテーブル	1,500	750	850			50	0.238			1
48	移動台	750	800	850							5
49	台下戸棚	1,500	800	850							1
50	一槽シンク	950	800	850	15		50				1
51	水切台	800	700	850			25				1
52	電気消毒保管庫	1,750	550	1,900			25			9.4	1
53	電気消毒保管庫	1,300	950	1,900			25			9.4	1
54	クリーンテーブル	1,200	750	850							1
55	ボックスタイプ洗浄機	570	750	1,420		15	25			4.0	1
							32				
56	ソイルドテーブル	1,200	750	850	15	15	50				1
57	ラックシェルフ	1,020	400	1段							2
58	水切台	900	800	850			25				1
59	ディスポーザー	1,400	700	800	20		50			3.0	1
60	モービルシンク	800	800	850							2
61	移動台	750	800	850							1
62	コールドテーブル	900	600	850			50	0.223			1
63	ウォーマーテーブル	750	600	850		15	25		1.8		1
64	台	900	500	850	15						1
65	ライスウォーマー	480	380	390				0.08×2			2
66	スープウォーマー	φ415		345				0.28×2			2
67	冷蔵庫	900	850	1,950			50	0.459			1
68	温蔵庫	980	850	1,950			40			3.0	1
69	台	1,800	600	950							1
				850							
70	電子レンジ							1.5			1
71	ティーサーバー	450	500	1,430	15		50	1.208			1
72	保温カート	442	830	1,115				0.48×1			10
73	欠番				20×2	20×2		0.5×2			
74	ガス瞬間湯沸器					15		0.5			1
75	一槽シンク	750	750	850		15	50				1
76	台	600	750	850							1
77	台	800	1,500	850							1
78	台	1,200	750	850							1
79	台下戸棚	900	750	850							2
80	マイクロスプレー	255	150	510	15	15		1.208			1
81	フードスライサー	548	769	1,193							1
82	台	1,800	600	850				0.0			2
83	クイジナート	210	300	430				0.48			1
84	保冷カート	491	754	1,290				0.20×7			4
85	サービスカート										1

5 高齢者福祉施設給食の特性と施設・設備

(2) 有料老人ホーム：
サンクリエ本郷（介護付有料老人ホーム）
1) 施設概要
　個別性（食事・入浴・介護アクティビティ）ときめ細かな家庭的なサービスを提供するため20人前後で1ユニットとしている。

居　室	119室（119人）　3フロア
介護にかかわる職員体制	1.5：1以上
リビングルーム	2・4階－3ユニット，3階－4ユニット ●テーブルは1人，2人，4人用と自由に選べ，家具や調度品を置きプライベート感覚でくつろげるよう工夫。
ラウンジ	各フロア和風（2階），南欧風（3階），英国風（4階） ●ご家族，友人などとの会食・喫茶に利用可能。

2) 運営方法

運営方式	直営
調理システム	新調理方式（クックサーブ，クックチル，真空調理）

3) 食事サービスの概要

食事提供時間	朝食－7:30　　昼食－12:00　　おやつ－15:00　　夕食－18:00
厨房スタッフ	栄養士5名（常勤3名） 調理師3名（常勤2名） 調理員22名（常勤13名）
食事内容	●一般食（1,600kcal）　　・介護食（ソフト・みじん・ミキサー食） ●治療食（糖尿食・腎臓病食・減塩食）
特　色	●食事オーダーシステム：介護スタッフが入居者から聞き取り介護システムに予約を入力する。 ●HACCP方式による衛生管理システム（図10－22） ●配膳：保温・保冷配膳車にてリビングに配膳。ただし，主食（ごはん）はリビングにて炊飯し，提供する。 ●朝食－和風・洋風の選択 ●昼食・夕食－2種類のメニューから選択 ●イベント食の導入

徹底した衛生管理による作業

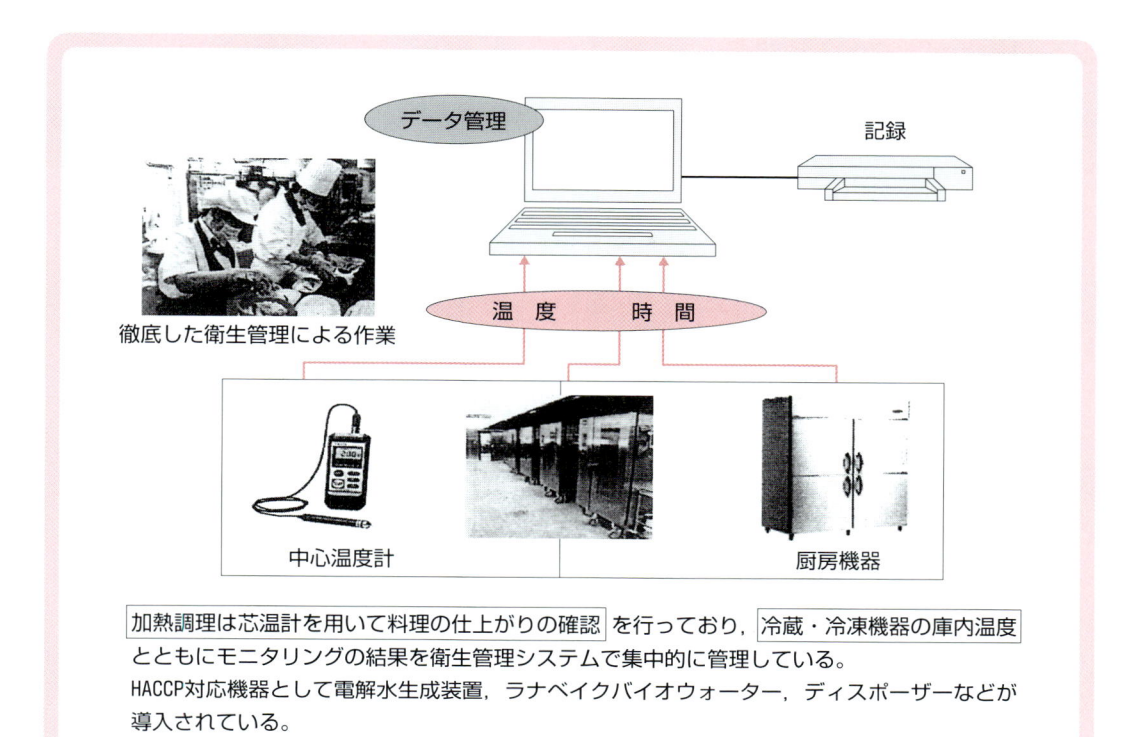

中心温度計　　　　　厨房機器

|加熱調理は芯温計を用いて料理の仕上がりの確認|を行っており，|冷蔵・冷凍機器の庫内温度|とともにモニタリングの結果を衛生管理システムで集中的に管理している。
HACCP対応機器として電解水生成装置，ラナベイクバイオウォーター，ディスポーザーなどが導入されている。

●図 10-22　HACCP方式による衛生管理システム
資料）日京クリエイト

4）レイアウト・機器表

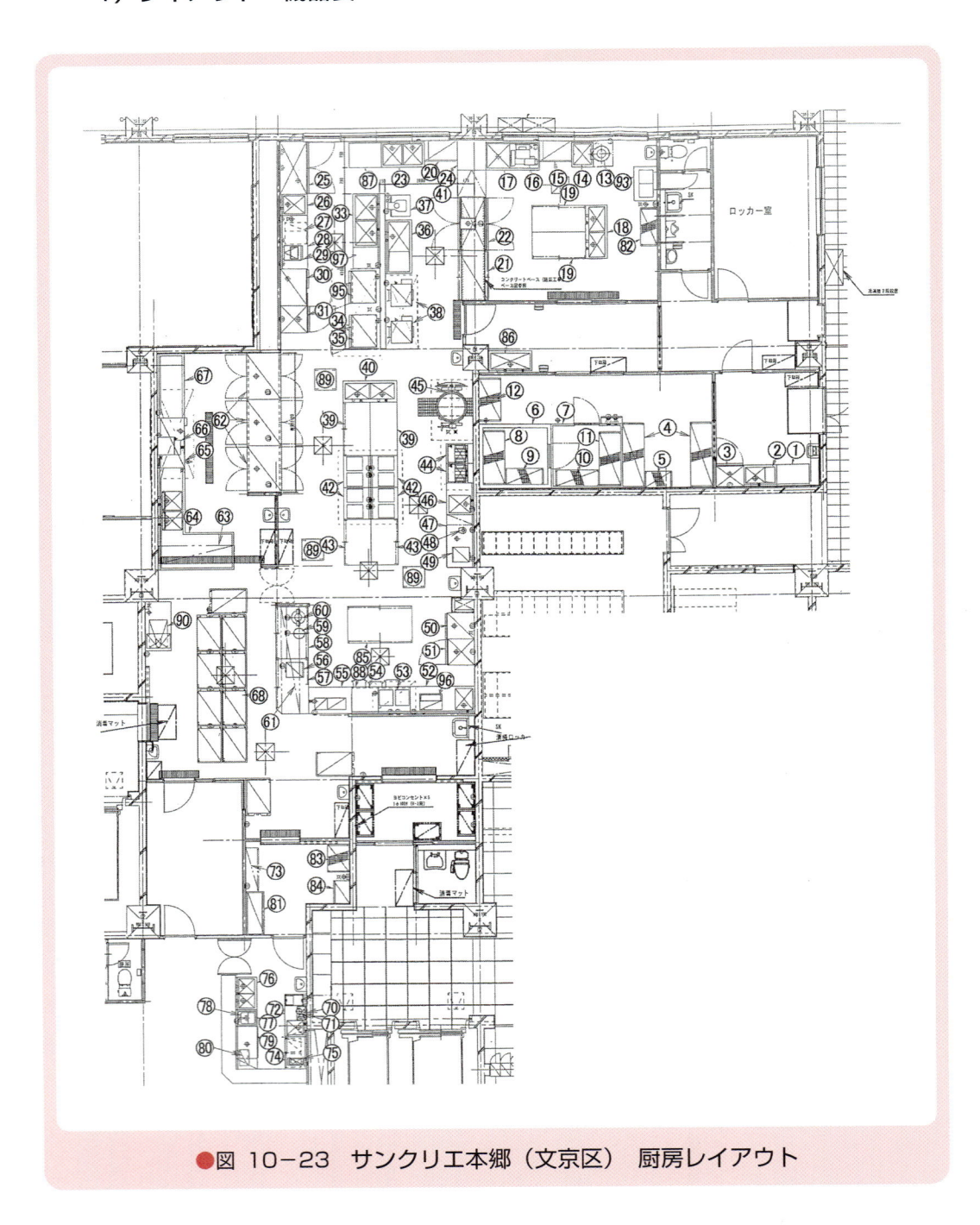

●図 10-23　サンクリエ本郷（文京区）厨房レイアウト

● 表 10-16　サンクリエ本郷（文京区）　厨房機器表

NO	品名	寸法 (mm) W	D	H	配管口径 (A) 給水	給湯	排水	電気 (kW) 1P100V	1P200V	3P200V	台数
1	台	900	600	850							1
2	水切付一槽シンク	900	600	850	15	15	50				1
3	検食用冷蔵庫	760	650	1,950						0.319	1
4	シェルフ(ベンチ4段)	1,820	610	1,830							1
5	プレハブ冷凍室	760	460	1,830							2
6	プレハブ冷凍室	2,000	1,800	( )			50	0.5			1.8
7	プレハブ冷凍室	2,000	1,800	( )			50	0.5			1.1
8	シェルフ(ベンチ4段)	1,520	610	1,630							1
9	シェルフ(ベンチ4段)	1,070	460	1,630							1
10	シェルフ(ベンチ4段)	1,220	460	1,630							1
11	シェルフ(ベンチ4段)	1,520	610	1,630							1
12	シェルフ(ベンチ4段)	1,220	610	1,830							1
13	ピーラー	535	460	828	15		ピット			0.4	1
14	殺菌庫	600	750	380				0.745			1
15	ラックシンク	900	600	850	15		ピット				1
16	フードスライサー	646	769	1,193						0.4	1
17	スライサー置台	1,500	850	850	15		40				1
18	二槽シンク	1,500	600	850	15×2	15×2	50×2				1
19	台下戸棚	1,500	600	850							1
20	殺菌庫	900	600	850				0.745			1
21	バスボックス	1,400	850	1,950							1
22	冷蔵庫	1,500	850	1,950			50			0.648	1
23	二槽シンク	1,200	750	850	15×2	15×2	50×2				1
24	台	350	800	850							1
25	冷凍冷蔵庫	1,500	800	1,950			50			0.262 / 0.358	1
26	一槽シンク	600	750	850	15		50				1
27	アイスメーカー	500	600	850	15		15	0.38			1
28	台	1,500	750	850							1
29	真空包装機	425	565	377				1.6			1
30	ブラストチラー	1,030	780	1,840			32		2.2		1
31	氷温庫	760	800	1,950			50	0.334			1
32	撤去										
33	二槽シンク	1,500	750	850	15×2	15×2	50×2				1
34	コンビオーブン	902	773	1,092	20		50			18.0	1
35	コンビオーブン専用架台	900	640	720							1
36	水切付一槽シンク	1,500	750	850	15		50				1
37	台下戸棚	1,500	630	1,840							1
38	計量洗米浸漬機	750	695	834				0.6			1
39	マルチタイプ回転釜	1,500	750	850				0.16×2			2
40	二槽シンク	1,500	750	850	15×2	15×2	50×2				1
41	カウンター	750	800	850							1
42	IHコンロ	900	750	850						5.0×8	4
43	台下戸棚	1,300	750	850							2
44	ガスフライヤー	550	600/150	850							2
45	ガス立体炊飯器	1,390	870	770	15		15				1
46	シンク付台	900	750	850	15		50	0.236			1
47	コールドテーブル	1,500	750	850							1
48	ブレンダー	180	205	365				0.36			1

NO	品名	寸法 (mm) W	D	H	配管口径 (A) 給水	給湯	排水	電気 (kW) 1P100V	1P200V	3P200V	台数
49	電子レンジ	422	508	337				2.99			1
50	温蔵庫	750	800	1,950			40			3.0	1
51	ショーケース型冷蔵庫	760	800	1,950	15		50	0.307			1
52	シンク付台	1,770	750	850	15	15	50				1
53	IHコンロ	900	750	265						3.0×2	1
54	冷蔵コールドベース	1,630	720	585			50	0.375			1
55	ウォーマーテーブル	1,200	750	850	15	15	25			2.0	1
56	電子レンジ	422	508	337				2.99			1
57	台下戸棚	1,550	900	850							1
58	台下戸棚	1,500	900	850							1
59	スープウォーマー	φ326		345				0.2			1
60	ライスウォーマー	460	380	390				0.08			1
61	上棚	3,050	500	1段							1
62	電気消毒保管庫	1,300	950	1,900			25×3			9.4×3	3
63	上棚	2,100	500	1段							1
64	ソイルドテーブル	2,830/1,850	750/2,100	850	15×2	15×2	50×2				1
65	コンベアタイプ洗浄機	1,400	810	1,350	15	15	40				1
66	ガスブースター					15	25		1.9		1
67	クリーンテーブル	1,800	750	850							1
68	適温カート	1,060	680	850				0.65×11			11
69	欠番										
70	冷凍ストッカー	511	334	865				0.068			1
71	貯蔵式湯沸器	360	250	599	15					1.5	1
72	シンク付台	850	600	850	15	15	50				1
73	吊戸棚	1,200	350	620							1
74	台下戸棚	900	600	850							1
75	コーヒーメーカー	205	424	522				1.4			1
76	二槽シンク	900	600	850	15×2	15	50×2				1
77	台	450	600	850							1
78	ウォーターステーション	369	497	312							1
79	コールドテーブル	1,200	600	850			50	0.231			1
80	タオルウォーマー	450	275	355				0.18			1
81	冷蔵ショーケース	1,200	465	1,900				0.493			1
82	シェルフ(ベンチ4段)	1,070	460	1,830							1
83	シェルフ(ベンチ4段)	760	610	1,830							1
84	アイスメーカー	630	450	800	15		50	0.305			1
85	台下戸棚	1,800	1,200	850							1
86	手洗シンク	1,200	600	850	15×2	15×2	50				1
87	台	450	600	850							2
88	脇	730	750	265							1
89	移動台	600	600	850							1
90	ディスポーザー	750	800	850						3.0	3
91	ディッシュウェル	1,400	700	800	20		40				1
92	オキシライザー	φ177		850	15		40	0.6			1
	平成17年12月27日 追加器										
95	コンビオーブン	980	630	1,700					1.01×2		1
96	サラマンダー	847	771	757	15×2		50×2			3.0	1
97	作業台	600	450	590							1
		600	750	850							

5　高齢者福祉施設給食の特性と施設・設備

（3）グループホーム：
ソフィアとつか（グループホーム）

1）施設概要
介護度1～5までの入居者でターミナルケアも導入している。

入所者数	定員18人（2階建て住居－各階9名）
職員配置	日中は3：1，夜間1名（各階）

2）厨房・食堂
日中リビングで過ごすことが多いので，カウンタで対面式とし，車椅子の入所者が調理に参加できる高さのカウンタも設置。厨房は全室が見渡せる中心に位置する。

火気類	IH式を導入し，危険をなくす。
衛生面	●食中毒マニュアルを作成している。 ●入居者でお通じのない人は調理に参加させない。 ●包丁・まな板・湯のみ・はしなどは次亜塩素酸ソーダで消毒。 ●生野菜は時期に応じてゆでる。
危険の対応	包丁，洗剤，漂白剤は夜間別の場所に保管，IHは電源を切る。

3）食事サービスの概要

菜　園	住宅の回りに畑があり，特に春・夏は収穫が多い。
買い物	入居者（上下別）といっしょに行く。
お楽しみメニュー	1回／週（月）は外食も入れるので平日とした。
食　器	茶碗・椀・はし・コップは使い慣れたものを使用，皿類はいっしょ。
献　立	外部の栄養士に依頼。

6　実習室・学生食堂・テストキッチン

1．特　　性

　「栄養士法」において管理栄養士養成施設の設置基準が設けられている（表10-17）。給食経営管理論の教育目標は，「給食運営や関連の資源（食品の流通や食品開発の状況，給食に関わる組織や経費等）を総合的に判断し，栄養面，安全面，経済面全般のマネジメントを行う能力を養う。マーケティングの原理や応用を理解するとともに，組織管理などのマネジメントの基本的な考え方や方法を習得する」となっており，それぞれの養成施設の教育目標を達成するための実習計画，実習施設の設備設計がなされている。したがって，実習室の機能は，給食実習の教育目標によって異なる。すなわちテーマとする給食の喫食対象者，食事内容，供食方法，実習生が給食の管理業務や作業をどこまで行うか，さらに実習生の人数，指導教員の人数，食数，実習時間，確保できるスペースなどの条件によっても施設・設備は異なる。養成施設の教育目標は，異なっていても，実習室および関連施設は，最低限以下のような条件を整えている必要があろう。

① 「大量調理施設衛生管理マニュアル」による衛生管理基準を遵守できること。
② 実習生が安全に作業を遂行できるような施設・設備であること。
③ 標準的な給食施設としての設備・機器が整っていること。
④ 品質管理を可能とする制御機能を有した設備・機器であること。
⑤ 食事環境の整備とともに，栄養情報の提供，喫食対象者による評価が実施できること。
⑥ 管理栄養士・栄養士の学習者として喫食対象者を位置づけることができること。
⑦ 養成施設の教育目標を達成するため，調理室および関連施設が効果的に配置されていること。

●表10-17　栄養士法施行令の一部を改正する政令等の施行について

栄養教育実習室	視聴覚機器および栄養教育用食品模型
臨床栄養実習室	計測用器具，検査用器具，健康増進関連機器，エネルギー消費の測定機器，要介護者などに対する食事介助などの機器および器具，経腸栄養用具一式，経静脈栄養用具一式，ベッド，栄養評価および情報処理のためのコンピュータ，標本ならびに模型
給食経営管理実習室	食品衛生上の危害の発生を防止するための措置が総合的に講じられた給食の実習を行うための施設および設備[1]，品質管理測定機器，作業管理測定機器ならびに冷温配膳設備

注1）HACCPに基づいた「調理施設衛生管理マニュアル」に沿ったもの（原則としてドライシステム）であること。

2．給食実習室と関連施設

（1）厨房および付帯設備

厨　　　房	検収，荷さばき，食品庫，雑品庫，野菜下処理，魚・肉下処理，生食（主に冷菜）調理，加熱料理冷却，盛りつけ・配膳，供食，加熱調理，食器洗・器具洗浄・消毒等の作業スペース
付 帯 設 備	更衣室，準備室，便所，洗濯室，清掃用具入れ，事務室

（2）食　　堂

　喫食数，喫食時間により必要なスペースは異なる。給食実習の食堂は，実習として食事のサービスを行う場であるばかりでなく，食事を通してメニュー，サービス，品質，衛生管理，栄養情報提供に関して客観的評価を行う場でもある。通常の特定給食施設の快適な食環境であることに加えて，評価活動がしやすいための整備が必要である。実習の目的によっては，対象者別の給食実習を行うための配膳車，配膳台，テーブル，椅子の設置を検討する必要がある。

【実習室食堂に必要な設備】

受付カウンター（予約学生のチェック，食券の販売）	サンプルケース
掲　示　板（メニュー表，各種告知，教育用媒体の掲示）	喫食用椅子，テーブル
音　響　設　備（食堂専用，音楽，放送教材の使用）	サービスカウンター
アンケート回収ワゴン，料理別残菜受	下　膳　口

（3）実習生事務室（演習作業）

　喫食時間帯以外の食堂を，実習生の栄養事務などを行う演習スペースとして活用する場合もあるが，食事環境を清潔に維持管理するためには，専用の作業スペースを設けることが望ましい。グループ作業のしやすいような，テーブル，椅子が設置され，ホワイトボード，事務用品，参考資料，各種サンプルなどの収納戸棚，パソコン，プリンタなどの備品が整っていると演習作業が効率よく進められる。

（4）テストキッチン

　大量調理による給食実習を行う前に実施献立を決定する課程で試作が必要になってくる。試作は少量単位で行うことが多いが，家庭用の調理設備ではなく，できれば実際に使用する業務用調理機器を設置すると現実的評価がしやすい。試作と試食が行えるように設備を整えるとともに，品質管理を行うための測定機器として，デジタル温度計，デジタル天秤，塩分計，糖度計などを設置しておくようにする。試食スペースは，テーブル，椅子を可動式としておくと，実習のテーマとして，さまざまな給食施設の供食条件に対応した食事の提供と評価を組み入れることができる。

3．事例施設　女子栄養大学・東京栄養食糧専門学校

（1）女子栄養大学給食経営管理実習室

1）給食経営管理系実習の教育目標

　栄養士実習においては，特定給食施設の目的を達成するための給食運営に関する基礎技術を修得する。管理栄養士実習においては，給食運営をシステム的にとらえ，栄養管理と食事サービスを統合したマネジメント力を修得する。大学院（高度専門職業人養成）においては，各種給食施設の栄養管理を目的とした食事サービスの視点と給食経営の視点で，効果的・効率的運営のためのシステム構築を中心とした教育および研究能力を修得するための施設・設備として計画された。

2）施設・設備の機能と特徴

① 管理栄養士養成施設設置基準を満たし，かつ教育目標にかなっている。
② 実習室，食堂，衛生管理実験室，試作・試食室，中演習室，小演習室が，教育的にシステム化されている。
③ 「大量調理施設衛生管理マニュアル」を基本としたHACCPに基づいた衛生管理を実施できる設備。
  - 逆戻りしない人・物の動線を確保するため，システム的に設備されている（図10-24）。
  - 温度・湿度の管理基準を遵守するための空調，換気システムの導入。
  - 衛生管理基準による作業区域の分離と作業区域別機器・備品の確保。
  - エアシャワー，白衣・厨房靴殺菌庫，捕虫システム設置。
  - キープドライ，防滑防止を重視した床材。
④ 各種給食施設の多様な調理，供食システムを実習できる設備。
  - 大量調理機器のほか，少量多品種調理に対応した設備機器。
  - 対象別給食の配膳システムに対応した配膳専用機器。
  - 複数のエネルギー源の確保。加熱機器の熱源をガス・電気を併設する。
⑤ 実習生の安全性を重視した作業環境として安全性の確保できるスペースの確保。
⑥ 作業状況の確認，情報交換としてビデオモニタリングとマイクスピーカーの設置。
⑦ コンピュータとして衛生監視・エネルギー管理システムの設置

3）給食経営管理実習室の構成

実　習　室	面積（m²）	備　　　考
厨　　　房	309.7	検収室，荷さばき室，食品庫，雑品庫，野菜下処理室，魚肉下処理室，主調理室（生食調理・加熱調理後急速冷却コーナー），食器洗浄室

実習室	面積（m²）	備考
洗濯室，便所，掃除用具室，通路	10.3	
更衣室・準備室	53.6	
配膳車プール	9.2	病院・高齢者施設用冷温配膳車，クックチル用再加熱カート，バイキング用配膳台
事務室	10.8	電話，パソコン（衛生監視・エネルギー管理用），プリンタ，温度計，塩分計，残留塩素簡易測定器，消耗品など
食堂	292.6	座席数：150
品質管理室	70	試作・試食，各種品質検査
衛生検査室	53.6	細菌検査，各種衛生検査
中央監視室	7.2	監視カメラ映像処理室，衛生監視・エネルギー管理システムデータ処理室
小演習室	44	栄養士事務室
中演習室	101.6	グループ単位演習室，講義室

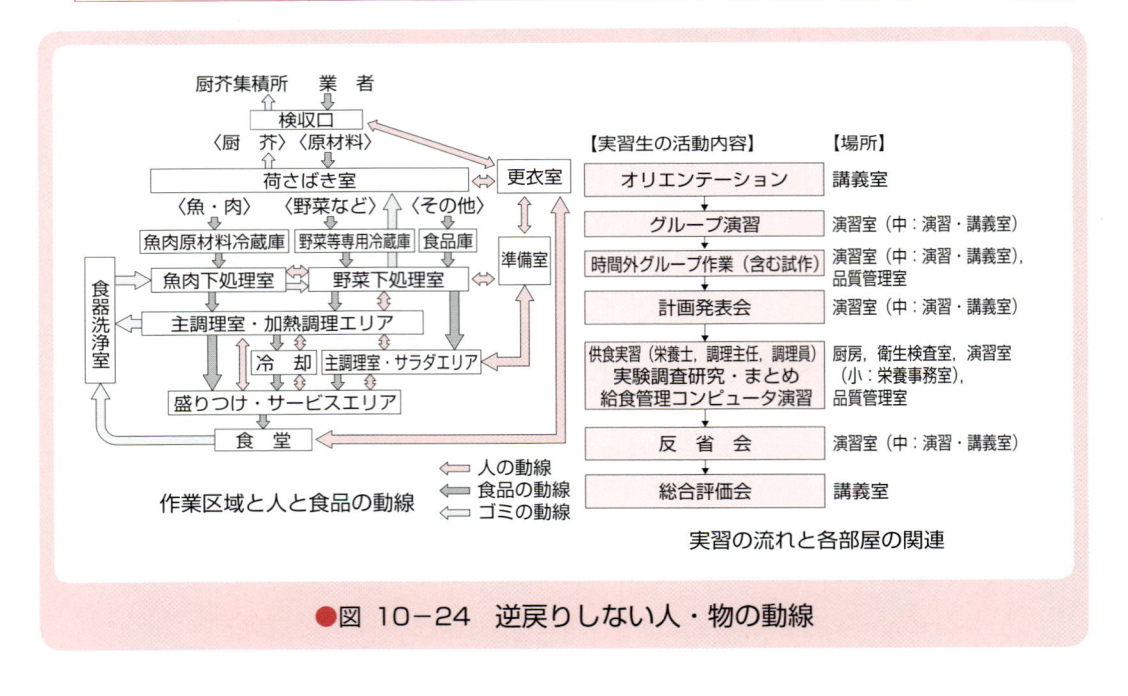

●図 10-24 逆戻りしない人・物の動線

（2）東京栄養食糧専門学校
1）給食経営管理センターの概要

　東京栄養食糧専門学校は，およそ管理栄養士科170名，栄養士科480名，喫茶カフェ経営科70名が在籍する栄養関連教育専門の学校である。給食経営管理センターは，管理栄養士科および栄養士科の学生が，給食経営管理実習と給食実務実習を体験学習する施設である。当センターは2002（平成14）年に計画されたもので，施設は給食経営管理研究室，衛生管理室，試作室，栄養管理室，メイン厨房，食堂ホールからなっている。1回の実習食数はおよそ120食で，週のうち4日間は稼動している。

2）施設・設備の概要

　メイン厨房は，建築上の制約があったが，基本的な考え方としては，衛生的・効率的な人と物の流れを考慮して計画されている。

　人は前室で更衣，手洗いを済ませ，エアーシャワーを通り，清潔作業区域に入る。食材は，搬入口から検収室を経て，下処理室を経由，食品庫および加工室に入る。その後，加熱室にて調理加工され，配膳室に進み提供される流れを構築している。食後の食器は，返却後食器洗浄室で洗浄，パススルーの食器消毒保管庫を経て配膳室へリターンされる。

　「大量調理施設衛生管理マニュアル」に沿った衛生管理が実施され，正しく理解できるように動線が考慮され，新調理システムに応用可能な機器もコンパクトなサイズで設置，実習が可能である。

　また，夜間にはオゾン生成装置により無人状態で加熱室，加工室の殺菌が行われるシステムとなっており，衛生維持には十分な配慮が行われている（図10-25，10-26，表10-18）。

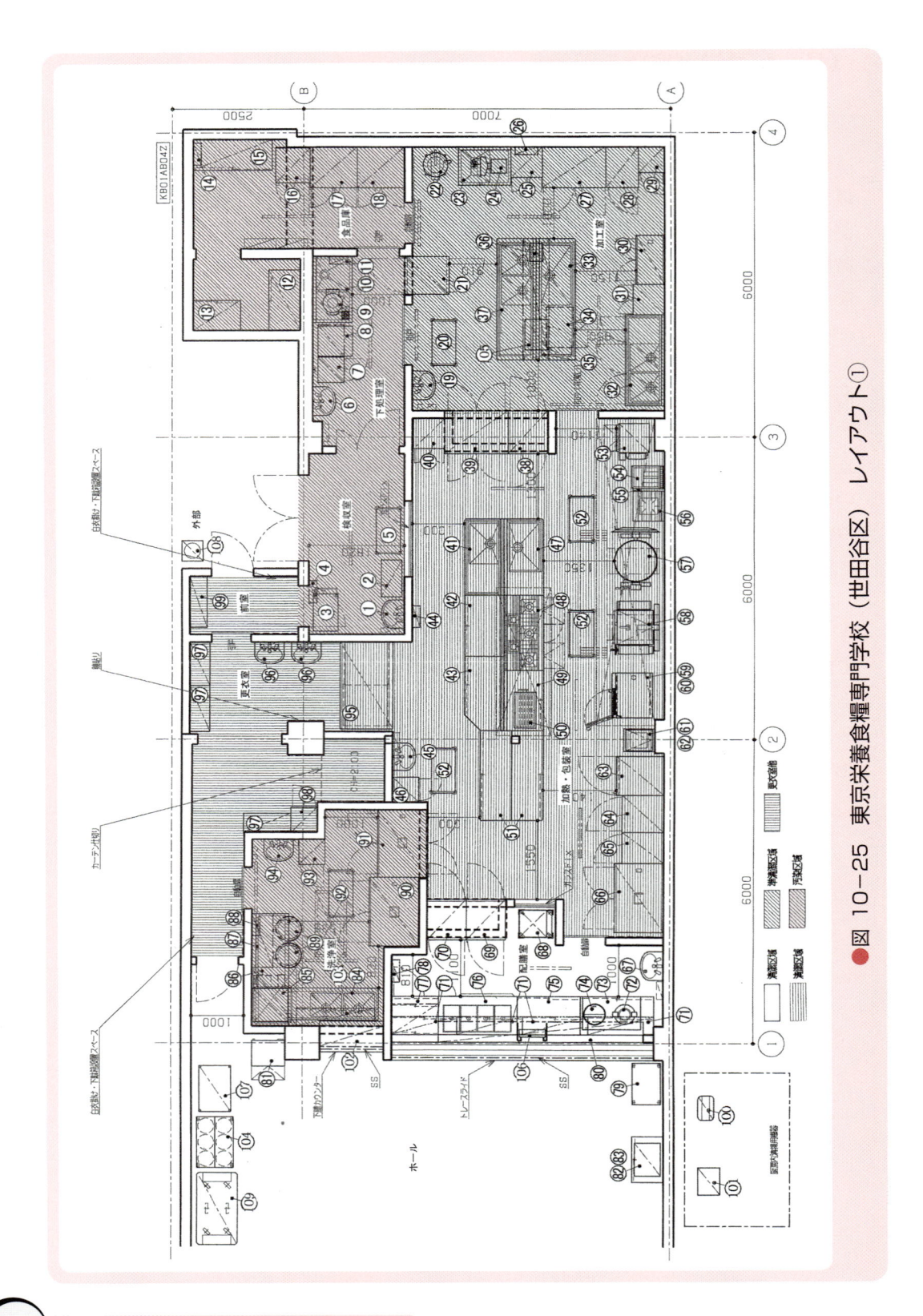

●図10-25 東京栄養食糧専門学校（世田谷区）レイアウト①

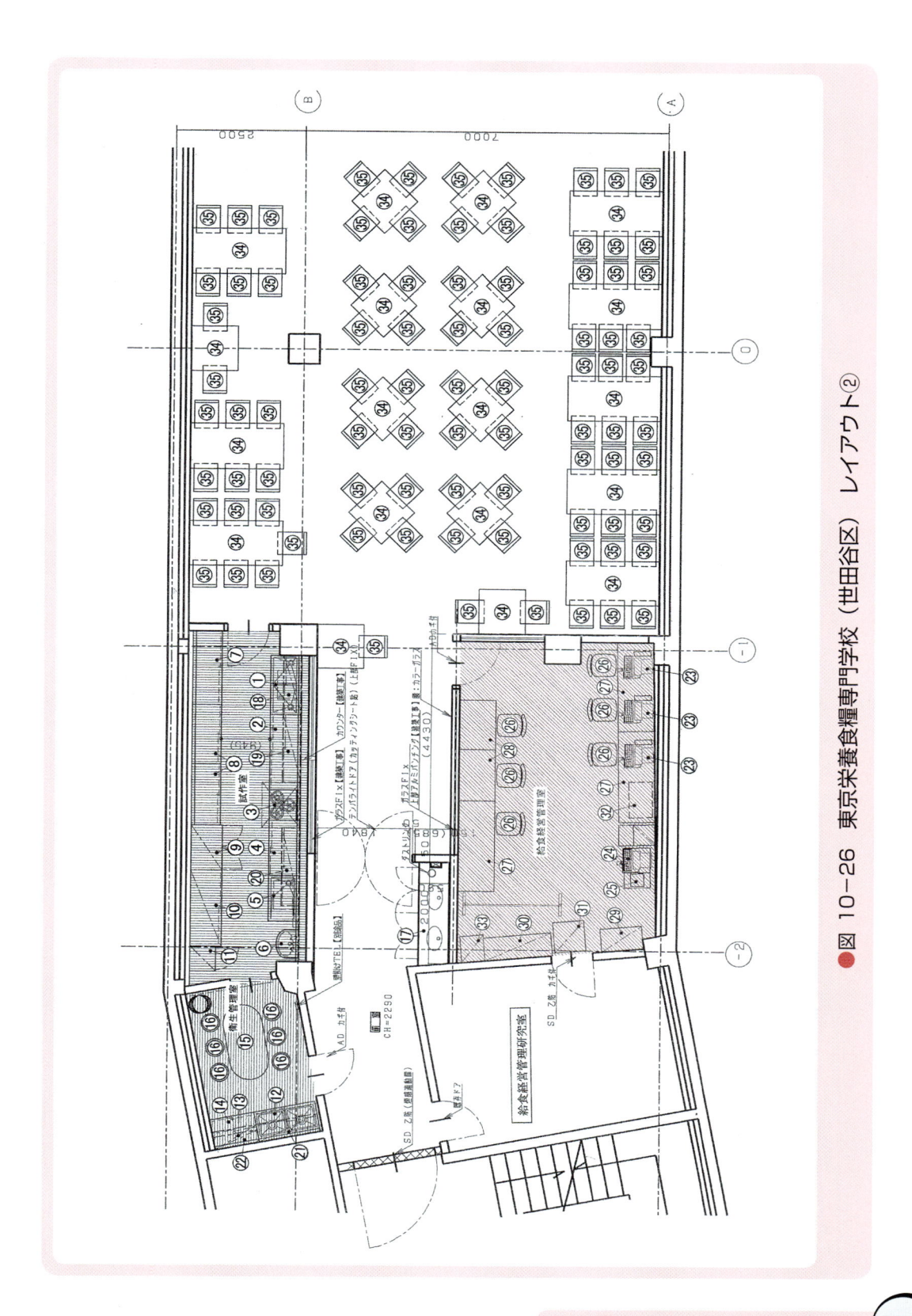

● 図 10-26 東京栄養食糧専門学校（世田谷区）レイアウト②

6 実習室・学生食堂・テストキッチン

表 10-18 東京栄養食糧専門学校（世田谷区）機器表

NO	品名	W	D	H	給水	給湯	排水	1P100V	1P200V	3P200V	台数
	<検収室>										
1	自動手指洗消毒器	560	440	850	15		40	0.1			1
2	水切付二槽シンク	390	712	773				1.0			1
3	運搬車	740	480	850							1
4	オゾン殺菌・脱臭機	430	150	350				0.1			1
5	SUカート	910	460	1,020							1
	<下処理室>										
6	自動手指洗消毒器	560	440	850	15		40	0.1			1
7	掃除用具入れ	500	500	1,850							1
8	洗濯機／乾燥機	644	656	1,830	15		50	0.27 / 1.4			1
9	ピーラー	380	480	750	15G.V		ピット		0.2		1
10	ピーラーシンク	1,300	750	700	15		40 / 50				1
11	オゾン殺菌・脱臭機	430	150	350				0.1			1
	<食品庫>										
12	戸 棚	1,200	600	1,450							1
13	戸 棚	900	600	1,450							1
14	オゾン殺菌・脱臭機	430	150	350				0.1			1
15	戸 棚	1,500	600	1,850							1
16	検食用冷凍保管庫	655	680	1,670				0.27			1
17	冷凍庫A	900	800	2,000					0.53		1
18	冷凍庫A	900	800	2,000							1
	<加工室>										
19	自動手指洗消毒器	560	440	850	15		40	0.1			1
20	SUカート	910	460	1,020			40				1
21	バススルー冷蔵庫A	745	850	1,880			40		0.45		1
22	水圧洗米器	φ475		800	20G.V		ピット				1
23	水切付一槽シンクA	360	750	800	15G.V	15	50				1
24	卓上野菜調理機	360	645	465				0.2			1
25	乾燥機付包丁まな板殺菌庫	600	600	1,550			40	0.3			1
26	オゾン殺菌・脱臭機	430	150	350				0.1			1
27	冷蔵庫B	1,210	800	2,000			40		0.31		1
28	冷凍庫B	620	800	2,000			40		0.31		1
29	掃除用具入れ	500	500	1,850							1
30	電気式器具消毒保管庫A（片面式）	960	550	1,900			40			4.4	1
31	乾燥機付包丁まな板殺菌庫	600	600	1,550			40	0.3			1
32	水切付二槽シンク	1,800	750	850	15×2 / 15G.V	15×2 / 15G.V	50×2				1
33	水切付一槽シンク	2,400	750	850	15 / 15G.V	15 / 15G.V	50				1
34	製氷機（キューブ氷）	804	525	(800)	15G.V		40		0.42		1
35	上 棚	2,400	500	500							1

NO	品名	W	D	H	給水	給湯	排水	1P100V	1P200V	3P200V	台数
36	食洗浄生成装置	350	250	332	15G.V		40	0.3			1
37	水切付二槽シンク	2,400		850	15×2	15×2	50×2				1
105	電子レンジ	610	524	410					2.6		1
	<加熱・包装室>										
38	バススルー冷蔵庫B	745	850	1,880			40		0.45		1
39	バススルー冷蔵庫C	1,210	850	1,880			40		0.63		1
40	乾燥機付包丁まな板殺菌庫	600	600	1,550			40	0.3			1
41	水切付一槽シンク	1,500	750	850	15	15	50				1
42	調理台	1,200	750	850							1
43	調理台	1,500	750	850							1
44	オゾン殺菌・脱臭機	430	150	350			40	0.1			1
45	自動手指洗消毒器	560	440	850	15		40	0.1			1
46	掃除用具入れ	500	500	1,850							1
47	台付一槽シンク	1,500	750	850	15 / 15G.V	15 / 15G.V	50				1
48	ガスレンジ	1,500	750	850							1
49	調理台	1,200	750	850							1
50	ガス赤外線グリラー	700	415	710							2
51	調理台	1,800	600	850							1
52	SUカート	910	460	1,020				0.04			3
53	ガス立体自動炊飯器	727	578	1,082	15						1
54	ガス自動フライヤー	450	600	850							1
55	断熱板	50	600	1,000							1
56	スープレンジ	600	600	450	15	15	15 ピット				1
57	ガス回転釜	1,340	960	780	15	15	15 ピット				1
58	ティルティングパン	1,060	930	945	15		15 ピット		0.02		1
59	スチームコンベクションオーブン	902	830	1,092	20G.V		50HT			18.0	1
60	スチームコンベクションオーブン卓上	904	640	720							1
61	真空包装機	415	525	425					1.4		1
62	架 台	450	600	495							1
63	ブラストチラー	780	970	1,925			40			5.0	1
64	急速凍結庫	745	800	1,880			40		1.11		1
65	検食用冷凍保管庫	620	800	2,000			40	0.37			1
66	電気式器具消毒保管庫B（片面式）	1,340	950	1,900			40			9.8	1
95	クリーンルーム	1,750	1,000	2,100					1.5		1
100	スチームクリーナー	480	305	260				1.5			1
101	床洗浄機	415	538	1,190				1.45			1
	<配膳室>										
67	自動手指洗消毒器	560	440	850	15		40	0.1			1
68	食器ディスペンサー	560	660	870							1
69	バススルー温蔵庫	750	800	1,900	15G.V		40HT		4.2		1
70	バススルー冷蔵庫D	750	800	1,900			40	0.31			1

NO	品名	寸法(mm) W	D	H	配管口径(A) 給水	給湯	排水	電気(kW) 1P100V	1P200V	3P200V	台数
	<外部>										
108	浄水器	400	400	1,420	25G.V×2		40	0.1			1
	<試作衛生栄養管理室>										
1	二槽シンク	1,200	600	850	15 15G.V	15 15G.V	50×2				1
2	調理台	1,500	600	850							1
3	電気ウォーマーテーブル	600	600	850					1.3		1
4	調理台	1,100	600	850							1
5	水切付一槽シンク	900	600	850	15	15	50				1
6	自動手指洗浄消毒器	560	440	850	15	15	40	0.1			1
7	調理台	1,500	560	850							1
8	調理台	1,200	560	850							2
9	冷凍冷蔵庫(冷蔵室ガラス扉)	900	600	2,000			40	0.46			1
10	戸棚	1,500	600	1,850							1
11	掃除用具入れ	500	500	1,850							1
12	二槽シンク	1,200	600	850	15 15G.V	15 15G.V	50×2				1
13	二段棚	825	250	500							1
14	調理台	825	600	850							1
15	テーブル	1,500	750	700							1
16	イス	440	φ360	440							10
17	洗面化粧台				15G. V×2	15G. V×2	50×2				1
18	吊戸棚	1,200	350	600							1
19	吊戸棚	1,350	350	600							1
20	吊戸棚	1,550	350	600							1
21	吊戸棚	1,200	350	600							1
22	吊戸棚	825	350	600							3
23	パソコン										1
24	パソコン(報告用)										1
25	プロジェクター										1
26	イス	1,800	700	700							6
27	長机	1,000	700	700							3
28	机	800	450	2,600							2
29	戸棚	1,300	450	2,600							1
30	戸棚	595	595	1,265							1
31	音響装置	700	450								1
32	モニター	455	515	1,690							1
33	掃除用具入れ	900	700								1
34	テーブル	1,800	900								11
35	イス	440	555	815							8
											86

NO	品名	寸法(mm) W	D	H	配管口径(A) 給水	給湯	排水	電気(kW) 1P100V	1P200V	3P200V	台数
71	吊戸棚	1,250 1,150	350	600							3
72	電子保温ジャー	461	390	392				0.08			1
73	調理台	1,400	750	550 900							1
74	スープウォーマー	φ415		359				0.28			1
75	調理台	1,100	750	900							1
76	電気ウォーマーテーブル	1,500	750	900	15G.V		40HT		3.1		1
77	コールドーミエット	900	750	900 1,700				1.0	0.6		1
78	オゾン殺菌・脱臭機	430	150	350				0.1			1
80	平棚	4,020	400	450							1
106	ヒートランプウォーマー	575	350	390							2
	<ホール>										
79	トレー&シルバーカート	820	540	1,160							1
81	製氷機(キューブアイス)	633	521	940	15G.V		40	0.52			1
82	ホット・コールドドリンクディスペンサー	650	500	550							1
83	調理台	900	600	850							1
104	残菜カート	1,000	700	800							1
107	ソリッドシェルフ	910	610	(1,370)							1
109	ホスピタルカート	1,410	780	1,335					2.1		1
	<洗浄室>										
84	二槽ソイルドテーブル	1,785	750	850	15 15G.V	15 15G.V	50×2				1
85	ドア型食器洗浄機	928	680	1,490	15G.V	15G.V	40HT		2.01		1
86	クリーンテーブル	1,450	700	850							1
87	ラックシェルフ	1,050	400	415							1
88	オゾン殺菌・脱臭庫	430	150	400				0.1			1
89	ギャベジ缶	φ495		581+125							2
90	電気式食器消毒保管庫B(片面式)	1,340	950	1,900			40		9.8		1
91	電気式食器消毒保管庫A(片面式)	1,340	950	1,900			40		9.8		1
92	SUカート	910	460	1,020							1
93	掃除用具入れ	500	500	1,850							1
94	自動手指洗浄消毒器	560	440	850	15×2	15×2	40×2	0.1×2			2
102	下膳棚	1,200	400	400							1
103	吊戸棚	1,500	350	600							1
	<更衣室>										
96	自動手指洗浄消毒器	560	440	850	15	15	40	0.1			2
97	ロッカー	900	380	1,790							2
98	掃除用具入れ	500	500	1,800							1
	<前室>										
99	下足入れ	1,000	330	1,590							1

6 実習室・学生食堂・テストキッチン

参考文献

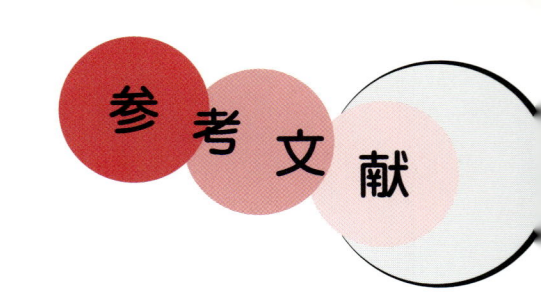

- 日本建築学会編：建築設計資料集成 3　単位空間 I，丸善（1980）
- 空気調和・衛生工学会編：空気調和・衛生工学便覧　第 13 版，空気調和・衛生工学会（2001）
- 業務用厨房設計事例集編集委員会編：業務用厨房設計事例集，日本厨房工業会（2002）
- 水野清子ほか：保育所の給食システムに関する研究，子ども家庭総合研究事業（2004）
- 第一出版編集部編：日本人の食事摂取基準（2005 年版），第一出版（2005）
- ミネルヴァ書房編集部：社会福祉小六法，ミネルヴァ書房（2005）
- 冨岡和夫：給食経営管理実務ガイドブック，同文書院（2006）
- 全国保育団体連絡会・保育研究所編：保育白書 2006 年版，ちいさいなかま社（2006）
- 国土交通省大臣官房官庁営繕部設備課監修：建築設備設計基準（平成 18 年版），公共建築協会・全国建設研修センター（2006）
- 東京消防庁監修：予防事務審査・検査基準　改訂第七版，東京防災指導協会（2006）
- 鈴木久乃・太田和枝・殿塚婦美子編著：改訂新版　給食管理，第一出版（2007）
- 殿塚婦美子編著：改訂新版大量調理　品質管理と調理の実際，学建書院（2007）
- 逸見幾代・津田とみ編著：臨床栄養学実習，建帛社（2007）
- 日本子ども家庭総合研究所編：日本子ども資料年鑑 2007，KTC 出版（2007）
- 鈴木久乃・太田和枝・定司哲夫編著：給食マネジメント論，第一出版（2008）
- 業務用厨房関係法令集編集委員会編：業務用厨房関係法令集，日本厨房工業会（2008）
- 厨房工学監修委員会監修：厨房設備工学入門第 4 版　厨房設計，日本厨房工業会（2008）
- 厨房工学監修委員会監修：厨房設備工学入門第 4 版　関連設備，日本厨房工業会（2008）
- 厚生労働省：大量調理施設衛生管理マニュアル
- 厚生労働省：院外調理ガイドライン
- 米国連邦基準 209，NASA-NHB 5340

関連法規

　関連する法規はたくさんある。なかでも重要な法規を以下にあげ，特にポイントとなる条文等を列記した。詳細については掲載ＵＲＬを参照のこと。

1．厚生労働省関連

1．大量調理施設衛生管理マニュアル　平成9年3月24日　衛食第85号別添
（最終改正：平成20年6月18日　食安発第0618005号）
http://www.mhlw.go.jp/topics/syokuchu/kanren/yobou/dl/manual.pdf#search='大量調理施設衛生管理マニュアル'

　　別紙に，以下の項目の点検表や記録簿のマニュアルが示されているので参考にするとよい。

　　　①調理施設の点検表　　②従事者等の衛生管理点検表　　③原材料の取り扱い等点検表
　　　④検収の記録簿　　⑤調理器具等及び使用水の点検表　　⑥調理等における点検表
　　　⑦食品保管時の記録簿　　⑧食品の加熱加工の記録簿　　⑨配送先記録簿

2．食品衛生法　昭和22年12月24日　法律第233号
（最終改正：平成18年6月7日　法律第53号）
http://law.e-gov.go.jp/htmldata/S22/S22HO233.html

　　第 1条　目的　　第 4条　定義
　　第15条　営業上使用する器具及び容器包装の取扱原則
　　第16条　有害な器具又は容器包装の取扱原則
　　第18条　有害な器具又は容器包装の販売等禁止
　　第19条　器具又は容器包装の規格・基準の制定
　　第50条　有毒，有害物質の混入防止措置基準
　　第51条　営業施設の基準

3．食品衛生法施行令　昭和28年8月31日　政令第229号
（最終改正：平成18年4月28日　政令第189号）
http://law.e-gov.go.jp/htmldata/S28/S28SE229.html

　　第35条　営業の指定

4．労働安全衛生規則　昭和47年9月30日　労働省令第32号
（最終改正：平成20年3月13日　厚生労働省令第32号）
http://law.e-gov.go.jp/htmldata/S47/S47F04101000032.html

　　第629条・第630条　食堂，炊事場の設置

5．弁当及びそうざいの衛生規範　昭和54年6月29日　環食第161号
（改正：平成7年10月12日　衛食第188号，衛乳第211号，衛化第119号）
ＵＲＬ不明
　　　第1・第2　適用の範囲　　第3　用語の定義
　　　第4　施設・設備及びその管理　　第5　食品等の取扱い
6．セントラルキッチン／カミサリー・システムの衛生規範　昭和62年1月20日　衛食第6号の2
（改正：平成5年11月29日　衛食第156号）
http://www.shoku.pref.ibaraki.jp/kanren_jigyosha/eisei/eisei_data/eisei_04.doc
　　　第1　目的　　第2　摘用の範囲　　第3　用語の定義
　　　第4　セントラルキッチン／カミサリー　　第5　調理・喫食施設　　第6　販売施設
7．水道法　昭和32年6月15日　法律第177号
（最終改正：平成18年6月2日　法律第50号）
http://law.e-gov.go.jp/htmldata/S32/S32HO177.html
　　　第1条　目的　　第2条　責務　　第3条　用語の定義
　　　第16条　給水装置の構造及び材質　　第16条の2　給水装置工事
8．水道法施行令　昭和32年12月12日　政令第336号
（最終改正：平成16年3月19日　政令第46号）
http://law.e-gov.go.jp/htmldata/S32/S32SE336.html
　　　第5条　給水装置の構造及び材質の基準
9．総合衛生管理製造過程の承認とHACCPシステムについて　平成8年10月22日　衛食第262号，衛乳第240号
http://www.mhlw.go.jp/topics/syokuchu/kanren/kanshi/dl/961022-1.pdf#search='総合衛生管理製造過程の承認とHACCPシステム'
10．医療法　昭和23年7月30日　法律第205号
（最終改正：平成20年5月2日　法律第30号）
http://law.e-gov.go.jp/htmldata/S23/S23HO205.html
　　　第21条　病院の人員，施設など
11．病院，診療所等の業務委託について　平成5年2月15日　指第14号厚生省健康政策局指導課長通知
（最終改正：平成19年3月30日　医政経発0330001号）
http://www.pref.kagoshima.jp/_filemst_/15433/070330-iseikei0330001-1.pdf#search='病院，診療所等の業務委託について'
　　　第4　患者等の食事の提供の業務について
12．院外調理における衛生管理ガイドライン　平成8年4月24日　指第24号
http://www1.mhlw.go.jp/houdou/0804/88.html
　　　第1　目的　　第2　用語の定義　　第3　院外調理における衛生管理
　　　第4　調理加工施設の一般規定　　第5　HACCPの実施
　　　第6　HACCPの具体的実施方法

13. 特別養護老人ホームの設備及び運営に関する基準　平成 11 年 3 月 31 日　厚生省令第 46 号
　　（最終改正：平成 20 年 4 月 10 日　厚生労働省令第 92 号
　　http://law.e-gov.go.jp/htmldata/H11/H11F03601000046.html
　　　　第 17 条　食事　　第 26 条　衛生管理
14. 養護老人ホームの設備及び運営に関する基準　昭和 41 年 7 月 1 日　厚生省令第 19 号
　　（最終改正：平成 20 年 4 月 30 日　厚生労働省令第 102 号）
　　http://law.e-gov.go.jp/htmldata/S41/S41F03601000019.html
　　　　第 17 条　食事　　第 24 条　衛生管理
15. 事業附属寄宿舎規程　昭和 22 年 10 月 31 日　労働省令第 7 号
　　（最終改正：平成 11 年 3 月 31 日　労働省令第 25 号）
　　http://law.e-gov.go.jp/htmldata/S22/S22F04101000007.html
　　　　第 7 条　寄宿舎の設置　　第 25 条　食堂，炊事場に講ずべき措置
　　　　第 25 条の 2　飲用水，炊事用水，汚水，汚物について
16. 労働安全衛生法　昭和 47 年 6 月 8 日　法律第 57 号
　　（最終改正：平成 18 年 6 月 2 日　法律第 50 号）
　　http://law.e-gov.go.jp/htmldata/S47/S47HO057.html
　　　　第 1 条　目的　　第 2 条　定義　　第 3 条　事業者の責務
　　　　第 10 条　総括安全衛生管理者　　第 11 条　安全管理者　　第 12 条　衛生管理者
　　　　第 14 条　作業主任者
　　　　第 19 条の 2・第 20 条・第 22 条・第 23 条　事業者の講ずべき措置等
　　　　第 37 条　製造の許可
17. 労働安全衛生規則　昭和 47 年 9 月 30 日　労働省令第 32 号
　　（最終改正：平成 18 年 6 月 2 日　法律第 50 号）
　　http://law.e-gov.go.jp/htmldata/S47/S47HO057.html

2　文部科学省関連

1. 学校給食法　昭和 29 年 6 月 3 日　法律第 160 号
　　（最終改正：平成 20 年 6 月 18 日　法律第 73 号）
　　http://law.e-gov.go.jp/htmldata/S29/S29HO160.html
　　　　第 1 条　この法律の目的　　第 4 条　義務教育諸学校の設置者の任務
　　　　第 5 条の 2　二以上の義務教育諸学校の学校給食の実施に必要な施設
　　　　第 6 条　経費の負担　　第 7 条　国の補助
2. 学校給食法施行令　昭和 29 年 7 月 23 日　政令第 212 号
　　（最終改正：平成 19 年 12 月 12 日　政令第 363 号）
　　http://law.e-gov.go.jp/htmldata/S29/S29SE212.html
　　　　第 2 条　設置者の負担すべき学校給食の運営に要する経費
　　　　第 3 条　法第 7 条第 1 項の規定による国の補助
　　　　第 4 条　学校給食の開設に必要な施設に要する経費の範囲及び算定基準

別表（第4条関係）
　　　第5条　学校給食の開設に必要な設備に要する経費の範囲及び算定基準
３．学校給食法施行規則　昭和29年9月28日　文部省令第24号
　（最終改正：平成18年3月31日　文部科学省令第23号）
　　http://law.e-gov.go.jp/htmldata/S29/S29F03501000024.html
　　　第2条　学校給食の開設等の届出
４．学校給食実施基準　昭和29年9月28日　文部省告示第90号
　（最終改正：平成15年5月30日　文科省告示第108号）
　　http://www.mext.go.jp/b_menu/hakusho/nc/k19540928001/k19540928001.html
　　　第5条　学校給食施設
５．学校給食施設補助交付要綱　昭和53年5月18日　文体給第20号
　（最終改正：平成19年4月1日　16文科ス第11号）
　　ＵＲＬ　不明
　　　第1条〜第15条　　別記1　　別記2
　　　要領1　ドライシステム化推進事業単独校調理場施設補助事業実施要領
　　　要領2　ドライシステム化推進事業炊飯給食施設補助事業実施要領
　　　要領3　ドライシステム化推進事業　学校給食施設更新補助事業実施要領
　　　要領4　衛生管理強化補助事業実施要綱
　　　要項5　学校給食施設防災対策補助事業実施要綱
　　　要項6　ドライシステム化推進事業夜間定時制高等学校給食施設補助事業実施要綱
　　　要項7　ドライシステム化推進事業夜間定時制高等学校炊飯給食施設補助事業実施要綱
６．学校給食衛生管理の基準　平成9年4月1日　文体学266
　（平成17年3月31日一部改訂）
　　http://www.mext.go.jp/b_menu/houdou/17/03/05033102/001.htm

3　環境省関連

１．環境基本法　平成5年11月19日　法律第91号
　（最終改正：平成20年6月18日　法律第83号）
　　http://law.e-gov.go.jp/htmldata/H05/H05HO091.html
　　　第1条　目的　　第2条　定義　　第3条　環境の恵沢の享受と継承等
　　　第4条　環境への負荷の少ない持続的発展が可能な社会の構築等
　　　第8条　事業者の責務
２．大気汚染防止法　昭和43年6月10日　法律第97号
　（最終改正：平成18年2月10日　法律第5号）
　　http://law.e-gov.go.jp/htmldata/S43/S43HO097.html
　　　第1条　目的　　第2条　定義等　　第3条　排出基準

3．大気汚染防止法施行令　昭和43年11月30日　政令第329号
（最終改正：平成19年11月21日　政令第339号）
http://law.e-gov.go.jp/htmldata/S43/S43SE329.html
　　　第1条　有害物質　　第2条　ばい煙発生施設
4．大気の汚染に係る環境基準について　昭和48年5月8日　環境庁告示第25号
（最終改正：平成8年10月25日　環境庁告示第73号）
http://www.env.go.jp/kijun/taiki1.html
　　　前文　　第1　環境基準　　第2　達成期間
5．水質汚濁防止法　昭和45年12月25日　法律第138号
（最終改正：平成18年6月14日　法律第68号）
http://law.e-gov.go.jp/htmldata/S45/S45HO138.html
　　　第1条　目的　　第2条　定義　　第3条　排水基準　　第5条　特定施設の設置の届出
　　　第12条　排出水の排出の制限　　第14条　排出水の汚染状態の測定等
　　　第19条　無過失責任　　第29条　条例との関係　　第34条　罰則
6．水質汚濁防止法施行令　昭和46年6月17日　政令第188号
（最終改正：平成19年11月21日　政令第339号）
http://law.e-gov.go.jp/htmldata/S46/S46SE188.html
　　　第1条　特定施設／別表第1（第1条関係）　　第3条　水素イオン濃度等の項目
　　　第3条の2　指定地域特定施設
7．廃棄物の処理及び清掃に関する法律　昭和45年12月25日　法律第137号
（最終改正：平成20年5月2日　法律第28号）
http://law.e-gov.go.jp/htmldata/S45/S45HO137.html
　　　第1条　目的　　第2条　定義　　第2条の3　国民の責務
　　　第3条　事業者及び地方公共団体の処理　　第12条　事業者の処理
　　　第12条の3　産業廃棄物管理票　　第12条の4　虚偽の管理票の交付禁止
　　　第14条　産業廃棄物処理業
8．廃棄物の処理及び清掃に関する法律施行令　昭和46年9月23日　政令第300号
（最終改正：平成19年11月21日　政令第339号）
http://law.e-gov.go.jp/htmldata/S46/S46SE300.html
　　　第2条　産業廃棄物

4　農林水産省関連

1．食品循環資源の再生利用等の促進に関する法律　平成12年6月7日　法律第116号
（最終改正：平成19年6月13日　法律第83号）
http://law.e-gov.go.jp/htmldata/H12/H12HO116.html
2．食品循環資源の再生利用等の促進に関する法律施行令　平成13年4月25日　政令第176号
（改正：平成19年11月16日　政令第335号）
http://law.e-gov.go.jp/htmldata/H13/H13SE176.html

3．食品循環資源の再生利用等の促進に関する法律第2条第6項の方法を定める省令　平成13年5月1日　農林水産省・環境省第2号
http://www.nippo.co.jp/re_law/image/relaw6d.pdf

5　経済産業省関連

1．ガス事業法　昭和29年3月31日　法律第51号
（最終改正：平成18年6月2日　法律第50号）
http://law.e-gov.go.jp/htmldata/S29/S29HO051.html
　　　第1条　目的　　第2条　定義　　第39条　ガス用品
2．ガス事業法施行規則　昭和45年10月9日　通商産業省令第97号
（最終改正：平成19年6月29日　経済産業省令第45号）
http://law.e-gov.go.jp/htmldata/S45/S45F03801000097.html
　　　第1条　定義　　第108条　消費機器の技術上の基準
3．電気用品安全法施行令　昭和37年8月14日　政令第324号
（最終改正：平成20年5月1日　政令第169号）
http://law.e-gov.go.jp/htmldata/S37/S37SE324.html
　　　第1条　電気用品　　第1条の2　特定電気用品　　第2条
　　　別表第1　　別表第2
4．電気設備に関する技術基準を定める省令　平成9年3月27日　通商産業省令第52号
（最終改正：平成20年4月7日　経済産業省令第31号）
http://law.e-gov.go.jp/htmldata/H09/H09F03801000052.html
　　　第1条　用語の定義　　第2条　電圧の種別等　　第8条　電気機械器具の熱的強度
　　　第14条　過電流からの電線及び電気機械器具の保護対策
　　　第59条　電気使用場所に施設する電気機械器具の感電，火災等の防止
　　　第62条　配線による他の配線等又は工作物への危険の防止
　　　第65条　電動機の過負荷保護
　　　第67条　電気機械器具又は接触電線による無線設備への障害の防止
5．製造物責任法　平成6年7月1日　法律第85条
http://law.e-gov.go.jp/htmldata/H06/H06HO085.html

6　国土交通省関連

1．建築基準法　昭和25年5月24日　法律第201号
（最終改正：平成20年5月23日　法律第40号）
http://law.e-gov.go.jp/htmldata/S25/S25HO201.html

2．建築基準法施行令　昭和 25 年 11 月 16 日　政令第 338 号
（最終改正：平成 19 年 8 月 3 日　政令第 235 号）
http://law.e-gov.go.jp/htmldata/S25/S25SE338.html
　　　第 1 条　用語の定義
　　　第 20 条の 3　火を使用する室に設けなければならない換気設備等
　　　第 21 条　居室の天井の高さ　　　第 109 条　防火戸その他の防火設備
　　　第 112 条　防火区画
　　　第 129 条の 2 の 5　給水，排水その他の配管設備の設置及び構造
　　　第 129 条の 2 の 6　換気設備　　　第 129 条の 3　適用の範囲
　　　第 129 条の 13　小荷物専用昇降機の構造

3．下水道法　昭和 33 年 4 月 24 日　法律第 79 号
（最終改正：平成 17 年 6 月 22 日　法律第 70 号）
http://law.e-gov.go.jp/htmldata/S33/S33HO079.html
　　　第 2 条　用語の定義　　　第 12 条の 2　特定事業場からの下水の排除の制限

4．下水道法施行令　昭和 34 年 4 月 22 日　政令第 147 号
（最終改正：平成 18 年 11 月 10 日　政令第 354 号）
http://law.e-gov.go.jp/htmldata/S34/S34SE147.html
　　　第 8 条　排水設備の設置及び構造の技術上の基準

7　総務省関連

1．消防法　昭和 23 年 7 月 24 日　法律第 186 号
（最終改正：平成 20 年 5 月 28 日　法律第 41 号）
http://law.e-gov.go.jp/htmldata/S23/S23HO186.html
　　　第 8 条　防火管理者　　　第 9 条　火を使用する設備，器具等に対する規制
　　　第 17 条　消防の設備等

2．消防法施行令　昭和 36 年 3 月 25 日　政令第 37 号
（最終改正：平成 20 年 7 月 2 日　政令第 215 号）
http://law.e-gov.go.jp/htmldata/S36/S36SE037.html
　　　第 1 条　防火対象物の指定
　　　第 2 条　対象火気設備等の位置，構造及び管理に関する条例の基準
　　　第 5 条の 2　対象火気器具等の取扱いに関する条例の基準
　　　第 7 条　消防用設備等の種類　　　第 8 条　通則　　　第 10 条　消火器具に関する基準
　　　第 13 条　水噴霧消火設備等を設置すべき防火対象物

3．火災予防条例（例）　昭和 36 年 11 月 22 日　自消甲予発第 73 号
（最終改正：平成 18 年 3 月 31 日　消防予 319 号）
http://www.reiki.metro.tokyo.jp/reiki_honbun/g1012311001.html
　　　第 1 条　目的　　　第 3 条　炉　　　第 22 条の 2　基準の特例

索引

●欧文

- ＣＰＵ……………………168
- ＨＡＣＣＰ…………40,41,143
- ＩＨレンジ………………48
- ＩＨフライヤ……………56
- ＩＨ連続炊飯器…………177
- ＩＳＯ…………………20,42
- ＬＰＧ……………………82
- ＰＯＳシステム…………125
- ＳＫ………………………168
- Ｔ-Ｔ管理…………………174

●ア

- 揚げ物機器………………55
- アスペクト比……………18
- 圧縮機……………………61
- 圧力容器…………………151
- 安全管理…………………30
- 安全装置……………80,150

●イ

- 一般治療食………………180
- 移動台……………………73
- イニシャルコスト………81
- 院外調理…………2,169,180
- インバータ……………48,56
- インフラ…………………121

●ウ

- ウエットシステム………174
- ウォーマテーブル………68
- ウォールマウント方式
  …………………181,184

●エ

- 衛生管理…………………37
- 衛生管理システム……11,13
- 衛生管理マニュアル……37
- 衛生管理用品……………140
- 衛生関連法規……………210
- 衛生器具設備……………91
- 衛生検査室………………220
- 栄養士法施行令…………217
- 栄養事務室………………141
- 栄養成分別栄養管理……181
- エネルギー管理システム…13
- エネルギーコスト………17
- エバポレータ……………61

●オ

- オーブン………………51,52
- オープン式………………19
- 汚染作業区域…………93,107
- オフィスタイプ………200,202
- オペレーションシステム…161
- 温蔵庫…………………68,155

●カ

- 回転釜……………………49
- 火炎伝搬防止装置………96
- 科学洗浄…………………64
- 家具………………………119
- 攪拌・混合機……………45
- 過昇防止装置…………55,150
- ガス機器………………149,154
- ガス設備………………82,152
- ガス配管設備……………83
- ガスフライヤ……………55
- ガスレンジ………………46
- 下膳車……………………70
- 学校給食………………138,173
- カッタミキサ……………44
- カップウォーマ…………68
- 過熱………………………151
- 過熱蒸気………………84,85
- 加熱調理機器……………46
- 加熱方式…………………80
- 換気設備…………………93
- 間接排水…………………89
- 感電………………………151
- 閑忙平準化………………171

●キ

- 機器の手入れ……………154
- 機器の点検………………153
- 危機管理…………………29
- 機器取扱説明書…………145
- 機器取扱マニュアル……146
- 逆火………………………149
- 球根皮むき機……………43
- 給食運営…………………1
- 給食管理システム………11
- 給食経営…………………1
- 給食経営管理実習室
  …………………217,219
- 給食実習室………………218
- 給食センター方式………173
- 給水設備…………………86
- 急速冷却機………………63
- 給湯設備…………………88
- 給排水設備………………79
- 強化磁器………………130,138
- 凝縮器……………………61

凝縮熱伝達……………………58
強制対流………………………52
共同調理場………………173,175
業務委託……………………173
業務用冷蔵・冷凍庫…………63
共用機器………………………72

●ク

空調システム…………………92
空調設備…………………79,91
クックサーブ………………162
クックチル…………………162
クックチルシステム………164
クックフリーズ……………162
クリーンテーブル……………73
グリス阻集器…………………90
グリストラップ…………89,90
グリスフィルタ………………96
グリドル………………………51
グループホーム……………208
クローズ式……………………19

●ケ

計測・計量機器……………140
結露……………………92,112
建築設備………………………28

●コ

高圧洗浄機……………………76
恒温高湿庫……………………62
工場タイプ…………200,202
合成調理器……………………44
庫内温度のモニタリング
　………………………………12
コンデンサ……………………61
コンビニエンスシステム……2
コンピュータシステム………11
コンプレッサ…………………61
コンベクションオーブン……52

コンベクションヒーティング方式……………………132

●サ

サービス機器…………………68
サービステーブル…………120
サーモカップル……………150
災害……………………32,33
再加熱………………………164
再加熱カート………………166
さいの目切り機………………44
サイロ…………………………60
作業のフローチャート
　…………………………102,103
作業区域……………………107
作業寸法………………………26
作業台（ワークテーブル）…72
殺菌庫…………………………67
サテライトキッチン
　………………………17,19,168

●シ

ジェットオーブン……………54
事業所給食…………………200
自助・介助用食具
　…………………131,133,135
システム構築…………………3
施設・設備範囲………………16
施設・設備分類………………16
施設・設備関連法規…………21
施設・設備計画………………23
自然災害（天災）……………32
自然対流………………………52
自然対流式オーブン…………52
下調理機器……………………43
室内発生負荷…………………93
自動消火装置…………………97
自動点火装置………………150
児童福祉施設最低基準……193
事務室………………………121

煮沸消毒器……………………67
従業員食堂…………………170
使用圧力………………………85
消火設備………………………96
蒸気設備………………………84
小器具類………………140,155
蒸気使用機器………………150
消毒……………………………39
消毒保管庫の手入れ………155
蒸発器…………………………61
蒸発量……………………………7
衝突噴流………………………55
照明…………………………122
食育…………………………195
食育基本法…………………173
食缶配膳……………………174
食具…………………………129
食中毒防止の３原則…………35
食堂……………………103,141
　――の照明…………………124
　――の内装…………………114
　――の面積……………………18
食器の材質…………………130
食器の種類…………………131
食器の選定…………132,133
食器消毒保管庫………………67
食器洗浄機……………64,155
人為災害（人災）……………32
真空調理……………………165
真空冷却機……………63,84
シンク類………………………73
新調理システム………………53
シンボル…………………105,106

●ス

水圧式洗米機…………………60
水道水……………………86,87
炊飯………………………………9
炊飯関連機器…………………60
炊飯機器………………………59

スープケトル……………50	対流加熱機器……………51	ティルティングパン………49
図示記号……………105,106	大量調理…………………4	電解次亜水生成器…………77
スチーマ(加圧型)………59	大量調理施設衛生管理マ	電解水生成器………………77
スチームクリーナ………76	ニュアル……………27,39	電化厨房……………………95
スチームコンベクション	卓上フードウォーマ……68	電化厨房機器………………80
オーブン……………53,146	宅配用保温食器…………137	電気設備…………79,80,152
ステンレス……………131,149	脱水機……………………43	電気フライヤ………………56
スライサ…………………44	縦型(立体)炊飯器………59	電気レンジ…………………46
	棚 類……………………74	天井換気方式………………94
●セ・ソ	単独調理場…………173,175	電子レンジ…………………57
清潔保持…………………38		伝導加熱機器………………51
精算システム……………125	●チ	
清 掃……………………155	中央監視室………………220	●ト
清掃機器…………………76	厨芥処理機………………75	動 線……………………114
製氷機……………………62	中華レンジ………………48	特定電気用品……………81,82
赤外線……………………50	厨房の換気量……………94	特定電気用品以外………81,82
切さい機類………………44	厨房の照明………………122	特別治療食………………181
設置工事説明書…………145	厨房の内装………………111	特別養護老人ホーム………207
セミドライ………………174	厨房室内環境……………91,92	都市ガス……………………82
セルフチェック式………200	厨房内温・湿度のモニタ	戸 棚………………………74
全自動縦型(立体)炊飯器…60	リング…………………12	戸棚付台……………………72
全自動丸型炊飯器………59	厨房面積………………17,18	ドライ化……………………35
セントラルキッチンシス	調乳室……………………183	ドライシステム
テム…………………2,162	調理機器の手入れ………154	………………90,116,174,184
セントラル・プロダク	調理工程…………………107	取扱説明書……………147,148
ション・ユニット……168	調理作業工程表…………7	トレイディスペンサカート
洗米機……………………60	調理室……………………15	…………………………69
ソイルドテーブル………73	チルド……………………62	
ゾーニング計画……99,100,108		●ナ・ニ・ネ
	●テ	内装イメージパース……117
●タ	手洗器…………………76,91	内装設備…………………111
台…………………………72	ディスペンサカート…69,137	生ごみ処理機……………75
第一種圧力容器…………49	ディッシュウォーマ……68	二次汚染…………………39
第一種圧力容器…………151	ディッシュディスペンサ	煮炊釜……………………49
第1種換気………………93	カート…………………69	煮 物……………………10
第3種換気………………93	テーブルレンジ…………47	認可保育所………………193
耐震対応項目……………31	適温カート………………70	熱 源……………………79
第二種圧力容器…………151	適温管理…………………10	熱源使用量………………26
第2種換気………………93	テストキッチン…………218	熱源設備…………………79
耐用年数…………………156	鉄…………………………131	熱伝達……………………46

燃　　焼	83,149
燃焼式厨房	94

●ハ

パーシャル	62
バイオマスプラスチック	130
排気設備	152
配食サービス	172
排水設備	89,152
排水側溝	90
配膳車	69
配膳車プール	220
は　し	132,133
バックヤードエリア	103
バリアフリー	38,126,127
ハンディーターミナル	190,191

●ヒ

非汚染作業区域	93,107
必要換気量	95
必要面積	104
ビデオモニタリング	219
ビバレッジカート	210
備　品	140
病院給食	179
氷　温	62
標準化	4
病態別栄養管理	181
病棟パントリー	166
品質管理	4
品質管理室	220

●フ

フードカッタ	44
フードスライサ	44
フード等用簡易自動消化装置	96
フードミキサ	45
不完全燃焼	149
複合電子レンジ	57
輻射加熱機器	50
付着水量	7
プラスチック	131
ブラストチラー	63
ブレージングパン	49
フレームロッド	150
プレヒート	137
ブロイラ	50
フロン問題	62

●ホ

防火設備	35,152
防災設備	35
ホーロー	131
保温機器	68
保守管理	153,156,159
ポリ乳酸樹脂	138

●マ・ミ・ム・メ

マイクロ波	58
マイクロ波加熱機器	57
マノメータ	150
丸型炊飯器	59
水切り台	72
無菌食調製室	183
無菌調理	183
蒸し器	58
メラミンウエア	130
メンテナンス	153,156,159

●ヤ・ユ・ヨ

焼き物	10
焼き物器類	50
野菜洗浄機	43
有料老人ホーム	207
床洗浄機	76
湯煎器（ベンマリ）	68
ゆで調理	9
ゆで麺器	50
ユニバーサルデザイン	20,36,127
ユニフォーム	143
予熱処理	137
予備コンセント	82,126

●ラ・リ

ライスウォーマ	68
ラインレイアウト計画	108
ラックディスペンサカート	69
ランニングコスト	80
リスクマネジメント	32
リフト	149

●レ・ロ

レイアウトの基準寸法	17
レイアウト計画	99,101,109
冷機器	61
冷蔵庫	62,63,154
冷凍原理	61
冷凍庫	62,63,154
冷凍サイクル	61
レシピ（作業指示書）	4
レジ方式	200
レディフードシステム	2
レンジ類	46
連続式焼き物機	54
連続炊飯器	59
連続洗米機	61
連続フライヤ	57
漏　電	151
労働安全衛生規則	27,151
ローレンジ	48

〔編著者〕

太田　和枝（おおた　かずえ）	元女子栄養大学教授
照井眞紀子（てるい　まきこ）	宮城学院女子大学学芸学部食品栄養学科准教授
三好　恵子（みよし　けいこ）	女子栄養大学給食システム研究室准教授

〔著　者〕（五十音順）

上岡　章男（うえおか　あきお）	株式会社ウエテック研究所代表取締役
内田眞理子（うちだ　まりこ）	龍谷大学短期大学部准教授
神戸　絹代（かんべ　きぬよ）	日本大学短期大学部准教授
楠見　五郎（くすみ　ごろう）	エレクター株式会社コンサルタント室室長
佐藤　愛香（さとう　まなか）	西洋フード・コンパスグループ株式会社メニュー栄養管理部部長
田村　孝志（たむら　たかし）	岐阜大学医学部附属病院栄養管理室長
濱　　知彦（はま　ともひこ）	株式会社グリーンフードマネージメントシステムズ商品本部資材部部長 株式会社千秀部長
平澤　マキ（ひらさわ　まき）	東京農業大学応用生物科学部栄養科学科非常勤講師 東京栄養食糧専門学校非常勤講師
堀端　　薫（ほりばた　かおり）	女子栄養大学給食システム研究室専任講師
松月　弘恵（まつづき　ひろえ）	東京家政学院大学家政学部家政学科准教授
矢山　陽介（ややま　ようすけ）	東京電力株式会社法人営業部都市エネルギーソリューション部課長代理

〔協力者〕第10章2

奥村万寿美（おくむら　ますみ）	東海学園大学非常勤講師

給食におけるシステム展開と設備

2008年（平成20年）8月30日　初版発行

編著者	太田　和枝
	照井　眞紀子
	三好　恵子
発行者	筑紫　恒男
発行所	株式会社 建帛社 KENPAKUSHA

112-0011　東京都文京区千石4丁目2番15号
TEL (03) 3944-2611
FAX (03) 3946-4377
http://www.kenpakusha.co.jp/

ISBN978-4-7679-6125-5　C3077
© 太田・照井・三好ほか，2008.
（定価はカバーに表示してあります）

文唱堂印刷／ブロケード
Printed in Japan

本書の複製権・翻訳権・上映権・公衆送信権等は株式会社建帛社が保有します。
JCLS〈㈱日本著作出版権管理システム委託出版物〉
本書の無断複写は著作権法上での例外を除き禁じられています。複写される場合は，㈱日本著作出版権管理システム（03-3817-5670）の許諾を得て下さい。

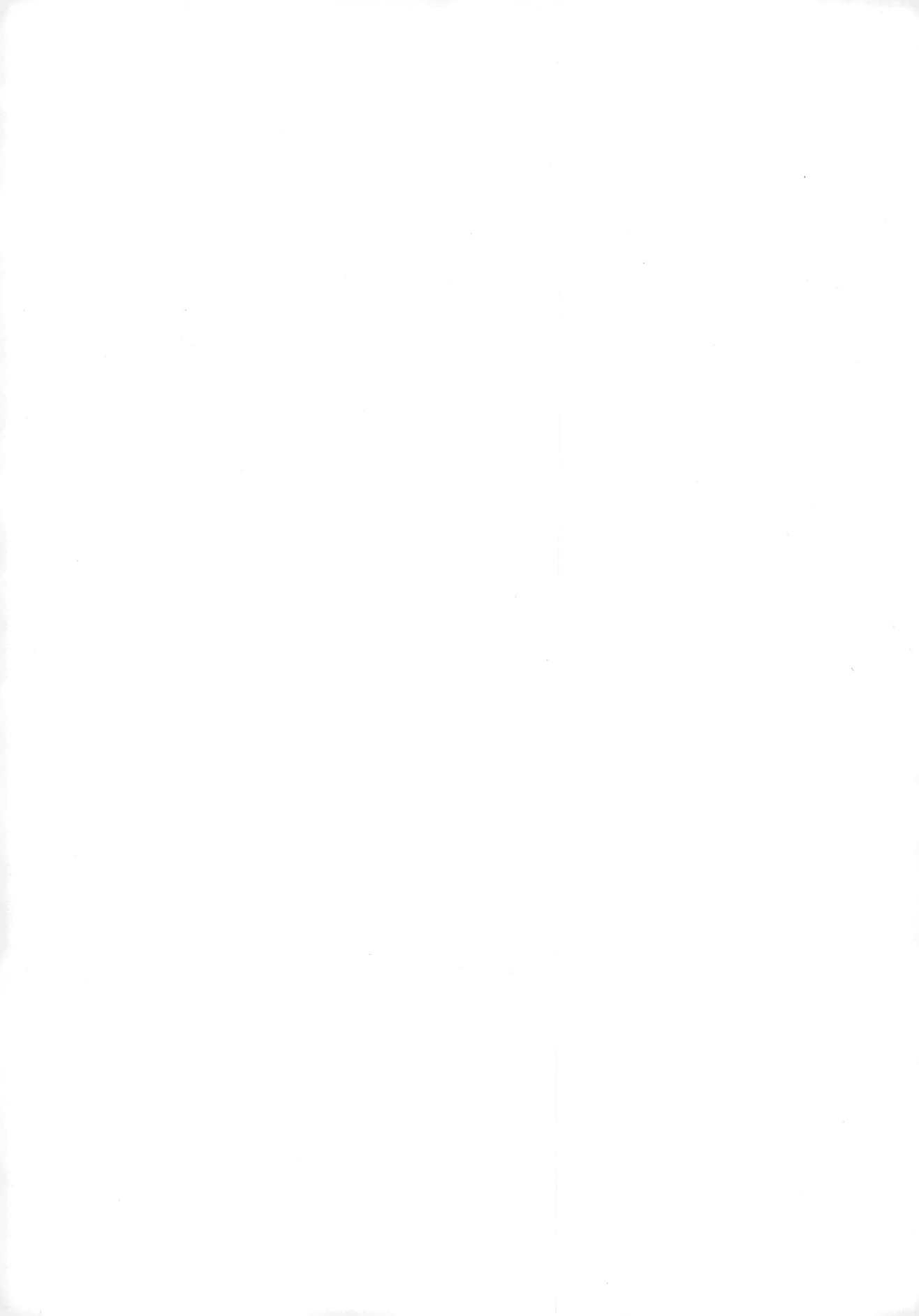